氧 疗

主编　彭争荣　李金声　黄芳玲

科学出版社

北　京

内 容 简 介

本书详细介绍了氧疗相关的生理学、病理生理学、治疗原理等基础知识，实际应用中涉及的常用设备、法律法规、适应证、禁忌证、毒副作用、氧疗方案、操作规程、护理要点等；以临床氧疗、家庭氧疗和特殊氧疗为分类标准，详细阐述了各类氧疗方式的特点及其相关应用。本书内容先进、实用，可供临床医务工作者、社区医务人员、需要长期氧疗的患者及其家属、潜水和航空航天作业人员、高原居民等参考。

图书在版编目（CIP）数据

氧疗 / 彭争荣, 李金声, 黄芳玲主编 . -- 北京：科学出版社，2025.1.
ISBN 978-7-03-080586-7

Ⅰ. R459.6

中国国家版本馆 CIP 数据核字第 2024EV3449 号

责任编辑：李 玫 / 责任校对：张 娟
责任印制：师艳茹 / 封面设计：龙 岩

科学出版社 出版
北京东黄城根北街 16 号
邮政编码：100717
http://www.sciencep.com

北京中科印刷有限公司印刷

科学出版社发行 各地新华书店经销

*

2025 年 1 月第 一 版 开本：787×1092 1/16
2025 年 1 月第一次印刷 印张：17 1/2
字数：400 000

定价：158.00 元
（如有印装质量问题，我社负责调换）

编著者名单

主　编　彭争荣　李金声　黄芳玲

副主编　柏素芬　赖　晨　刘　娇　岳　嵘

编著者　（以姓氏笔画为序）

丁建章　北京市海淀医院

王亮亮　湖南卓誉科技有限公司

王素娥　中南大学湘雅医院

匡栩源　中南大学湘雅医院

刘　娇　江西省人民医院

刘　勇　大连医科大学附属第一医院

阳柏凤　长沙明州康复医院

严兴国　青海省红十字医院

李　萍　湖南湘雅博爱康复医院有限公司

李园园　中南大学湘雅医院

李国庆　潍坊华信氧业有限公司

李金声　空军军医大学第一附属医院

李桂荣　中南大学湘雅医院

郱占香　烟台豪特氧业设备有限公司

吴峰静　中南大学湘雅医院

吴致德　中南大学湘雅医院

张　奕　首都医科大学附属北京朝阳医院

陈　嘉　中南大学湘雅护理学院

陈　慧　中南大学湘雅医院

范苏华　江西省人民医院

岳　嵘　新疆维吾尔自治区人民医院

柏素芬　中南大学湘雅医院

夏　阳　中南大学湘雅医院

唐　欢　中南大学湘雅医院

黄　旭　中南大学湘雅医院

黄芳玲　中南大学湘雅医院江西医院

彭争荣　中南大学湘雅医院江西医院

傅　蕾　中南大学湘雅医院

傅永旺　内蒙古自治区人民医院

谢婷婷　中南大学湘雅医院

赖　晨　中南大学湘雅医院

管亚东　东部战区总医院

秘　书　柏素芬

序 一

　　氧疗是医学领域中应用非常广泛且内涵深厚的一种治疗手段。人类试图使用氧治疗疾病的历史可追溯至古希腊、古罗马时期和中世纪，但是氧疗真正走进临床医学的历史仅100年左右。氧疗以单一化学元素作为治疗媒介，又可因此种化学元素的组成方式或存在差异形成完全不同的治疗种类，如一般临床氧疗、超氧治疗和高压氧治疗等；而且同一种氧疗方式，改变其流量、浓度或压力均有可能造成其适应证与禁忌证的巨大差异。氧疗不仅是临床医学中的重要治疗手段，还涉及居家保健、特种环境作业保障等，如氧疗在潜水、高原和航空航天中的运用。

　　中华人民共和国成立后，我国氧疗行业发展势头强劲。制氧机、呼吸机、高压氧舱等氧疗相关设备制造业经历了技术引进、吸收消化、自主创新研发及量产等发展阶段，现已经牢牢掌握相关设备设计、制造的成套技术；即使是较晚出现的体外膜肺氧合（ECMO）设备，也从2018年全国仅保有400余台，飞速发展至2023年国产ECMO设备上市。高压氧舱也实现总保有量、人均拥有氧舱台数、治疗人次居全世界首位。近年，随着我国医疗事业的蓬勃发展和人民群众对于健康的关注度不断提升，居家使用的氧疗方式如家用呼吸机、制氧机、民用微压氧舱空前发展。

　　氧疗润物细无声地在多个临床医学学科领域中广泛应用，杂糅在各个疾病的综合治疗措施中，却鲜有专门全面介绍氧疗的医学专著，更多的是以疾病、学科或单一氧疗方式为切入点在其他临床医学领域中提及氧疗。同时，在氧疗自身快速发展和日益受关注的同时，关于临床氧疗超指征使用、家庭氧疗发展欠规范的问题亟须解决。

　　《氧疗》是国内第一本专门介绍氧疗的医学专著，详细介绍了目前国内外主要氧疗方式的作用原理、设备组成及维护、法律法规、适应证与禁忌证、不良反应、现行指南规范，以及具体实施氧疗操作时的操作规范、护理要求、感染防控和安全管理等内容，并对目前发展中的多种家庭氧疗方式和特殊氧疗方式进行了介绍。

　　该书的编写人员全面涵盖了氧疗设备生产和维护、急诊医学、重症医学、内科学、高压氧医学、护理学、院感防控、高原医学、航空航天医学、潜水医学等方面的专家，以确保内容的正确性、专业性、指导性和前沿性，为人民群众呈现高质量的氧疗知识。

　　该书的出版有助于医疗从业人员理清氧疗知识脉络，促进临床合理用氧；帮助有需求的人民群众快速便捷地了解氧疗，促进民用氧疗行业健康规范发展；并为氧疗相关从业人员进一步完善氧疗理论研究，扩充氧疗内涵，创新氧疗模式，进一步研发和革新氧疗设备和耗材，制定更加科学、精准、便捷的氧疗方式、剂量奠定了坚实的基础。

教授

中国工程院院士

北京大学博雅讲席教授

2024 年 10 月

序 二

氧疗是有着悠久历史、广泛应用于紧急抢救、疾病治疗、康复和心身保健的一种方法。

由于各种原因使得机体组织氧气供应减少，或者组织细胞不能充分利用氧来进行代谢活动，组织的代谢、功能甚至形态结构都可能发生异常变化，这一病理过程称为缺氧（hypoxia）。缺氧可以是全身性的，也可以是局部性的。缺氧参与了各类疾病的发病机制。缺氧可以由多种因素引起，如休克、呼吸功能不全、心功能不全、贫血等；在高原、高空飞行、潜水作业、密闭舱或坑道内作业中，如果发生意外或处理不当，都可能发生缺氧。所以缺氧是临床医学中最具有普遍意义的共性问题之一。各类型缺氧都是氧疗的绝对适应证。

在医疗领域，氧疗已经成为一种广泛的治疗方法。氧疗在院前和医院创伤护理、临床实践等场合发挥着重要的作用，也被当作常规的治疗手段。其适用于急诊患者、呼吸科呼吸衰竭患者、气道检查患者、心脏术后患者及耳鼻喉科阻塞型睡眠呼吸暂停低通气综合征（OSAHS）患者等，在机械通气拔管后、麻醉和插管前的应用等方面发挥着越来越重要的作用。发展到今天，氧疗方式业已比较丰富。根据患者的年龄、氧气需求/治疗目标、耐受性及加湿等需求，可选择低流量系统（如普通面罩、鼻管）或高流量系统（如文丘里面罩、高流量鼻套管、高压氧）等氧疗装置；根据给氧途径不同氧疗可分为呼吸道给氧、循环系统直接给氧、局部给氧和超细胞氧疗等；根据场所不同氧疗可分为临床氧疗、家庭氧疗及特殊氧疗等。

氧疗发展至今，确实需要一本专业的著作来详尽地叙述与介绍，以使临床医务专业人员和人民群众能够广泛了解。《氧疗》一书满足了这一需求。该书首先简单介绍氧疗的基础，包括氧气来源、氧化代谢和氧化应激、缺氧、氧疗设备及维护与保养、相关法律法规及规定等；然后着重叙述了氧疗应用，包括氧疗原理、适应证和禁忌证、毒副作用、治疗方案、护理与院感防控、安全管理等；深入剖析了临床氧疗的各种方式及其在各种疾病中的应用；简要描述了家庭氧疗的分类、疾病应用与保健功效；最后，简单介绍各种特殊氧疗，包括航空氧疗、潜水氧疗、高原氧疗、常压饱和吸氧、特殊人群氧疗、混合氧疗等。该书内容全面而且重点突出、深入浅出、通俗易懂，是值得学习、了解与推广的一本好书。

陈 翔 教授

中南大学常务副校长

2024 年 11 月

前　言

现代医学临床实践中，以氧气为媒介的治疗方式分布极为广泛。从大型三甲医院到乡镇卫生院，甚至诊所、医养结合机构、养老院及许多家庭和特殊环境中都有广泛使用。氧疗的使用体量极大，据不完全统计，我国 2023 年仅医院采购的一次性吸氧管就高达 2.8 亿根，总市场规模约 4.5 亿元。氧疗的方式也多种多样，从医院中常用的鼻导管和面罩吸氧、机械通气、ECMO、超氧疗法、高压氧治疗等，到居家场所越来越普及的家用呼吸机和制氧机，甚至在一些特殊环境（如高原、航空航天）下，氧疗都有不同的运用。因此，也造成了氧疗的适应证分布迥异，从临床上常见的慢性阻塞性肺疾病、阻塞性睡眠呼吸暂停低通气综合征，病情危急的呼吸衰竭、急性呼吸窘迫综合征、急性冠脉综合征等，到较为少见的高空减压病等。然而，在我国医学生学校教育中基本未设置系统的氧疗教学课程，大多数的医学生和低年资医生对氧疗的了解仅限于自己所从事的专业内容，缺乏对氧疗知识的全面性认知。

目前我国出版了为数不多的氧疗相关书籍，如《呼吸支持与重症肺炎》（詹庆元主编，2024 年）、《三氧医学》（安建雄等主编，2020 年）、《氧疗在创面修复中的应用》（刘宏伟等主编，2019 年）、《氧疗与健康》（丁建章主编，2006 年）及《高压氧医学》（彭争荣主编，2022 年）等。但是目前这些专著均主要着眼于单一的一种氧疗方式或者仅是氧疗在某一疾病中的具体应用。若是从氧疗历史溯源、整体状况、不同氧疗方式的角度出发，这些专著就不够全面及系统。

我们团队在中南大学湘雅医院和江西省人民医院的大力支持下，经过中南大学湘雅医院江西医院的精心策划，《氧疗》选题得到科学出版社的支持。随后，我们组织全国各省市数十名氧疗相关专家、教授组成编委会参与编著。

本书参考了与氧疗基础理论相关的教材、专著和文献资料，并结合近年国际国内氧疗相关的最新进展，从呼吸生理学入手，结合国内外专家共识与诊疗指南，全面阐述氧气来源、如何制氧、相关基础理论和氧疗的历史溯源、作用原理、相关设备、适应证、禁忌证及影响因素、护理、操作规程、院感防控、安全管理等，分别着重介绍了临床氧疗、家庭氧疗和特殊氧疗的具体应用，以期使氧疗相关医务工作者形成系统的氧疗认知，为其从事氧疗相关医学基础研究提供思路与方法，并在其临床工作中能及时、有效、安全地应用氧疗；也让氧疗的各类型使用者、受益者和更多的人了解氧疗，更让氧疗能得到更好、更安全的普及与推广。

本书着眼于我国氧疗发展现状，注重临床应用的实用性，紧跟氧疗相关最新进展，适于全国氧疗的相关人员，包括从事氧疗工作的医生、护士、技师及相关设备管理者，医养结合单位、养老院和特殊环境中从事与氧疗相关的各类型人员，以及有意愿了解氧疗的医学院校师生和广大的普通群众参考阅读。本书力求做到设计布局合理、编写思路清晰、内容重点突出并全面新颖，既能反映氧疗的发展现状和趋势，又能做到叙述精练、简明扼要。

本书的编写有赖于各位编委的辛勤耕耘，同时有幸邀请到中国工程院院士、康复大学校长董尔丹教授，中南大学党委常委、常务副校长陈翔教授在百忙中为本书作序，在此一并深表感谢！

本书的编者主要为氧疗相关从业人员，其本职工作颇为繁忙，还能在工作之余积极投身本书的编写，在此感谢编著者的辛勤付出。

本书难免会出现一些瑕疵，望各位专家、读者等能不吝指出，以待我们今后改正。

彭争荣　主任医师
中南大学湘雅医院
2024 年 11 月

目 录

第一篇 氧疗基础

第二篇 氧疗应用

第四篇　家庭氧疗

第五篇　特殊氧疗

第一篇 氧疗基础

第一章 概 述

早期大气中氧气的出现是地球有机生命形成和发展的重要因素。地球上生物物种的丰富和有机生命的维持均离不开氧气参与。随着自然科学的发展，人们逐渐认识氧气，并将氧气运用至医学领域。

一、氧气来源

地球上氧气的来源可追溯到地球形成初期的火山活动，这些活动释放了大量的氧气，使得地球的大气中逐渐形成了以氮气和氧气为主的气体组成。

（一）大气层中的氧气来源

大气层是地球氧气的重要储存站，绿色植物的光合作用是大气氧气的主要来源。此外，大气层中的化学反应也可生成氧气，并且对地球中氧元素的另一种分子组成——臭氧的生成起至关重要的作用。

1. 绿色植物的光合作用　光合作用是绿色植物、藻类等生物体利用光能将二氧化碳和水转化为有机物质，同时释放氧气的过程。随着地球生态系统的不断运转，植物通过光合作用释放的氧气不断补充到大气中，成为大气中氧气的主要来源。在光合作用中，植物利用光能将水分子分解为氢和氧，然后利用氢和二氧化碳合成有机物质，同时释放出氧气。这一过程作为地球上氧气的主要来源，为地球上的生物提供了维持生命的能量和营养物质，保证了地球生命的持续和繁衍。

2. 大气层中的化学反应　大气层中的化学反应也是氧气的重要来源。在紫外线、雷电等能量的作用下，大气中的气体分子能够发生化学反应，释放出氧气。此外，大气层中的化学反应还可使氧元素形成不同的分子组成方式。在太阳紫外线的照射下，氧分子吸收能量转化为臭氧（O_3），进而与其他氧分子结合形成臭氧层。臭氧层能够吸收紫外线，保护地球生物免受紫外线的伤害。

（二）水中的氧气来源

地球水体中的氧气包括淡水中的氧气和海洋中的氧气，其中海洋是地球中最主要的水体。海洋中的氧气主要来源于浮游植物的光合作用、微生物的分解作用及大气中的传输。

这些过程共同维持了海洋中氧气的供应，为地球生态系统的平衡和稳定做出了重要贡献。

1. **海洋中的氧气来源** 海洋中的氧气主要来源于浮游植物，如藻类通过光合作用产生氧气。这些生物通过吸收太阳光能，将二氧化碳和水转化为有机物和氧气。这个过程被称为光合作用，是海洋中氧气的主要来源。

除了浮游植物之外，海洋中的一些细菌和真菌也可产生氧气。这些微生物通过分解有机物等化学反应释放氧气，虽然氧气的产生量相对较少，但仍然对海洋中的氧气供应做出了贡献。

此外，海洋中的氧气还来源于大气中的氧气向海洋的传输。大气中的氧气通过空气与水的接触面不断向海洋传输。这个过程虽然比较缓慢，但对于维持海洋中的氧气平衡起到了重要作用。

2. **深海中的氧气来源** 在深海环境中，由于光线无法穿透到深层水域，因此无法进行光合作用。然而，深海中的生物却可通过另一种方式产生氧气，即通过生物光合作用。一些微生物可以利用海底的热液喷口等深海热源中的化学物质，将二氧化碳转化为有机物并释放出氧气。虽然这个过程与陆地上的光合作用有所不同，却为深海生态系统提供了必要的氧气。

（三）地球内部的氧气来源

地球内部的氧气主要来源于矿物质和地下水的缓慢氧化，并通过地壳的裂缝和断层逐渐向上渗透，或以火山喷发的形式，最终进入大气层。

1. **地壳中的矿物质氧化** 地壳中的矿物质氧化和地下水的氧化作用是地球内部氧气的主要来源。地壳中含有许多含氧矿物，如铁、锰、铜等金属离子等氧化物和硅酸盐矿物，这些矿物在受到水、热和压力的作用时会逐渐分解，释放出氧气。另外，地下水在流经这些含氧矿物时，也会发生氧化反应，从而释放出氧气。这些释放出的氧气通过地壳的裂缝和断层等通道逐渐向上渗透，最终进入大气层。地球内部的氧气含量其实是非常有限的，与大气层中的氧气含量相比，简直是微不足道。

2. **火山喷发** 火山喷发时，会释放出大量的气体，其中就包括氧气。这种氧气主要来源于地壳中的矿物质氧化和火山岩中的化学反应。在火山喷发的过程中，高温高压的环境会促使矿物质发生化学反应，从而释放出氧气。这些氧气随着火山喷发的气流一起喷出，当它们到达大气层时，会与大气中的其他气体发生反应，形成新的化合物，这也是氧气的一种来源。

（四）氧气的循环与生态系统

在地球的生态系统内，氧气的产生和消耗形成了一个紧密的循环过程。然而，这个循环并非简单的供需关系，各种生物在生态系统中以不同的方式相互影响，共同维系着这个循环的平衡。如，在森林的生态系统中，植物通过光合作用产生氧气，而动物的呼吸则消耗了一部分氧气。同时，动物的排泄物为植物提供了生长所需的营养物质，这种相互作用确保了生态系统的稳定运行。

人类的活动对地球的氧气循环产生了显著的影响。一方面，人类在生产和生活过程中对氧气有巨大的需求。如，钢铁、化工和建筑等领域都离不开大量的氧气作为生产原料。另一方面，人类的活动严重干扰了氧气的产生和消耗平衡。如，森林砍伐和环境污染等破坏了植物的生长环境，导致氧气产生量减少。同时，工业废气和汽车尾气等也增加了大气中的二氧化碳含量，使得氧气含量降低。这些行为不仅对地球的生态系统造成了严重破坏，也给人类的生存环境带来了严重的威胁。

二、氧疗的发展

人类使用氧气治疗疾病的历史悠久，使用方式众多，疾病治疗范围广。根据目前氧疗的临床运用，可总结出氧疗的定义——"氧疗是指使用氧元素或氧气治疗疾病的方法"。最常用的氧疗方式为氧气吸入法，临床上常将氧疗称为氧气疗法，但是实际上其他形式的氧元素（如超氧）和循环系统直接给氧均在氧疗的范畴内。广义的氧疗指通过各种辅助手段增加全身和（或）局部组织器官的氧气含量而达到治疗目的的方法。狭义的氧疗指通过吸氧升高动脉血氧分压(arterial partial pressure of oxygen, PaO_2)，提高动脉血氧饱和度(arterial oxygen saturation, SaO_2)，增加动脉血氧含量（arterial oxygen content, CaO_2)，从而纠正各种原因造成的机体缺氧，促进细胞组织新陈代谢，维持人体生命活动及治疗疾病的一种方法。

（一）气体吸入治疗研究所

当氧气被发现后，其对于呼吸系统疾病患者治疗的潜在价值立刻被英国的贝多斯认识到。为了探索氧气对于治疗疾病的功效，1798 年他联手许多才华横溢的年轻学者，包括发明了蒸汽机的詹姆斯·瓦特，他们在布里斯托尔开设了气体吸入治疗研究所，为一些用普通疗法无法治愈的肺结核、哮喘、积水等患者提供免费的氧气治疗。在这个过程中获得了许多"副产品"，如发明了氧气吸入面罩、螺纹管、口含嘴及许多制造气体的方法。然而，1800 年的秋天，这所机构被改造成为一所普通的医院，以应对当时斑疹伤寒的大规模暴发。这也使得关于氧气疗法的科学研究不得不暂时中断。

（二）氧气疗法的黑暗时代

在气体吸入治疗研究所终止运营之后，人们采取了各种手段来为身体补充氧气。19 世纪时，氧气被宣传为一种万能药，导致各种"复合氧"广告充斥于市井之间。然而，这种所谓的"复合氧"几乎不含任何游离氧（O_2），因此几乎没有人得到真正的氧气治疗。大多数情况下，这种复合氧其实是稀释的氧化亚氮，与碳酸铁或氯酸钾相结合，呈现出颜色，从而让患者误以为他们正在接受氧气治疗并能够从中受益。

（三）持续供氧

在 1890 年，Albert Blodget 报道了一例通过持续吸氧成功治疗濒死肺炎患者的案例，此后人们开始尝试使用持续供氧的方法来治疗某些呼吸系统疾病。随着医学技术的不断进步，持续供氧已经成为现代医疗中常用的治疗手段之一，对于多种呼吸系统疾病和其他需要氧气支持的疾病都起到了重要的作用。

（四）氧气在第一次世界大战中的应用

在第一次世界大战期间，光气作为一种具有窒息性的毒气被广泛使用。光气的作用机制是其在肺部与水结合后形成一种化合物，从而造成肺泡损伤。在低剂量的情况下，可引起轻度咳嗽和运动性呼吸困难；而在高剂量的情况下，接触光气后的 6～10 小时，可出现肺水肿，进而导致急性呼吸窘迫综合征。

为了治疗光气中毒，氧气被广泛应用于治疗过程中。许多毒气中毒的士兵和弹药工人都接受了氧气治疗。通过治疗伤员的过程，医生们逐渐掌握了更有效使用氧气的方法。这一事件加速了氧疗的发展和应用。

（五）高压氧舱的发明和进步

在 20 世纪中叶，高压氧舱被发明出来，这使得医生能够以更高的压力向患者提供氧气。

最初的高压氧舱是用于治疗某些特殊疾病，如减压病和一氧化碳中毒。在高压氧舱中，患者被置于一个加压的环境中，吸入纯氧，以帮助身体更好地吸收和利用氧气。随着技术的不断发展，高压氧舱逐渐应用于更多的治疗领域，如促进伤口、骨折的愈合和治疗神经系统疾病等。

（六）氧疗的普及

在医疗领域，氧疗已经成为一种常规的治疗方法。无论是急症患者还是慢性病患者，医生都会根据病情需要建议使用氧疗。

氧疗在院前和医院创伤护理、临床实践等场合发挥着重要的作用，也被当作常规的治疗手段。其适用于急诊患者、呼吸科呼吸衰竭患者、气道检查患者、心脏术后患者、耳鼻喉科阻塞型睡眠呼吸暂停低通气综合征（OSAHS）患者等，在机械通气拔管后、麻醉和插管前的应用等方面发挥着越来越重要的作用。

发展到今天，氧疗方法已经比较丰富。根据患者的年龄、氧气需求/治疗目标、耐受性及加湿等需求，可选择低流量系统［如普通面罩、鼻管（低流量）］或高流量系统（如文丘里面罩、高流量鼻套管）等氧疗装置。

氧疗的发展历程是一个不断探索和进步的过程。由发现氧气到用氧气来治病救人，再到各种氧疗方法的出现和完善，得益于医学家们在前人基础上的努力钻研和实践改进。

（彭争荣　柏素芬　吴峰静）

第二章　呼吸生理和氧化代谢

呼吸是指机体与外界环境之间进行气体交换的过程。呼吸过程具有五个重要环节，包括肺与外界的气体交换（肺通气）、肺泡与血液间的气体交换（肺换气）、气体在血液中的运输、血液与组织细胞间的气体交换（组织换气）及组织呼吸。其主要功能是为组织细胞的氧化磷酸化产能提供足够的 O_2，并将生成的 CO_2 排出体外。

第一节　肺通气

肺通气是指气体在肺与外界之间交换的过程，包括外界 O_2 的吸入和肺部 CO_2 的排出。

一、肺通气的功能结构

气体经呼吸道进出肺的过程称为肺通气。实现肺通气的器官包括呼吸道、肺泡、膈、胸膜腔及胸廓等。呼吸道由鼻道、咽、喉、气管及其各级分支直至终末细支气管所组成，是气体进出肺的通道。呼吸道的功能依赖于其结构的完整性，除了作为传送气体进入肺的通道外，还具有调节吸入气体的温度与湿度、净化吸入气体的作用，以及防御与保护功能。在传送气体的各级气管上，细支气管上具有更多的平滑肌，结缔组织中弹性纤维的含量更多，软骨及腺体消失，气道支撑力降低，使得其口径受气道内外压力差和外力牵张、平滑肌舒缩的影响，更加容易发生塌陷。呼吸道平滑肌受迷走神经与交感神经的双重支配。迷走神经末梢释放的乙酰胆碱作用于呼吸道平滑肌细胞 M 型胆碱受体，引起平滑肌收缩，使得气道口径缩小、阻力增大；交感神经末梢释放去甲肾上腺素，作用于气道平滑肌细胞 β_2 受体，引起平滑肌舒张，使气道口径增大，阻力减小。终末细支气管可再分为呼吸性细支气管（第 17～19 级）、肺泡管（第 20～22 级）与肺泡囊（第 23 级），发挥气体交换作用。

胸廓由肋骨、胸骨、胸椎形成的骨架结构、附着的软组织构成的四壁及底部的膈肌组成，发挥对肺的支撑与保护作用。膈肌与附着于胸廓上的呼气肌与吸气肌形成呼吸的动力组织。以膈肌舒缩为主伴有腹壁起伏的呼吸运动，称为腹式呼吸；而由呼气与吸气的肋间肌舒缩使肋骨和胸骨运动产生的呼吸运动，称为胸式呼吸。正常状态下，成人的呼吸运动常为腹胸式混合呼吸，在平静呼吸时，以腹式呼吸为主，只有在胸部或腹部活动受限时，才出现某种单一形式的呼吸运动。

胸膜腔是指存在于肺表面的脏胸膜和衬于胸廓内壁的壁胸膜之间密闭的、潜在的、无气体和仅有少量浆液的腔隙，是连接肺和胸廓的重要结构。胸膜腔内的压力称为胸膜腔内压，简称胸内压。胸内压随着呼吸运动而发生周期性波动，在平静呼吸状态下，其压力始终低于大气压，故胸内压又称胸膜腔负压或胸内负压。胸内压对于呼吸循环功能具有重要生理意义，除了使肺在呼吸过程中能随胸廓的张缩而张缩，还作用于胸膜腔内的腔静脉和胸导管，使之扩张，有利于静脉血和淋巴液的回流。

二、肺容量和肺通气量

肺通气功能涉及肺容量、肺通气量等概念。

（一）肺容量

肺容积与肺容量是评价肺通气功能的基础，常见的指标包括肺总量（total lung capacity，TLC）、潮气量（tidal volume，TV）、补吸气量（inspiratory reserve volume，IRV）、补呼气量（expiratory reserve volume，ERV）、余气量（residual volume，RV）、功能余气量（functional residual capacity，FRC）与肺活量（vital capacity，VC）等（图 2-1）。肺容积通常分为潮气量、补吸气量、补呼气量和余气量，四者之和为肺总量。肺活量为补呼气量、潮气量与补吸气量之和，功能余气量为余气量与补呼气量之和。

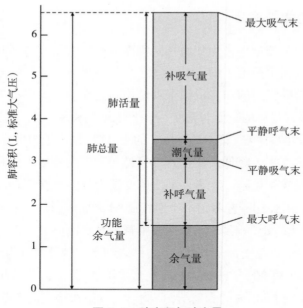

图 2-1　肺容积与肺容量

（二）肺通气量

成年人肺内自气管至肺泡囊共分 23 级，第 1～16 级气管只作为气体的传导管道，不具备气体交换功能，每次吸入的气体有一部分停留在鼻或口至终末细支气管之间的呼吸道内，不参与肺泡与血液之间的气体交换，这部分传导性呼吸道形成所谓的"解剖无效腔"，其体积大小与体重有关，正常体重为 70kg 的成年男性"解剖无效腔"约为 150ml。气体交换场所位于肺泡，正常成年人肺泡数量约为 3 亿个，每个肺泡直径约 0.3 mm，形成 50～

$100m^2$ 的气体交换总面积，肺泡与毛细血管之间的气血交换膜非常薄，仅约 $0.5\mu m$。进入肺泡的气体也可因血流在肺内分布不均而不能全都与血液进行气体交换，未能进行气体交换的这部分肺泡容积称为肺泡无效腔（alveolar dead space），而正常人肺泡无效腔接近于零，因此，如以静息状态下呼吸频率为 15 次 / 分计算，成年人肺通气量为潮气量 × 呼吸频率 = 500ml × 15/min = 7500ml/min；然而肺泡通气量为（潮气量 – 解剖无效腔容量）× 呼吸频率 =（500–150）ml × 15/min = 5250ml/min。

三、肺泡氧分压

肺泡氧分压是肺通气功能的重要指标。

（一）气体的分压定律——道尔顿定律

气体分压定律（law of partial pressure）是 1801 年英国科学家道尔顿（J. Dalton）提出的，故又称道尔顿定律（Dalton's law）。其是指在温度恒定时，某一气体在气体混合物中产生的分压等于它单独占有整个容器时所产生的压强，而气体混合物的总压强等于其中各气体分压之和。表达式如下：

$$P = P_1 + P_2 + P_3 + \cdots + P_n$$

$$P_n = F_n \times P$$

其中：P 表示混合气体总压强，P_1，P_2，P_3，$\cdots$，P_n 表示混合气体中各气体的分压。F_n 表示某气体的百分比浓度。

（二）肺泡氧分压的计算——简化肺泡气方程式

虽然肺泡与大气通过支气管树分支相通，但由于支气管树具有对于吸入气体的加温与加湿作用，肺泡中各组成气体的容积百分比浓度及分压均不同于吸入气体（图 2-2），一方面外界气体进入上呼吸道后在体温条件下为水蒸气所饱和，其氧分压不同于外界干燥吸入气的氧分压（$PO_2 = P_B \times FO_2$；P_B 为大气压，FO_2 为干燥吸入气的氧浓度），进入气管内潮湿吸入气的氧分压为 $PiO_2 = (P_B-47) \times FiO_2$；另一方面，血液中的二氧化碳随着肺泡中的氧弥散入血的同时，也不断由血弥散进入肺泡，在呼吸交换率（R）为 1 时，弥散入血所减少的氧分压值与肺泡气的二氧化碳分压（P_ACO_2）值相等，此时肺泡气氧分压应等于：

$$P_AO_2 = (P_B-47) FiO_2 - P_ACO_2$$

上式即为简化肺泡气方程式。但在实际情况下 $R \neq 1$，故肺泡气方程式的全式应为

$$P_AO_2 = (P_B-47) FiO_2 - P_ACO_2 [FiO_2 + (1-FiO_2)/R]$$

可见，只有在吸入氧浓度（FiO_2）为 100% 或者呼吸交换率 $R=1$ 时，才可使 [$FiO_2 + (1-FiO_2)/R$] 一项数值等于 1，上述两式才能相等。但在不太严格的情况下，尽管 $R \neq 1$，也可用简化肺泡气方程式概略地计算肺泡氧分压。

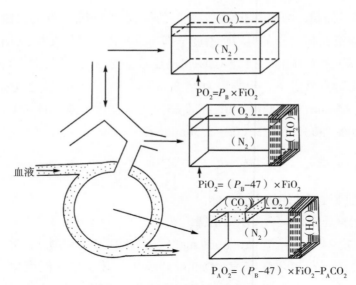

图 2-2　简化肺泡气方程式图解

第二节　肺换气

肺换气是指在肺泡与血液间进行的气体交换过程。

一、气体的弥散

氧气经过肺泡的弥散过程输送至周围组织中进行利用。气体弥散定律是指在肺与血液间所进行的气体交换，是气体的一个物理弥散过程。其弥散数量取决于该气体在两者之间的分压差、弥散距离及弥散面积的大小。支配气体弥散的物理学规律可概括为以下数学公式：

$$Q = K \cdot S \cdot \left[(P_1 - P_2)/d \right] \cdot t$$

上述公式表明，在 t 时间内气体分子通过一定横截面积 S 时，由于弥散作用而转移的气体量 Q，与两端气体的分压差（$P_1 - P_2$）成正比，而与两端间的距离 d 成反比。式中 K 为弥散系数，对于某一特定的气体与经过的介质来说，是一个常数。

在人体内，肺泡与血液之间进行气体交换须通过呼吸膜即肺泡-毛细血管膜，又称气-血屏障。气体在肺泡内的扩散速率与呼吸膜厚度（弥散距离）有关，弥散距离越大即呼吸膜越厚，气体弥散所需要的时间就越长，单位时间气体弥散量就越少。在正常状态下，肺毛细血管总血量只有 $60 \sim 140ml$，因而人体呼吸膜厚度及血管层厚度非常薄，扩散距离短，弥散速度快，保证了正常所需的气体交换量。而在某些疾病如肺纤维化、肺水肿状态下，呼吸膜增厚或弥散距离增加导致气体弥散速率降低，进而引起气体弥散量减少。此外，正常成年人两肺的总弥散面积约 $70m^2$。在安静状态下，肺的弥散面积约为 $40m^2$，具有相当大的储备面积，使得机体在劳动或运动时其有效弥散面积大大增加，从而保证足够的氧气供应。而在肺不张、肺气肿、肺叶切除等状态下，由于呼吸膜弥散面积减小，气体弥散量减少。

在弥散距离及弥散面积一定时，气体分子在体内的弥散趋向及生理效应均取决于气体分压差的大小，而通常与气体的容积百分比无直接关系。故在呼吸生理学中习惯用气体分压来描述体内任一部位某种气体分子数量的多少。如，在高空生理中，只有使用气体分压的概念，才能清楚地叙述各种特殊气体环境的生理学效果，而只使用百分比浓度往往会带来很大的困难。由图 2-3 可见在高空即使吸入纯氧，在上升到一定高度时环境气压降低导致氧分压降低，进而引起肺泡氧气的弥散量减少，机体仍会发生缺氧。由此可见氧的生理学效应与氧的分压值相关，而与反映相对比例关系的氧容积百分比并无直接关系。

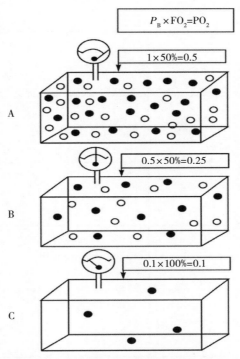

图 2-3　气体分压概念在高空呼吸生理中的应用
●代表氧分子；○代表氮分子；A、B 氧浓度相等，分压不同；C 氧浓度最高，但分压最低

在机体内，氧气通过弥散的方式由肺泡进入血液，相应的血液中的二氧化碳也通过弥散的方式进入肺泡。二氧化碳弥散量可以通过上述公式计算，然而，由于二氧化碳弥散系数 K 远高于氧气，因此，在相同分压差下，二氧化碳弥散量远大于氧气。如果吸入气氧分压降低导致 P_1-P_2 降低，或者肺水肿、肺纤维化导致弥散距离增加，都可以导致氧气弥散量减少，引起缺氧性缺氧。

依据气体的弥散定律，肺泡-毛细血管膜之间的氧气弥散取决于肺泡与肺毛细血管血液中的氧分压差。在海平面，静息状态下，正常成年人肺泡氧分压为 100mmHg（13.3kPa），肺动脉毛细血管血液氧分压为 40mmHg（5.3kPa），两侧氧分压差为 60mmHg（8kPa）（图 2-4）。在此条件下，肺毛细血管血液从动脉端循环到静脉端需 0.75 秒，然而肺毛细血管血液在 0.25 秒内即可完成气体交换，使肺静脉血液氧分压达 100mmHg（13.3kPa），说明正常成人具有较大的氧气贮备能力。在中度运动时，即便肺毛细血管循环时间缩短到 0.25 秒，机体仍能完成有效的气体交换（图 2-4 上部曲线）。而在高空缺氧条件下，肺泡氧分压降至 40mmHg（5.3kPa）时，因肺泡与肺毛细血管间氧分压差缩小，导致气体交换时间延长，尚能保证静息状态下有效的气体交换以保证周围组织氧气供应，然而当处于中度运动时，氧分压降低导致机体无法进行充分的气体交换进而加重缺氧（图 2-4 下部曲线）。

肺毛细血管氧交换时间为 0.75 秒，海平面静息与运动条件下，人体均能进行充分的氧交换（上部氧分压曲线）。缺氧条件下，静息的人体仍可进行充分的氧交换，但是运动导致氧交换不充分（下部氧分压曲线）。

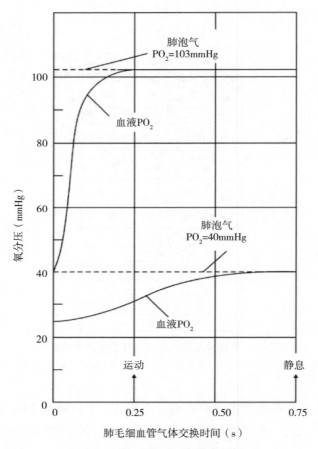

图 2-4 肺毛细血管交换的时间过程

二、体内溶解气体的张力

气体溶解于液体所产生的分压，习惯上也称"张力"（tension），仍以常用压力单位表示。相同分压的不同气体在体内溶解产生的张力各不相同，同一气体在不同液体中溶解产生的张力也各不相同。

（一）亨利定律

该定律是英国化学家亨利（W. Henry）于 1803 年提出的，故称为亨利定律（Henry's law），即温度和压强一定时，在平衡状态下，某气体在液体里溶解的数量与该气体在液面上的分压成正比，其比例系数即溶解系数（solubility coefficient）。它们之间的关系如下：

溶解气体的数量（ml/100ml）= 气体的分压 × 溶解系数

溶解系数表示气体的溶解度，其单位是 ml/100ml 液体 /101.3kPa（760mmHg）。由表 2-1 得知，二氧化碳的溶解系数远远大于氧气，为氧的 20 多倍，因而在其分压不太高的条件下，二氧化碳在液体中溶解量远远大于氧气。反之，如某气体溶解系数很小，即使在很高的分压条件下，实际所能溶解的气体量也是很少的。如已知液体中溶解气体的量和溶解系数，也可计算出溶解气体的分压。该定律适用的条件是其气体的平衡分压不大，气体在溶液中不与溶剂起作用（或起一些反应，但极少电离）。

表 2-1　几种气体的溶解系数

气体	水	血浆	全血
O_2	2.39	2.30	2.20
CO_2	56.70	51.40	51.10
N_2	1.23	1.18	1.30

注：溶解系数是在 101.3kPa（760mmHg）、37℃环境下 100ml 液体中溶解的气体毫升数

（二）溶解气体的分压（张力）

在气体与液体相接触时，部分气体分子可不断进入液体中呈溶解状态；而已溶解于液体中的气体分子也处于不间断的运动状态，可离开液体又回到气体环境中去。当两者达到动态平衡时，同一时间内溶解于液体中呈溶解状态的气体分子数量与离开液体呈气体状态的气体分子数量相等（图 2-5），气体运动的方向总是由气体分压高的部位向低的部位弥散，最终达到两者之间气体分压的动态平衡。生物组织或体液中溶解的氧或二氧化碳的分压可用"张力计"进行测定，亦可用专门的氧或二氧化碳电极测定。换言之，在机体血液中氧分压的形成主要取决于溶解氧而非血红蛋白结合的氧。

第三节　血液的气体运输功能

血液是运输氧气及二氧化碳的媒介。机体通过肺换气所摄取的氧气通过血液循环运输到各器官及组织中以供细胞利用；而器官组织中细胞代谢产生的二氧化碳也经组织换气进入血液循环中，并运输至肺在肺泡处进行气体交换从而排出体外。氧与二氧化碳在体内的运输过程，在本质上也是气体的弥散过程，取决于不同部位间气体分压差。由表 2-2 得知，氧气与二氧化碳在血中溶解量均很少，在海平面条件下，肺泡氧分压为 100mmHg（13.3kPa）时，每 100ml 动脉血仅能溶解 0.3ml 氧，其数量远不能满足人体正常代谢所需。为满足生

理需要，绝大部分氧以化学结合方式从血液输送至组织，再进行气体弥散。故血液的气体运输功能是对气体分子在体内弥散运动基本过程的重要补充。

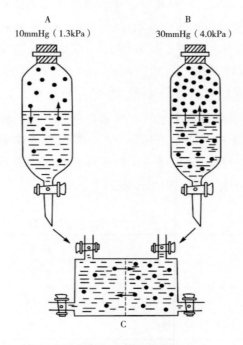

图 2-5　液体中溶解气体的概念

表 2-2　健康青年人在安静状态下血液中重要参数的平均值

参数名称	动脉血	混合静脉血
氧分压［mmHg（kPa）］	100（13.3）	40（5.3）
溶解氧量（ml/100ml）	0.31	0.12
氧含量（ml/100ml）	19.71	15.12
血红蛋白结合氧量（ml/100ml）	19.4	15.0
氧容量（ml/100ml）	20.1	20.1
血氧饱和度（%）	97.0	75.0
血液二氧化碳分压［mmHg（kPa）］	40（5.3）	46（6.1）
血浆二氧化碳含量（ml/100ml）	48.98	52.96
溶解二氧化碳含量	2.58	2.96
结合二氧化碳含量	46.4	50.0
结合二氧化碳/溶解二氧化碳	20/1	18.9/1
血浆 pH	7.41	7.37

一、氧的运输

氧的运输形式包括化学结合氧及物理溶解氧两种。

（一）血红蛋白与血氧饱和度

红细胞内血红蛋白（hemoglobin, Hb）是血液中贮存和携带氧的载体，是氧的运输工具。在肺毛细血管中，血红蛋白在血液氧分压增高时与氧分子陆续结合生成氧合血红蛋白（HbO_2）；在组织毛细血管中，当血液中物理溶解氧向组织细胞弥散而引起血氧分压降低时，氧合血红蛋白开始解离释放氧气以补充血液中溶解氧的数量，使毛细血管血液的氧分压水平得以维持，以保证氧不断地向组织弥散。

对血红蛋白携氧运输的能力进行定量衡量的主要评价指标包括氧容量、氧含量和血氧饱和度。

1. 氧容量（oxygen capacity） 是指每 100ml 血液所能结合的最高氧气容积数。1g 血红蛋白能结合氧气的最大量为 1.39ml，但由于正常状态下红细胞内存在少量不能结合氧气的高铁血红蛋白，因此血红蛋白实际结合氧气量略低于最大结合量 1.39ml，常按 1g 血红蛋白结合氧气量为 1.34ml 计算。如 100ml 血液的血红蛋白含量为 15g，则该血液的氧容量即为 20.1ml/100ml 血液。

2. 氧含量（oxygen content） 是指每 100ml 血液中血红蛋白实际结合的氧量，包括物理溶解氧量及血红蛋白结合氧量。

3. 血氧饱和度（blood oxygen saturation） 是指氧合血红蛋白占据血红蛋白总量的百分比，即氧合的程度，常以字母 SO_2 代表。其定义式如下：

$$SO_2（\%）= HbO_2/（Hb+ HbO_2）\times 100\%$$

在实际情况下可使用血氧饱和度测试仪直接由耳部、手指或前额皮肤表面测出动脉血氧饱和度的变化；亦可根据已知数据由下式推算：

$$SO_2（\%）=（氧含量 - 溶解氧量）/ 氧容量 \times 100\%$$

临床上常用的血氧饱和度指标有三个：动脉血氧饱和度（SaO_2）、脉搏血氧饱和度（SpO_2）和经皮血氧饱和度（$TcSO_2$）。

SaO_2 是指血液中氧合血红蛋白（HbO_2）占全部血红蛋白（Hb）的百分比，即血液中氧气与血红蛋白结合的程度。它反映了人体吸入氧气后能否有效地运输至身体各处并参与代谢过程。SaO_2 的正常值为 95% ～ 100%。SpO_2 是通过脉搏血氧监测仪等非侵入性方式测量的血氧饱和度数值，常用于临床监测。SpO_2 的正常值为 94% ～ 100%。$TcSO_2$ 是指通过皮肤测量的血氧饱和度，这种测量方式常用于评估动脉的侧支循环血流和断肢再植的血供状态。$TcSO_2$ 的正常值范围可能会因设备和测量方法的不同而有所差异，但通常也在 90% ～ 100%。

这三个血氧饱和度的区别：SaO_2 和 SpO_2 都是测量血氧饱和度的指标，但测量方法不同。SaO_2 通常通过动脉血气分析得到，是一种有创测量方法；而 SpO_2 通过脉搏血氧饱和度监测仪等非侵入性方式测量。$TcSO_2$ 则是通过皮肤测量得到的血氧饱和度，属于经皮测量的数值，常用于评估动脉的侧支循环血流和断肢再植的血供状态。因此，三者的正常值范围也略有不同。

（二）氧合血红蛋白解离曲线

氧分压值决定血红蛋白结合氧气数量的多少。表达血红蛋白结合的氧量与氧分压值数量关系的曲线称为"氧合血红蛋白解离曲线"（oxyhemoglobin dissociation curve），简称"氧解离曲线"。

图 2-6 中实线为健康成年人的血液（血红蛋白含量 =15g/100ml 血液）在 pH 为 7.4、二氧化碳分压（PCO_2）为 40mmHg（5.3kPa）、体温为 37℃条件下所测得的氧合血红蛋白解离曲线，可见血中氧分压与血氧饱和度之间呈 S 形曲线关系，而并非简单的直线关系。图中分别标明了物理溶解氧和化学结合氧的含量。当氧分压为 100mmHg（13.3kPa）时，血氧饱和度为 97.5% 左右。当氧分压较高时，氧解离曲线渐为平坦，血氧饱和度随氧分压变化程度也较小，故氧分压从 90mmHg（12kPa）升至 100mmHg（13.3kPa）时，氧分压升高 10mmHg（1.3kPa），血氧饱和度仅仅增加了 1%。在氧分压低于 40mmHg（6.7kPa）的情况下，氧解离曲线最为陡直，血氧饱和度随氧分压变化程度最大；当氧分压从 30mmHg（4.0kPa）升高至 40mmHg（5.3kPa）时，10mmHg（1.3kPa）氧分压的变化使得血氧饱和度从 55% 增加至 75%。当氧分压为 26.5mmHg（3.5kPa）左右时，血红蛋白处于半饱和状态，故用 P_{50} = 26.5mmHg 来表示血红蛋白对氧的亲和性。当氧分压超过 100mmHg（13.3kPa）时，血氧饱和度的增长十分缓慢；在 250mmHg（32.5kPa）时已达到完全饱和状态。在海平面条件下呼吸纯氧时，动脉血氧分压可达到 673mmHg（89.7kPa），血氧饱和度达 100%，与呼吸空气相比血氧饱和度仅增加 2.5%，而动脉血氧分压与血液中溶解氧量均增加，所以血液的含氧量增加。

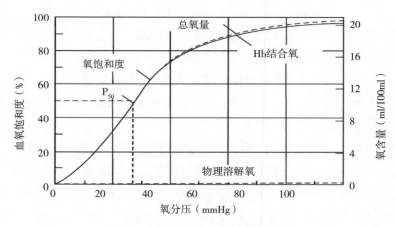

图 2-6 氧合血红蛋白解离曲线

S 形氧解离曲线的重要生理学意义在于：由于上段较平坦，即氧分压在 60 ～ 100mmHg（8.0 ～ 13.3kPa）时，血氧饱和度可达到 90% 以上，血氧饱和度随氧分压变化的幅度较小，表明在此范围内即使肺泡氧分压有较大幅度的下降，血氧饱和度并不会大幅度下降，即血红蛋白仍能结合足够量的氧，从而保证人体对 3000m 以下的轻度高空缺氧具有一定的代偿能力；曲线的中间部分，即氧分压为 40 ～ 60mmHg （5.2 ～ 8.0kPa）时，曲线较为陡峭，这段曲线可反映正常安静状态下血液对于组织供氧情况。曲线下段即氧分压在 15 ～ 40mmHg（2.0 ～ 5.2kPa）时，坡度最为陡峭，血氧分压发生较小变化即可引起血氧饱和度产生明显改变，这段曲线可反映血液供氧的储备能力。

氧解离曲线的位置并非固定不变，其发生偏移则意味着血红蛋白对氧气的亲和力发生了变化。氧解离曲线的影响因素包括二氧化碳、温度与 pH 等许多化学、物理因素。当二氧化碳分压升高、温度升高、pH 降低时，血红蛋白对氧的亲和力降低，氧解离曲线向右方移动，氧的解离程度加大，促进氧气的释放；当二氧化碳分压降低、温度降低、pH 增大时，血红蛋白对氧的亲和力增加，氧解离曲线向左方移动，促进对氧气的结合，血氧含量增加。由图 2-7 可见，氧解离曲线位置的偏移主要发生在曲线的中间部分，而对曲线上段的影响较小。当局部组织代谢活动增强时，随之必然发生二氧化碳分压增大、pH 降低、温度升高的一系列变化，这些变化将导致氧解离曲线向右方移动，促使血红蛋白释出更多的氧为组织所利用，这就是所谓的波尔效应（Bohr effect）。

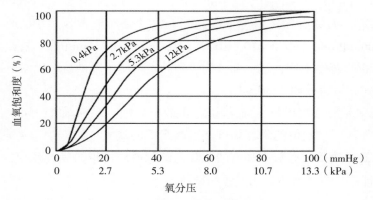

图 2-7 二氧化碳分压对氧解离曲线的影响
每条曲线左侧数字表示二氧化碳分压值

红细胞内的有机磷酸盐（主要是 2, 3- 二磷酸甘油酸，2, 3-diphosphoglycerate，简写为 2, 3-DPG）的浓度也是影响氧解离曲线位置的重要因素之一。2, 3-DPG 浓度增加，曲线右移，有助于血红蛋白对氧气的释放；2, 3-DPG 浓度减少，曲线左移，有利于血红蛋白与氧的结合。当机体处于缺氧、贫血状态时，红细胞内 2, 3-DPG 浓度升高，曲线向右移动，血红蛋白对氧的亲和力下降，从而使得氧合血红蛋白向组织释放氧，进而改善组织缺氧状态。

一氧化碳也可以影响氧解离曲线位置的移动。大量吸入一氧化碳后，一方面可以占据血红蛋白分子中氧气结合位点，与血红蛋白结合形成一氧化碳血红蛋白，从而对血液携氧运输能力产生重大影响。另一方面，由于一氧化碳与血红蛋白的亲和力远远大于氧气与血红蛋白的亲和力，因此即使在极低的一氧化碳分压下，其也可以取代氧合血红蛋白中的氧气从而形成一氧化碳血红蛋白。此外，当一氧化碳与血红蛋白分子中一个血红素结合后，也可增加另外 3 个血红素对氧气的亲和力，结果使氧解离曲线左移，进而抑制氧合血红蛋白氧气的释放。

除了以上影响因素外，氧解离曲线还受血红蛋白自身性质与含量的影响。高铁血红蛋白不能结合氧气从而不具备运输氧气的能力。此外，胎儿血红蛋白对于氧气的亲和力也较成人高，这有助于胎儿血液流经胎盘时从母体摄取氧气。

综上所述，毛细血管血液与组织之间的氧分压差是毛细血管血液向组织弥散氧的直接动力；当毛细血管血液的氧分压降低时，氧合血红蛋白释放氧入血，使弥散所需的氧分压水平得以维持；而二氧化碳分压、pH、温度、2, 3-DPG 等一系列因素也会对血红蛋白释放氧的数量产生影响。

（三）血液的输氧量

血液的输氧量由呼吸、循环系统共同协调。单位时间内由肺经血液循环输送至全身各处组织的总氧量称为血液的"输氧量"（oxygen delivery），或称"氧通量"（oxygen flux）。

输氧量（ml/min）= 心输出量（ml/min）× 动脉血氧含量（ml/100ml）

在安静状态下，人的心输出量为 5000ml/min，动脉血氧含量为 19.7ml/100ml 全血，故输氧量约为 1000ml/min（5000 × 19.7/100）。其中 25%（250ml/min）被组织提取利用，而 75% 仍存在于混合静脉血中，这一部分构成氧的生理储备以供组织代谢增强时的需要。

输氧量的公式亦可写成如下的形式：

输氧量 = 心输出量 × 血红蛋白含量 ×1.34× 动脉血氧饱和度

上述因素中任何一项数值的降低均可能引起组织的缺氧。如，在高空缺氧状态下，吸入气氧分压的降低导致动脉血氧饱和度的下降，动脉血所携带的氧量减少，毛细血管血氧分压水平降低不能维持生理所需，引起组织缺氧。

二、二氧化碳的运输

与氧的运输形式类似，二氧化碳在血液中的运输包括物理溶解、依赖红细胞及血红蛋白的形式。

（一）运输的形式

二氧化碳在血液中的运输形式有以下 4 种（图 2-8）。

1. **溶解的二氧化碳**　二氧化碳弥散入血液后一部分以溶解的二氧化碳形式存在，其数量取决于血液中的二氧化碳分压，另一部分经过溶解后转变为其他形式存在。

2. **碳酸**　很少量溶解的二氧化碳与水结合生成碳酸。碳酸与溶解的二氧化碳约占 10%。

3. **氨基甲酸化合物**　约占 30% 的二氧化碳与血红蛋白肽链上的末端氨基作用生成氨基甲酸化合物。其反应式为

$$Hb \cdot NH_2 + CO_2 \Longleftrightarrow Hb \cdot NH \cdot COOH$$

4. **碳酸氢盐**　碳酸氢盐占血液中二氧化碳的 60%，是二氧化碳主要运输形式，由二氧化碳水化作用产生碳酸并离解而形成：

$$CO_2 + H_2O \Longleftrightarrow H_2CO_3 \Longleftrightarrow H^+ + HCO_3^-$$

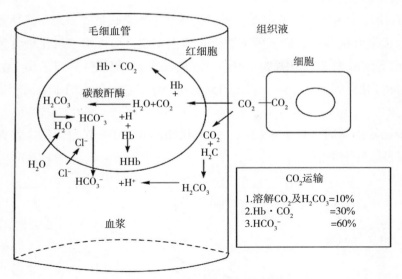

图 2-8　二氧化碳的血液运输

在血浆中,二氧化碳与水结合形成碳酸的过程较缓慢,然而红细胞中存在的碳酸酐酶可催化这个反应使其加速进行。因此碳酸只有在红细胞中才能大量形成并非常迅速地离解成碳酸氢根和氢离子。其中大部分碳酸氢根离子又顺浓度梯度回到血浆中,而氢离子则可以通过与血红蛋白结合而被缓冲。

当混合静脉血流经肺毛细血管时,血中以化学结合方式所携带的部分二氧化碳先转变为溶解状态,再弥散入肺泡。

(二)二氧化碳解离曲线

血液中二氧化碳含量与二氧化碳分压之间关系的曲线称"血液二氧化碳解离曲线"(blood carbon dioxide dissociation curve)。二氧化碳解离曲线不同于氧解离曲线,在血液中,随着二氧化碳分压的升高,二氧化碳含量也随之增加,二氧化碳解离曲线接近线性而非 S 形,并且不具备饱和点,故其横坐标不使用饱和度而使用浓度来表示。图 2-9中上方的曲线和下方的斜线分别代表二氧化碳分压变化引起的"结合 CO_2"(其中大部分是以碳酸氢盐形式存在)和"溶解 CO_2"的变化情况。标明"结合 CO_2"的曲线即为二氧化碳解离曲线。A 点处二氧化碳分压为 40mmHg(5.3kPa)、二氧化碳含量为 48.4ml/100ml 全血,pH 7.40,表示生理状态下动脉血二氧化碳分压及含量,与氧解离曲线不同的是,以 A 点为界点,超过 A 点部分几乎呈斜率较小的直线,结合二氧化碳的量随二氧化碳分压增加而增加,而 pH 随二氧化碳分压增加而降低;但当二氧化碳分压降至 A 点以下时,曲线斜率变大,结合 CO_2 的量随二氧化碳分压降低而降低,而 pH 则增加。标明"溶解 CO_2"的一条直线则表示溶解二氧化碳量随其分压呈直线关系变化的情况。

血液中[结合 CO_2]与[溶解 CO_2]比值决定血液 pH,正常状态下其比值保持在 20/1。然而,在某些疾病状态下,如发生过度通气时,血液中[结合 CO_2]及[溶解 CO_2]均降低,然而[溶解 CO_2]相比[结合 CO_2]降低程度更大,减少相对更多,导致二者比例增大,

pH 增大，导致机体发生呼吸性碱中毒。而在机体处于严重缺氧并出现明显功能障碍时，通气不足可导致大量有机酸如乳酸、丙酮酸等在体内积累，血液中二氧化碳含量随之增加，pH 降低，进而导致酸中毒。由图 2-9 中的一簇放射状 pH 等值线即可求出二氧化碳分压改变时 pH 的实际变化。因此，任何二氧化碳分压的变化必然导致血液中氢离子浓度发生相应改变。

为了便于比较缺氧时人体血液的氧、二氧化碳及 pH 等参数的变化，表 2-2 给出了血液中气体重要参数的平均值。

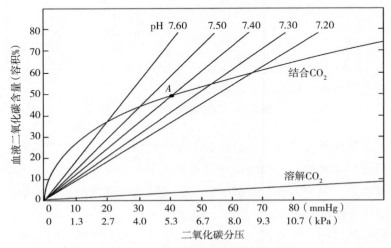

图 2-9　人血液的二氧化碳解离曲线

三、血液氧与二氧化碳的关系

血液中氧与二氧化碳的运输过程相互影响。二氧化碳可通过波尔效应影响氧气的运输，即当血液经肺流向组织时，随着二氧化碳分压升高，氧解离曲线位置右移，血红蛋白对氧的亲和力降低进而促进氧合血红蛋白对氧气的释放。而当血液从外周组织流经肺泡时，二氧化碳分压降低，氧解离曲线左移，血红蛋白对氧的亲和力增大，进而有利于血红蛋白结合氧。同样，氧与血红蛋白的结合程度也可以对二氧化碳解离曲线产生影响，随着氧合血红蛋白的增加，二氧化碳与血红蛋白的亲和力降低，二氧化碳解离曲线下移，促使二氧化碳血红蛋白解离，这种效应称为霍尔丹效应（Haldane effect）（图 2-10）。因此，在组织部位，霍尔丹效应促进摄取二氧化碳，而在肺泡则因血红蛋白与氧结合，而使二氧化碳释放增多。

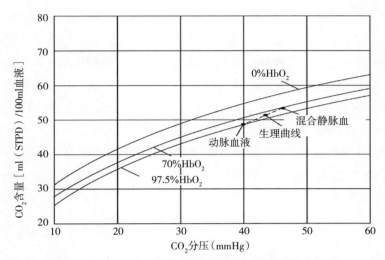

图 2-10　血氧饱和度对全血二氧化碳解离曲线的影响

STPD，标准温度和压力干燥

第四节　组织换气

组织换气是指血液与组织细胞间的气体交换。

一、组织换气过程

组织的气体交换过程在血液、组织液、细胞间进行。组织换气的机制及影响因素与肺换气基本相同。

在组织中，由于细胞的有氧代谢，氧被利用并生成二氧化碳，所以氧分压可降低至30mmHg（4kPa）以下，二氧化碳分压可高达46mmHg（6.1kPa）以上。因此，当动脉血流经组织毛细血管时，氧气便顺分压差由血液向细胞扩散，二氧化碳则由细胞经组织液向血液扩散，于是动脉血变成为静脉血。

组织换气时，扩散膜两侧的氧和二氧化碳的分压差随细胞内氧化代谢的强度和组织血流量的变化而变化。血流量不变时，细胞内耗氧量随着氧化代谢的增强而增大，氧分压随之降低，二氧化碳分压升高。由此可见，细胞的生物氧化过程会直接影响组织换气。

二、影响组织换气的因素

（一）细胞和毛细血管间距离

组织换气与细胞和毛细血管间的距离有关，距离越小，换气越充分；距离增大，则影响换气。在组织水肿状态下，组织细胞与毛细血管之间的距离增大，进而使得换气量减少。此外，水肿组织对于毛细血管的压迫也会进一步阻碍气体的交换。

氧气依赖各部位氧分压差进行物理弥散以实现氧气从组织毛细血管进入组织细胞并透过细胞膜及线粒体膜，最终进入线粒体基质参与细胞代谢活动。由于组织中毛细血管之间存在一定距离，故靠近毛细血管的组织细胞氧分压较高，而两毛细血管中间位置的组织细胞氧分压最低（图2-11）。当毛细血管氧分压为20mmHg（2.7kPa）时，即图2-11中B曲线，两毛细血管中间部位的氧分压为2mmHg（0.3kPa），由于线粒体氧代谢需要氧分压维持在一定的水平才得以进行，且细胞的类型需要的氧分压水平不同，其氧分压水平大致需要维持在0.5～3.0mmHg（0.07～0.4kPa）才可保障两毛细血管中间部位的组织细胞能够获取足够的氧气进行代谢活动而不发生缺氧。如图2-11中曲线C所示，当毛细血管氧分压降低至10mmHg（1.3kPa）时，两毛细血管中间部位的组织细胞氧分压则降为0mmHg，此时组织细胞有氧代谢转为无氧酵解，因此被称为致死性角落（lethal corner）。

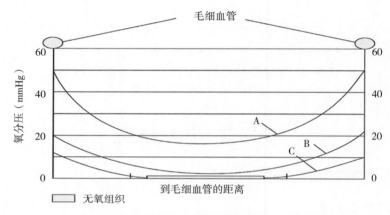

图2-11　两根平行毛细血管之间氧分压分布模式

（二）组织代谢

组织代谢活动受组织换气的影响，其代谢水平与组织换气量呈正相关。代谢比较活跃的组织，其摄取利用的氧气量较多，代谢产生的二氧化碳也多，进而导致局部组织内氧分压降低，二氧化碳分压升高，毛细血管血液与组织之间的气体分压差较大；此外，由于局部代谢产物的增加致使毛细血管开放，开放的毛细血管数量增多也会促进该组织与毛细血管血液进行气体交换。因而代谢活动较活跃的组织与毛细血管间气体交换量也较大。

（三）毛细血管的血流速度

组织换气受毛细血管血流速度的影响，血流速度过快则导致气体交换的时间过短，不利于气体交换；而血流速度过慢则使得单位时间内毛细血管输送至组织的氧气量及转运出的二氧化碳量均减少，导致氧气缺乏及二氧化碳的堆积。故维持正常的组织换气量要求毛细血管的血流速度不能过快或过慢。

第五节　组织呼吸

组织呼吸又称细胞呼吸，即组织细胞利用氧气，营养物质经线粒体氧化磷酸化生成水及二氧化碳的同时，伴随着能量的释放及腺嘌呤核苷三磷酸即三磷酸腺苷（adenosine triphosphate, ATP）生成的过程。

一、机体内氧分压梯度及生理学意义

根据道尔顿定律可得出海平面干燥空气氧分压为 $760 \times 21\% = 159.6$mmHg（21.3kPa）。而吸入的干燥空气经鼻腔等结构进入气管内，由于水蒸气的加湿作用，其氧分压值不同于吸入气，则为 $PiO_2 = (760-47) \times 21\% \approx 150$mmHg（20kPa）。由于氧气在肺泡内与二氧化碳发生气体交换，故肺泡气氧分压为 $P_AO_2 = PiO_2 - P_ACO_2 = 150-40 = 110$mmHg（14.7kPa）。然而，呼吸交换率并非为100%，以及肺循环内右至左分流的存在，导致动脉血氧分压值小于 110mmHg（14.7kPa），约为 100mmHg（13.3kPa）。因此，在机体内形成氧分压梯度（图2-12）。许多生物膜并不限制气体分子的通透，因而气体分子可在体内的各个气相与液相之间持续进行弥散运动；而不同部位之间的氧分压差，也称为压力梯度，则决定了其弥散方向及气体弥散量，均由气体分压高的部位向气体分压低的部位弥散。在机体内，不同部位氧分压梯度具有重要的生理意义，氧分压梯度不仅决定氧气弥散的方向，而且决定弥散氧气的量。

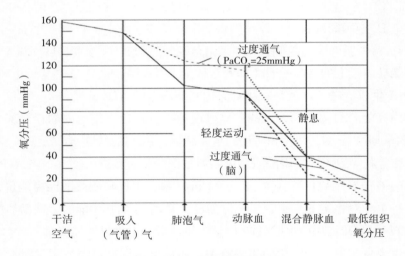

图 2-12 人体氧分压梯度

二、细胞内呼吸与氧化磷酸化过程

生物氧化是指化学物质在机体内的氧化分解过程，又称细胞氧化或细胞呼吸，在线粒体、细胞胞质及微粒体内进行。在机体内，细胞氧化主要发生在细胞线粒体的嵴上。线粒体可在各种酶及辅酶催化的连锁反应下，将代谢物脱下的成对氢原子（2H）逐步传递，最终与氧结合成 H_2O 及 CO_2，同时伴随能量的产生。在细胞氧化的过程中，O_2 的摄取与细胞呼吸有关，故将此氢和氧化合的连锁反应体系称为呼吸链。能量物质供应不足、呼吸链障碍、氧气缺乏均可对细胞的生物氧化过程产生影响，继而影响组织换气。

组织细胞利用 O_2，经线粒体氧化磷酸化生成 H_2O 及 CO_2 的同时，伴随着能量的释放及 ATP 的生成。营养物质在体内经氧化分解代谢，产生脱氢反应，其生成的 H^+ 以还原型烟酰胺腺嘌呤二核苷酸（reduced nicotinamide adenine dinucleotide, NADH）或还原型黄素腺嘌呤二核苷酸（flavin adenine dinucleotide, $FADH_2$）的形式存在于线粒体基质中，在线粒体被氧化时，NADH 或 $FADH_2$ 经过线粒体电子传递链（electron transport chain, ETC）上的结合位点，将电子传入 ETC，在各种酶的催化下，经过 ETC 上一系列电子传递载体的传递，最终电子及 H^+ 传递给 O_2，将 O_2 还原为 H_2O，同时释放能量，驱动二磷酸腺苷（adenosine diphosphate, ADP）磷酸化生成 ATP，以满足机体各种生命活动的能量需求。

关于线粒体内膜上的电子传递偶联生成 ATP 的研究已比较清楚：线粒体 ETC 由 4 个不同的蛋白质复合体Ⅰ、Ⅱ、Ⅲ和Ⅳ组成。细胞氧化时，电子的传递具有两条途径，一是由复合体Ⅰ→复合体Ⅲ→复合体Ⅳ，二是由复合体Ⅱ→复合体Ⅲ→复合体Ⅳ，伴随着电子传递过程释放的电势能可驱动 H^+ 由线粒体基质侧转移至线粒体膜间腔。其中，复合体Ⅰ可将还原底物"$NADH + H^+$"中的 2 个电子传递给泛醌，同时偶联 4 个 H^+ 从内膜基质侧泵到线粒体膜间腔；而复合体Ⅱ也可将 $FADH_2$ 的电子传递到泛醌，但是该传递过程中释放的自由能较小，并不能将 H^+ 泵出线粒体内膜；复合体Ⅲ可将 2 个电子从还原型泛醌传递至细胞色素 c，同时泵出 4 个 H^+ 至膜间腔；复合体Ⅳ则将 2 个电子传递给 1 个 O 与 2 个 H^+ 生成 1 个 H_2O，同时使 2 个 H^+ 跨内膜向膜间腔侧转移。泵出至膜间腔的 H^+ 顺浓度梯度回流至基质时，释放的电化学势能被内膜上的 ATP 合酶（即复合体Ⅴ）所利用，催化 ADP 与无机磷酸（inorganie phosphate, Pi）生成 ATP。这就是氧化磷酸化并偶联生成 ATP 过程。

ATP 作为高能磷酸化合物，在线粒体生成后，可转运至细胞内的耗能部位加以利用。在机体内，磷酸肌酸是 ATP 储存和转运的重要载体，主要在肾脏中合成，并广泛分布于心肌、骨骼肌、脑和肾脏等组织中。磷酸肌酸可以通过细胞膜直接进入细胞。当 ATP 迅速合成时，在肌酸激酶的催化下，ATP 和肌酸之间进行 Pi 转移，生成磷酸肌酸储存能量，从而使 ATP 浓度保持在一个相对稳定的水平；当机体需要大量消耗 ATP 供能时，磷酸肌酸可在酶的作用下释放出 Pi 给 ADP，从而生成 ATP 保证为机体活动提供足够的能量。

ATP 的生成量与氧化磷酸化的速率有关，机体可根据自身能量需求对氧化磷酸化过程进行调控进而调节 ATP 生成量。任何可以影响氧化磷酸化速率的因素均可影响 ATP 的生成。首先，肌红蛋白作为细胞内 O_2 的暂时储存载体，其含量越高，细胞储存的氧量越大，细胞氧化生成的 ATP 量越大。ATP 的生成场所即胞内线粒体的数量、结构及形态变化与 ATP 的生成相关；在微观上线粒体内膜氧化磷酸化解偶联也会影响生成的 ATP 数目。其次，线粒体数目变化对 ATP 的产生具有重要影响，不同的组织线粒体数目不同，其摄取利用氧的能力也不同。在机体内，心肌、骨骼肌及脑组织的线粒体数目较多，其细胞摄取利用 O_2 的能力较强。机体内 ADP 的浓度也可以影响氧化磷酸化，ADP 浓度增高可以促进氧化磷酸化，进而使得 ATP 的产生增加；呼吸链抑制剂包括氰化物及解偶联剂等可以对氧化磷酸化产生抑制作用，进而阻断 ATP 的生成。

三、细胞内氧的其他利用

氧作为电子受体，除在线粒体内参与合成 ATP 外，还具有其他重要作用。机体内细胞生成 ATP 所消耗氧约占 80% 氧量，另有约 20% 氧用于生成活性氧（reactive oxygen species, ROS）,被需氧酶利用。在细胞质、线粒体、溶酶体、细胞核、内质网与细胞膜等处，存在多种酶可催化 O_2 生成 ROS。另外，生理条件下，少量的 O_2 与线粒体复合体 I 与复合体 III 中的少量电子共同作用生成 ROS。细胞 ROS 保持在适宜水平并具有重要的生理功能。

第六节　呼吸运动的调节

呼吸的主要功能是为机体代谢提供足够的 O_2,并排除体内多余的 CO_2,因此，呼吸运动首先必须适应机体各种情况下物质代谢的需要。如，在进行剧烈运动状态下，O_2 消耗量与 CO_2 产生的量均增加，机体通过改变呼吸运动的深度及频率增加肺通气量满足代谢活动增强的需要。此外，在吞咽、说话、歌唱等特殊情况下，机体也会调控呼吸使其产生相应的改变以实现其功能活动。

一、呼吸中枢

正常的呼吸运动是一种受中枢神经系统控制的自主节律性活动，是由呼吸肌持续不断舒缩引起的。呼吸肌为骨骼肌，因而不具有自主节律性，其节律性舒缩运动受中枢神经系统的自主性及随意性双重控制。在中枢神经系统中产生和调节呼吸运动的神经细胞群称为呼吸中枢（respiratory center）。呼吸中枢广泛分布于中枢神经系统各级水平，主要包括脊髓、延髓、脑桥、间脑和大脑皮质等，各个部位相互制约、相互协调，共同参与调控机体的呼吸运动。其中脊髓是呼吸肌及高位呼吸中枢的中继站，也是整合某些呼吸反射的初级中枢。低位脑干包括脑桥及延髓是产生节律性呼吸运动的部位，延髓有产生原始呼吸节律的基本中枢；脑桥有呼吸调整中枢。而高位脑包括大脑皮质、边缘系统和下丘脑等则可以对呼吸运动进行精细调控。

二、呼吸的反射性调节

起源于脑的节律性呼吸运动受到呼吸器官自身及血液循环等其他器官感受器传入信息的反射性调节，对呼吸运动的频率、深度和形式等进行相应的调控以适应机体所需。反射包括化学感受性反射、机械感受性反射和防御性反射。

（一）化学感受性反射

呼吸对于维持机体内适当的 PO_2、PCO_2 及 H^+ 浓度具有重要作用。动脉血中 PO_2、PCO_2 和 H^+ 浓度的变化可通过化学感受性反射对呼吸运动进行调整，使肺通气量发生改变，进而保证血液中 PO_2、PCO_2 和 H^+ 浓度维持相对稳定。化学感受器是指其适宜刺激为 O_2、CO_2 和 H^+ 等化学物质的感受器。根据化学感受器所在部位的不同，将其分为中枢化学感受器和外周化学感受器两类。

1. 中枢化学感受器 位于延髓腹外侧的浅表部位，其生理刺激物是脑脊液和局部细胞外液中的 H^+。中枢化学感受器浸浴在脑脊液中，不与动脉血直接接触。脑脊液与血液之间存在血脑屏障，可限制 H^+ 和 HCO_3^- 从血液进入脑脊液中，然而 CO_2 可以自由通透。故当动脉血 PCO_2 升高时，血液中的 CO_2 可迅速通过血脑屏障进入脑脊液并与 HO_2 发生反应并生成 H^+ 和 HCO_3^-。脑脊液中 H^+ 浓度的升高可对中枢化学感受器的有效刺激产生兴奋，并通过一定的神经联系刺激呼吸中枢，增强呼吸运动，使得肺通气量增加以排除机体内过多的 CO_2。

由于脑脊液中缺乏催化 CO_2 与 HO_2 的碳酸酐酶，CO_2 与 HO_2 的反应过程比较缓慢，故中枢化学感受器对 CO_2 的反应有一定的时间延迟。此外，由于血脑屏障的限制，血液中的 H^+ 很难进入脑脊液中，因此中枢化学感受器无法感应到血液中 pH 的变化。

2. 外周化学感受器 位于颈动脉体和主动脉体内，主动脉体与颈动脉体均参与对呼吸循环的调控，但两者侧重点不同，颈动脉体主要与呼吸调控相关，而主动脉体则主要参与循环变化的调控。由于颈动脉体解剖位置较方便，因此目前外周化学感受器的研究大多集中于颈动脉体。颈动脉体内球细胞起到感受器的作用，受刺激时球细胞内 Ca^{2+} 浓度升高，进而引起神经递质的释放、传入神经纤维兴奋，其发放的冲动可经舌咽神经传送到延髓中与呼吸有关的核团；而主动脉体外周化学感受器引起的冲动则经迷走神经传送到延髓。

颈动脉体及主动脉体的血液供应非常丰富，每分钟供血量约为两者重量的 20 倍。因此，颈动脉体及主动脉体的动脉血及静脉血的氧含量几乎相同。相当于两者一直暴露于动脉血（不是静脉血）中，它们感受的是动脉血（而非静脉血）PO_2，这也说明颈动脉体与主动脉体内丰富的血供与其敏感的化学感受功能有关，而并非为满足其自身高代谢率的需求。

外周化学感受器主要感受血液中 PO_2、PCO_2 及 pH 的变化，其放电率随着动脉血 PO_2 降低、PCO_2 升高及 pH 降低而增加，并可以反射性地引起呼吸运动及血液循环变化。

外周化学感受器对氧含量的变化不敏感，因而在 CO 中毒或者贫血状态下，即使血液中 O_2 含量下降很明显，但由于 PO_2 在血液中并未降低，因此其放电频率仍旧不会改变。只有在肺通气、换气功能障碍或者吸入气体 PO_2 改变引起血液中 PO_2 改变时才能反射性引起呼吸运动的改变。此外在慢性 CO_2 潴留状态下，机体对于 CO_2 浓度的刺激产生适应，此时低 O_2 对外周化学感受器的刺激是呼吸运动的主要驱动因素，这也是严重肺气肿、肺源性心脏病患者氧疗时氧浓度需要进行控制的重要原因。

CO_2 对呼吸有很强的刺激作用，是维持正常呼吸运动最重要的生理性化学因素。在麻醉动物或人中，动脉血 PCO_2 极度降低可引起呼吸暂停，这也说明机体内保持一定的 PCO_2 对于呼吸中枢基本活动具有重要作用，吸入气中 CO_2 浓度适当增加时，可加强呼吸。例如，在海平面，吸入气中 CO_2 浓度增高到 1% 时，肺通气量明显增加；吸入气 CO_2 浓度增高到 4% 时，肺通气量将加倍；然而吸入气 CO_2 浓度进一步增高并超过一定水平时，肺通气量不再相应增加，故肺泡气和动脉血的 PCO_2 增高，CO_2 堆积在体内，反而会抑制中枢神经系统包括呼吸中枢的活动，产生呼吸困难、头痛、头晕，甚至昏迷，出现 CO_2 麻醉。在进行高压氧治疗时，为了防止 PO_2 抑制呼吸运动，可使用 98% O_2 与 2% CO_2 的混合气体，以保持或增强呼吸运动。此外，由于 CO_2 较血液中的 H^+ 更加容易进入细胞引起胞内的 H^+ 浓度改变，因此 CO_2 对于外周化学感受器的影响也较血液中 H^+ 明显。

CO_2、O_2 及 H^+ 均可以对呼吸运动进行调控。在自然生理状态下，一种因素的变化往往会引起另一种或者两种因素相继改变或几种因素同时改变，三者相互协同、相互制约，共同维持机体的正常呼吸运动。

（二）机械感受性反射

呼吸道机械感受性反射的感受器大多位于气道平滑肌与气道上皮细胞内及其下方，受到相关的机械刺激时感受器兴奋。兴奋经迷走神经投射至呼吸中枢，与脑桥、延髓、脊髓中的相关神经元产生突触联系，最终经脊髓内的呼吸运动神经元发出的传出冲动到达呼吸肌，引起呼吸活动的改变。机械感受性反射主要包括肺牵张反射、本体感受器反射、激惹感受器引起的呼吸反射、肺毛细血管旁感受器引起的呼吸反射。

1. 肺牵张反射　1868 年 Hering 和 Breuer 在麻醉动物实验中观察到，肺扩张或向肺内充气时引起吸气抑制、呼吸停止在呼气状态；从肺中抽气或肺萎陷时，吸气活动加强；而在切断双侧迷走神经后，上述反应消失，这说明上述现象是由迷走神经参与的反射反应。该反射被称为黑－伯反射（Hering–Breuer reflex）或肺牵张反射（pulmonary stretch reflex）。肺牵张反射可包括肺扩张反射和肺萎陷反射两种。

2. 本体感受器反射　肌肉、肌腱和关节中的本体感受器及肌肉和皮肤中的痛觉感受器受刺激时，都可发送冲动到延髓刺激呼吸中枢，增强吸气活动，使呼吸运动增强。因此，在肢体运动、对皮肤进行拍打或使用冷水刺激皮肤时，肺通气增强。关节和肌肉中的本体感受器可能在肢体运动使肺通气量增加中起重要的作用。在麻醉动物和清醒的人中，使肢体做被动运动（即活动关节）也能引起呼吸频率的增加。另外，针刺某些穴位（如位于上唇的人中穴等）可引起呼吸加强，常被用于呼吸暂停时的急救。

3. 激惹感受器引起的呼吸反射　激惹感受器（irritant receptor）为快适应感受器，位于较大的气道上皮内，感受器的传入纤维走行于迷走神经干中。吸入刺激物或机械因素使激惹感受器兴奋，可反射性引起支气管收缩咳嗽、喷嚏、呼吸急促，以及声门缩窄。有些反射的传出纤维也走行于迷走神经干中，发生反射时可引起喉痉挛和心率减慢等效应，故称为迷走－迷走反射。气管内插管、气道抽吸及支气管镜检查时容易引起这一反射。

4. 感受器引起的呼吸反射　肺毛细血管附近的肺实质有些 C 纤维能感受某些刺激，称为肺毛细血管旁感受器或 J 感受器。肺泡炎症、肺血管充血和肺水肿时都可引起肺毛细血管旁感受器兴奋，从而引起浅快呼吸、呼吸困难、呼气性声门缩窄及心率减慢、血压降低等效应。

（三）防御性反射

整个呼吸道都存在防御性反射的感受器，它们分布在黏膜上皮的迷走传入神经末梢。当机体受到物理或化学刺激时，可引起防御性反射，以清除激惹物，避免其进入肺泡。机体的防御性反射主要包括咳嗽反射、喷嚏反射和屏气反射。

1. 咳嗽反射　指呼吸道黏膜感受器在受到机械或化学刺激时引起的反射动作。喉咽部感受器受到刺激后，产生兴奋，其传入冲动主要经迷走神经传入延髓咳嗽中枢，触发咳嗽反射，将黏附于气管壁的分泌物或异物咳出，能有效清除呼吸道中的分泌物。

2. 喷嚏反射　鼻黏膜的感受器在受激惹性刺激时可引起喷反射，其冲动由三叉神经传入脑干中枢，反射性引起腭垂下垂、舌根压向软腭，使气流经鼻冲出，对鼻腔中的刺激物进行清除。

3. 屏气反射　是指在突然吸入冷空气或有害气体时，机体出现呼吸暂停。主要表现为声门的关闭及支气管平滑肌的收缩。

（李金声　黄芳玲　唐　欢）

第三章 活性氧和氧化应激

氧疗为机体提供的充足氧气可导致机体的氧化应激变化。活性氧是连接氧疗与氧化应激水平改变的重要桥梁。

第一节 自由基与氧自由基

活性氧及机体的氧化代谢涉及氧自由基的形成，其中活性氧是指在体内与氧代谢有关的、含氧自由基和易形成自由基的过氧化物的总称。理解活性氧及机体的氧化代谢首先需了解自由基与氧自由基的概念及形成过程。

一、自由基

自由基（free radical, FR）是指单独存在的、具有不配对价电子的离子、原子、分子基团，化学上又称为"游离基"，以最外层电子轨道上具有不配对电子为共同特征。氢原子是最简单的自由基。自由基一般不包括含有未成对电子的过渡金属离子，但也有将过渡金属离子归类为特殊的自由基。

自由基最先是作为化学概念出现的，直到20世纪80年代初逐渐被生物医学领域科学工作者加以重视。物质由原子组成，而原子又由原子核及外周分布的电子组成。各层电子轨道之间能量并不相同，由外向内能量逐渐降低，电子则分布在不同能级的电子轨道上。每个轨道上最多只能容纳两个自旋方向相反的电子，称为配对电子（paired electrons）。位于电子轨道最外层的电子称为价电子，价电子与其他原子或分子通过电子连接成新的化合物，连接两个电子的形态称为"键"。在化学上用一个黑点来表示电子，如当 A 与 B 两个分子或原子形成共价键时，就可用 A:B 来表示。这两个电子既可以来源于 A 或 B 中任一个分子或原子，也可以各来源于 A 和 B 一个电子。由共价键 A:B 结合起来的物质受到外界能量（如热、光、射线、化学能等）作用时，共价键可能会发生断裂。共价键断裂后，电子被断裂的分子或原子的 A 或 B 各分得一个电子的过程和状态称为均裂，而断裂的共价键上两个电子由 A 或由 B 独占的过程和状态称为异裂，可以用下列反应式表示这两种情况：

均裂： A:B A• + B•   异裂： A:B A$^+$ + B$^-$

A:B 的共价键电子本来是配对电子，当得到能量均裂后，A 或 B 各得到一个电子，不配对，称为未配对电子。自由基就是这些具有不配对的价电子及其母体。自由基既可以是分子或原子，也可以是带有正或负电荷的离子，也可以是分子基团。既往过渡金属元素也被认为是自由基，然而，过渡金属元素的电子层内层虽然具有未配对电子，但是由于没有最外层电子的不配对特点，因此严格意义上来讲，过渡金属元素并不是自由基。

自由基的表示是在分子式上加一个黑点"•"显示未配对电子，如羟自由基（•OH）、超氧阴离子自由基（•O_2^-）、烷过氧自由基（ROO•）、氯离子自由基（Cl•）和一氧化氮分子自由基（NO• 或简写成 NO）等。然而把黑点标在贡献未配对电子的原子上才是自由基的准确表示方法。如，羟自由基的确切表示方法为 •OH 或 HO•，这样才能反映出未配对电子是来自 •OH 中的氧原子，或未配对电子定位于氧原子。羟烷基 RC•OH 表示配对电子定位在碳原子上。

二、氧自由基与活性氧

氧自由基（oxygen free radical, OFR）是指单独存在的、具有未配对价电子的氧原子或氧分子基团。生物机体内的氧自由基主要包括超氧阴离子自由基（•O_2^-）、羟自由基（•OH）、氢过氧自由基（HO_2•）、烷氧自由基（RO•）、烷过氧自由基（ROO•）、脂氧自由基（LO•）、脂过氧自由基（LOO•）、一氧化氮自由基（NO•）与二氧化氮自由基（NO_2•）等。

在机体内，pH 为 7.45 时，氧接受 4 个电子还原成水：

$$O_2 + H_2 \longrightarrow \bullet O_2^- \longrightarrow H_2O_2 \longrightarrow OH + \bullet OH \longrightarrow H_2O + O_2$$

氧分子在生成水的反应中不是同时接受 4 个电子，而是通过四步作用逐渐被还原成水，这是由其电子排布的特性决定的。同时，在氧化还原过程中，还生成三类中间产物，包括氧气得到单电子产生的超氧阴离子自由基（•O_2^-），继而得到电子生成的过氧化氢（H_2O_2）及羟自由基（•OH）。

其中，由于 H_2O_2 是分子形式，并非自由基，其性质也比较稳定，扩散的距离较远，作用时间较长，也可在细胞内长久存在，并可通过细胞膜在胞内起到"长效"氧化剂的作用，对生物机体也具有更为广泛的影响。•OH 是一个极强的氧化剂，产生后可立即氧化与之相邻的任何生物分子，包括核酸、蛋白质、糖及细胞中的多种成分。当 •OH 氧化机体内具有执行重要功能的分子（如核酸和蛋白质等）时，会造成十分严重的后果。虽然 •OH 氧化性极强，但其稳定性极差，存在的时间极短，往往一产生便与邻近的分子发生反应，因此一般不会进行扩散，即使扩散，也只能扩散 5 ～ 10 个分子直径的距离。故 •OH 作用的强弱完全取决于其生成部位的局部环境，既可能对机体造成严重损伤，影响机体某些重要功能，也可能对机体不造成任何影响，此外，由于其存在时间短，产生的生物效应也十分有限。由于 H_2O_2 不是自由基，只分析氧自由基的生物学作用具有一定的局限性，故引入活性氧的概念。

活性氧的全称为反应活性氧类，指一类由氧形成、在分子组成上含氧及化学性质比氧自身活泼的物质的总称。在细胞氧化代谢过程中，伴随各种类型的含氧物质产生，这些含氧物质比正常形态的氧具有更高的活性，这类含氧物质即为活性氧。除了上述所有的氧自由基，活性氧还包括一些含氧活性较强的普通分子，如过氧化氢（H_2O_2）、氢过氧化物（ROOH）、过氧化脂（LOOH）、过氧亚硝基阴离子（$ONOO^-$）、单线态氧（$^1O_2$）、次卤酸（HOX）和臭氧（O_3）等。

三、活性氧生成的主要途径

活性氧（ROS）产生的主要部位在线粒体的呼吸链，除此之外，在细胞膜、细胞质、内质网、细胞核、质膜等部位也可以产生 ROS，其主要产生途径如下。

（一）线粒体电子漏

大部分 ROS 在线粒体呼吸链产生。氧分子在线粒体细胞色素氧化酶催化反应下接受一个电子而被还原生成 $\cdot O_2^-$，其表现通式为

$$+O_2 \xrightarrow{-e} \cdot O_2^-$$

自由基具有多种生物学活性，介导含氧物质生成 ROS 是其重要作用之一。自由基主要通过 Haber–Weiss 反应及 Fenton 反应来介导 ROS 的生成。H_2O_2 虽不属于氧自由基，但属于 ROS 的一种，其既可由 $\cdot O_2^-$ 自发歧化产生，也可经酶促歧化生成。此外，H_2O_2 与氧自由基的产生也密切相关。除 $\cdot O_2^-$ 或 H_2O_2 外，$\cdot OH$ 的产生还需要有过渡金属（如铁的螯合物）存在。$\cdot OH$ 在铁催化的 Fenton 反应和 Haber–Weiss 反应中迅速产生，单纯的 Haber–Weiss 反应也可产生 $\cdot OH$，然而其速度十分缓慢。Haber–Weiss 反应原理如下：

$$\cdot O_2^- + H_2O_2 \longrightarrow O_2 + OH\cdot + \cdot OH$$

$$Fe^{3+} + \cdot O_2^- \longrightarrow Fe^{2+} + O_2$$

$$Fe^{2+} + H_2O_2 \longrightarrow Fe^{3+} + OH\cdot + \cdot OH$$

（二）氧化酶氧化

除了线粒体外，在胞质内也存在很多种氧化酶，如黄嘌呤氧化酶（xanthine oxidase, XO）、醛氧化酶、还原型辅酶Ⅱ氧化酶（NADPH 氧化酶）、蛋白激酶 C（protein kinase C, PKC）、二胺氧化酶等，也可催化以 O_2 为底物的反应，并产生 ROS。胞质内氧化酶虽然可以催化 O_2，生成氧自由基，然而其产生的氧自由基有限，产生的量远远低于呼吸链产生的 ROS。

1. 黄嘌呤氧化酶

$$次黄嘌呤 + H_2O_2 + 2O_2 \longrightarrow 黄嘌呤 + 2\cdot O_2^- + 2H^+$$

$$黄嘌呤 + H_2O_2 + 2O_2 \longrightarrow 尿酸 + 2\cdot O_2^- + 2H^+$$

2. 蛋白激酶 C

$$NADPH + O_2 + H^+ \longrightarrow NADP^+ + H_2O_2$$

3. 还原型辅酶Ⅱ氧化酶

$$NADPH + 2O_2 \longrightarrow NADP^+ + 2\cdot O_2^- + H^+$$

（三）脱氢酶

组织内存在的二氢乳清酸脱氢酶、谷胱甘肽还原酶、铁氧还蛋白–NADP 还原酶等多种脱氢酶，也可催化 O_2 使其获得电子产生 $\cdot O_2^-$。

（四）自动氧化

机体内低分子化合物、脂类、蛋白质等也可以自动氧化产生 ROS。如，氧合血红蛋白和氧合肌红蛋白的 Fe^{2+} 可将一个电子转给氧分子（O_2）生成氧自由基（$\cdot O_2^-$）和氧合高铁血（肌）红蛋白。

（五）溶酶体

溶酶体（lysosome）也是 ROS 产生的场所。在人中性粒细胞溶酶体中富含髓过氧化物酶（myeloperoxidase, MPO），MPO 被激活后，可以从溶酶体内释放到空泡和细胞外环境中，对 H_2O_2 进行催化与卤化物反应，产生次卤酸，进而与 O_2 作用产生 •OH。

此外，当机体受到某些物理化学生物因素（如射线、高压氧、香烟烟雾、空气污染、金属离子、杀虫剂、抗生素、抗癌及麻醉药物或化学试剂等）作用时，ROS 的产生也可能增加。许多细胞在氧化应激状态下也会持续产生一定量 ROS，生成浓度约为 10nmol/L 的 H_2O_2、0.1nmol/L 的 $•O_2^-$、1.0 ~ 10.0μmol/L 的 •OH 等。据估计，人类每人每年生成的 $•O_2^-$ 约 2kg 以上，每个细胞每天约消耗 1012 个氧分子，并产生 72×10^{10} 个 H_2O_2 分子。

四、活性氧的生理作用

ROS 产生后会释放至线粒体基质、胞质内，影响机体的生理活动。Oberly 在早年的研究中发现，微量 ROS 对于细胞维持正常分化是不可或缺的。目前的研究结果也表明 ROS 作为细胞重要的信号分子，其剂量变化具有调控细胞增殖的作用，少量的 ROS 可以促进细胞的增殖，而大量 ROS 的积累则会抑制细胞增殖，并对细胞产生损伤。ROS 还是一类小分子生理递质，可以自由通透各类膜结构，进入邻近细胞，发挥细胞间信息传递的作用。例如，NO 可以作为舒张因子以"旁分泌"的方式从血管内皮扩散进入血管平滑肌中，也可以作为神经递质通过神经突触传递于神经元之间。ROS 在细胞信号传递过程中也起着十分重要的调控作用，ROS 可以通过氧化还原修饰作用改变细胞信号分子的活性及功能，对细胞的生长、分化等生理过程进行调控。此外，在机体内，ROS 还具有辅助杀菌、参与合成前列腺素等作用。其具体作用如下。

（一）参与凝血酶原的合成

超氧离子（或超氧化物或通过过氧化物）可与 CO_2 反应而形成"活性炭"，参与凝血酶原前体的羧化作用。

（二）参与胶原蛋白的合成

$•O_2^-$、HO•、H_2O 或 $^1O_2$ 参与胶原蛋白结构中羟脯氨酸、羟赖氨酸、半乳糖基羟赖氨酸和葡萄糖基半乳糖基羟赖氨酸形成过程中的羟化作用。

（三）参与白细胞杀菌

白细胞杀菌作用包括一系列杀菌体系。这一体系利用 H_2O_2、$•O_2^-$，并由髓过氧化物酶催化。超氧化物歧化酶（superoxide dismutase, SOD）和过氧化氢酶可抑制白细胞的杀菌活力，这也表明 $•O_2^-$ 和 H_2O_2 两者相互作用形成 HO• 和 $^1O_2$ 两种杀菌剂。

（四）参与对癌瘤的杀伤

氧自由基参与 T 淋巴细胞、B 淋巴细胞、K 细胞、巨噬细胞、粒细胞、自然杀伤细胞对癌细胞的杀伤作用。

（五）参与细胞内解毒功能

有毒物质、氧、NADPH 的电子（e）在细胞色素 P450 作用下，使氧激活产生氧自由基，然后将一个氧原子插入毒物分子内，生成无毒性的氧化毒物。

适量的 ROS 对机体的生理功能具有重要作用，大量 ROS 的产生则对机体造成损伤。如，线粒体基质中的顺乌头酸酶中 Fe-S 易被 $\cdot O_2^-$ 氧化而丧失功能，影响三羧酸循环的功能，$\cdot O_2^-$ 也可迅速氧化一氧化氮产生过氧亚硝酸盐，使脂质氧化、蛋白质硝基化而损伤细胞膜和膜蛋白等。为了防止机体内 ROS 的大量积累，机体已经产生对 ROS 的抗氧化防御系统。

五、机体对活性氧的抗氧化防御系统

在机体内，存在多种抗氧化酶及小分子抗氧化剂对 ROS 进行清除，使其水平维持在一个正常范围内以对抗 ROS 的副作用。机体抗氧化防御系统主要包括以下几类。

（一）抗氧化酶类

人体内存在多种抗氧化酶，包括超氧化物歧化酶、谷胱甘肽过氧化物酶（glutathione peroxidase, GSH-Px）及过氧化氢酶（catalase, CAT）等，可以抑制 ROS 过度产生，从而使 ROS 维持在一个稳定水平，避免其对机体产生损伤。

（二）抗氧化剂

体内还包含一些小分子物质可以发挥自由基清除作用，主要包括维生素 E、维生素 C、辅酶 Q、类胡萝卜素、微量元素（如硒、铜、锰）等，其也参与构成抗氧化防御系统。

（三）氧自由基的修复

机体内抗氧化物系统也可以将机体产生的自由基还原成原来的生物分子，这种现象称为自由基修复。通过酶反应的生物分子修复，通常称为生化修复。

第二节 氧化应激

氧化应激（oxidative stress）是指多种因素致使体内的反应性活性氧类及相关物质过度产生，进而对细胞组织造成的氧化损伤反应。在正常生理条件下，机体的氧化 - 抗氧化系统处于一个相对平衡状态，然而当机体在遭受各种内源性或外源性有害刺激时，体内高活性分子如 ROS 和活性氮（RNS）等产生过多或者抗氧化系统对这类物质的清除减少，氧化系统和抗氧化系统失衡，导致自由基产生过多，进而对组织细胞产生损伤。

一、氧化应激损伤

体内过度产生的 ROS 具有很强的化学活性，可以损害机体组织。一方面，ROS 本身具有强氧化作用，包括 $\cdot O_2^-$、过氧化氢（H_2O_2）、羟自由基（$\cdot OH$）、单线态氧（$^1O_2$ 或 $\cdot O_2^-$）等。另一方面，ROS 作用于机体细胞和组织后，生物分子受损，并产生更多的 ROS，进而继续破坏体内各种生物分子，而这些生物分子损伤后又可以产生 ROS，造成体内的 ROS 大量累积，形成恶性循环。ROS 的具体作用如下。

（一）ROS 对膜的过氧化作用

$\cdot O_2^-$ 可以与细胞各种膜中多不饱和脂肪酸作用，形成中间产物烷自由基（RO·），然后再与 $\cdot O_2^-$ 反应形成烷过氧自由基（ROO·）。ROO· 可以与另一种脂质作用引起抽氢反应，形

成过氧化脂质（ROOH）。ROOH 形成后又可以自发或在过渡金属离子催化下产生均裂，形成 ROO• 和 RO•，而 ROO• 和 RO• 又能以链式支链反应使 ROOH 不断产生，最终对细胞膜、线粒体、溶酶体等生物膜的结构及通透性造成损伤，使得细胞的能量产生发生障碍，导致细胞衰老及死亡。

（二）ROS 对蛋白质的破坏

在脂质过氧化过程中，可以产生大量的脂质自由基，其可以夺取各类蛋白质分子中的氢原子，使蛋白质转变为蛋白质自由基。而蛋白质自由基又可以进一步导致蛋白质分子的聚合、肽链的断裂等改变或使得蛋白质与脂质作用形成聚合物。

（三）ROS 破坏酶的活性

过多的 ROS 可使酶的活性丧失。其可能原理：①酶分子在自由基的链式反应作用下发生聚合；②酶分子在丙二醛作用下发生交联；③ROS 造成酶蛋白的破坏而使酶失活；④ROS 与酶分子中的金属反应，导致酶活性降低。

（四）ROS 损伤脱氧核糖核酸

ROS 既可以造成直接损伤，也可以通过氧化而间接损伤脱氧核糖核酸（deoxyribonucleic acid, DNA），导致基因突变及致癌作用。DNA 发生的氧化性损伤主要包括六种形式：①双链断裂；②姐妹染色单体互换；③DNA–DNA 或 DNA– 蛋白质交联；④损伤后的碱基既可进入碱基序列中，也可被切除；⑤去甲基化；⑥基因突变。

（五）ROS 的直接作用

ROS 可以对组织细胞产生直接损伤，其中 $\cdot O_2^-$ 可以破坏上皮细胞基底膜，使其透明质酸变性，导致组织纤维化，从而造成组织损伤。而 $\cdot O_2^-$ 除了对细胞膜造成损害外，还可以损伤细胞间质，此外由于血浆、脑脊液、关节液中超氧化物歧化酶（SOD）和过氧化氢酶（CAT）的含量比细胞内低，因而 $\cdot O_2^-$ 也可以导致细胞外损害。

ROS 的直接作用与其剂量密切相关。中等浓度 ROS 可以导致细胞凋亡。ROS 可参与多条凋亡途径，如 ROS 可以诱导神经酰胺的生成、 c–Jun N 端激酶（c–Jun N–terminus kinase，JNK）的活化、P53 的活化、磷脂酰肌醇 3 激酶调节蛋白 P85 的表达等。此外，在凋亡过程中也会产生 ROS，体外实验表明，白介素 3（IL–3）依赖细胞发生凋亡之前已有 ROS 的产生，这些 ROS 对凋亡过程起到加速作用。高浓度的 ROS 可以对细胞起到直接杀伤作用，如机体中吞噬细胞的过氧化氢体就是利用 ROS 对所吞的异物进行消化分解。此外，高浓度 ROS 也可使含半胱氨酸的天冬氨酸蛋白水解酶失活，从而造成细胞坏死。

二、高压氧与氧化应激

氧化应激参与各类疾病如肿瘤及衰老、放射性损伤等。高压氧治疗则可以对氧化应激产生调控作用。

（一）高压氧可提高组织中 ROS 的浓度

高压氧造成机体 ROS 产生增多的确切机制尚未阐明。现认为可能与多个环节有关。

1. 使细胞内黄嘌呤氧化酶活化　黄嘌呤氧化酶的活化是自由基产生可能的始发因素之

一。高压氧可激活黄嘌呤脱氢酶，使其转变成黄嘌呤氧化酶，该酶可以将次黄嘌呤氧化成黄嘌呤，黄嘌呤继续氧化生成尿酸，同时 O_2 也在其催化下获得电子变成 $\cdot O_2^-$。$\cdot O_2^-$ 作为自由基链式反应的起始因子，在 Fe^{3+}、Fe^{2+} 或 Ca^{2+} 的催化作用下，通过 Haber-Weiss 反应及 Fenton 反应生成 $\cdot OH$。

2. 对线粒体电子传递体系造成损伤　高压氧对线粒体电子传递体系造成损伤，使其所传递的电子流溢出，O_2 获得溢出的电子从而生成 $\cdot O_2^-$，$\cdot O_2^-$ 又可对线粒体膜结构与功能造成损伤，形成恶性循环。在正常生理条件下，大部分 O_2 在机体细胞色素氧化酶复合物等的作用下，获得 4 个电子而被还原成 H_2O，但仍有少部分（3%～5%）获得单电子而生成 $\cdot O_2^-$。在高压氧条件下，该过程得到加强，生成的 $\cdot O_2^-$ 增多。此外，正常条件下，固定于呼吸链的辅酶 Q 以半醌自由基形式沿呼吸链传递电子。在高压氧状态下，线粒体损伤致使辅酶 Q 与呼吸链脱离，将电子直接给予 O_2 产生 $\cdot O_2^-$。

此外，肺部在受到高压氧的损伤时，炎症细胞包括多核细胞和巨噬细胞聚集，O_2 经过 NADPH 氧化酶催化从还原型辅酶 I 或 II（NADPH）获得电子生成 $\cdot O_2^-$。

（二）高压氧提高机体抗氧化防御能力

虽然高压氧可以促进 ROS 的表达，但也可以提高机体抗氧化能力。目前研究已证实，高压氧能使 SOD 活性增强，这可能是由于机体抗氧化酶系统被激活或被诱导释放所导致。然而，随着高压氧治疗疗程的增加，SOD 活性略有下降趋势，这可能与过高压力条件下 SOD 活性被抑制或者 ROS 增多导致 SOD 消耗过多有关。因此行高压氧治疗时，必须严格掌握好治疗压力、时程和疗程。高压氧也可以促进转录因子 Nrf2 的表达，Nrf2 入核可以促进抗氧化系统相关细胞保护性基因的表达，包括 NAD（P）H 醌脱氢酶 1（NQO1）、谷胱甘肽 S 移换酶（glutathione S-transferase, GST）、血红素加氧酶 1（heme oxygenase 1, HMOX1）、谷氨酰半胱氨酸连接酶（glutamate cysteine ligase, GCL）、谷胱甘肽（glutathione，GSH）等。高压氧条件下 CAT 的表达也增加，进而抑制 ROS 的产生。此外，高压氧还可以促进细胞自噬的发生，使受损的细胞器及细胞质得以清除。

三、其他类型氧疗与氧化应激

有研究表明在接受常压氧与高压氧的一氧化碳中毒患者中，其氧化应激水平均明显增加，但两组之间无显著性差异，这说明一般临床氧疗方式也可以提高机体的氧化应激水平。在吸入 28% 常压氧的健康人呼出气冷凝空气中，甲基化烷烃及白介素 6（IL-6）的浓度显著增加。健康个体常压下吸入 3L/min 流量的氧气时，呼出气中一氧化氮浓度明显增加。另一项研究表明，接受氧气的健康受试者与接受压缩空气的健康受试者相比，其呼出气中一氧化氮的浓度及洗鼻液中 8 异前列腺素 F2α（8-iso-PGF2α，氧化应激标志物）均明显增加，此外，洗鼻液中巨噬细胞、中性粒细胞、杯状细胞及总细胞数均明显增加。这些实验均表明，常压状态下，氧气吸入可导致炎症的发生及氧化应激水平的增加。

（李金声　夏　阳　唐　欢）

第四章 缺 氧

由于各种原因使组织氧气供应减少，或组织细胞不能充分利用氧进行代谢活动，导致组织的代谢、功能，甚至形态结构都可能发生异常变化，这一病理过程称为缺氧（hypoxia）。缺氧可以是全身性的，也可以是局部性的。缺氧是医学中最具有普遍意义的共性问题之一，缺氧问题也参与各类疾病的发病机制。缺氧可以由多种因素引起，如休克、呼吸功能不全、心功能不全、贫血等；在高原、高空飞行、潜水作业、密闭舱或坑道内作业中，如果发生意外或处理不当，都可能发生缺氧。所以，对缺氧发生和发展的规律及缺氧所引起的病理生理变化进行研究探索，在缺氧的防治中具有重要的意义。

第一节 氧的感受机制

机体对氧的感受包括两个方面：一是颈动脉体与主动脉体化学感受器对氧的感知，二是细胞对氧的感知。其中，颈动脉体与主动脉体分别位于颈总动脉分叉处及主动脉和肺动脉之间的组织中，两者均是球形小体，直径为 12mm。颈动脉体传入纤维走行于窦神经中并加入舌咽神经，主动脉体的传入纤维在迷走神经中，两者在进入延髓后均在孤束核换元。细胞水平的氧感受器为脯氨酸羟化酶（prolyl hydroxylase, PHD）与缺氧诱导因子的抑制因子。下面分别简要介绍。

一、颈动脉体与主动脉体化学感受器

颈动脉体和主动脉体化学感受器主要对动脉血液化学成分变化如缺氧、二氧化碳分压升高和 H^+ 浓度升高等进行感知并产生兴奋，进而引起冲动发放。正常生理状态下，人体动脉血氧分压维持在 100mmHg，此时主动脉体与颈动脉体化学感受器发放的神经冲动较少；而当动脉血氧分压持续下降并降至 60 ~ 80mmHg 时，感受器发放的神经冲动显著增加。实验条件下，在呼吸频率及深度保持不变时，对颈动脉体化学感受器进行刺激可导致心率减慢，心输出量减少，冠状动脉舒张，骨骼肌、腹腔内脏及肾脏血管收缩，肾上腺髓质分泌肾上腺素增加。然而在自然呼吸条件下，对颈动脉体化学感受器进行刺激则会使呼吸中枢兴奋，呼吸运动加深，呼吸频率加快，导致过度通气的发生，此外肺牵张感受器传入冲动的增多，导致心迷走中枢的抑制，反射性地引起呼吸、心率加快；另外，当血液中氧含量降低及儿茶酚胺浓度升高时，可以直接使血管平滑肌收缩。故在机体内，颈动脉体化学感受器受刺激时引起兴奋导致的心血管反射效应总的结果是心率加快、心输出量增加，脑

和心脏的血流量增加，而腹腔内脏和肾脏的血流量减少，血压升高。主动脉体化学感受器受刺激时引起的兴奋反应与上述颈动脉体化学感受性反射的结果类似，但其呼吸反应较弱，而心血管反应较强。

一般来说，刺激颈动脉体和主动脉体化学感受器所引起反射的生理意义主要是对呼吸运动进行调控，而对心血管系统的调控则不明显，只有在窒息、低氧、动脉血压降低至60mmHg以下等病理情况下才会起到很大的作用。化学感受器引起的反射对心血管活动的调控主要是在发生缺氧的情况下将心输出量进行重新分配使得外周组织器官包括内脏、静息肌肉等处的血流量减少，从而保证心、脑等重要器官的血液供应。

二、细胞对氧的感知

除颈动脉体与主动脉体化学感受器外，细胞本身对氧的变化也具有感知的能力，并且具有精密的调节机制。细胞水平的氧感受器主要包括脯氨酸羟化酶与缺氧诱导因子的抑制因子，可以感知氧的变化并对下游的执行分子缺氧诱导因子（hypoxia inducible factor, HIF）的表达水平进行调控，从而发挥对细胞的保护作用。

HIF 有三种异构体：HIF1α、HIF2α 与 HIF3α。目前对 HIF1α 与 HIF2α 的作用研究较多，HIF1α 与 HIF2α 具有高度同源性，在急性缺氧期（< 24 小时），主要以 HIF1α 的变化为主，其表达增加，活性也升高。而在慢性缺氧过程中，HIF2α 变化较大，其表达与活性均升高。

HIF1 是一种异二聚体，主要由两个亚单位组成，分别为 120kDa 的 HIF1α 和 91 ~ 94kDa 的 HIF1β，HIF1α 及 HIF1β 共同组成具有活性的 HIF1。在正常条件下，翻译后的 HIF1α 亚基立即被泛素 - 蛋白酶水解复合体降解，在正常氧饱和度状况下，HIF1α 亚基在细胞中基本检测不到，因此无法形成具有活性的 HIF1。然而缺氧时，HIF1α 亚基的降解被抑制，HIF1α 和 β 亚基形成有活性的 HIF1，HIF1 入核可以对多种基因的转录进行调控。

HIF 的调控主要由两种方式实现，一是经羟基化后由泛素 - 蛋白酶水解，二是由 HIF 抑制因子进行调控。一方面羟化酶可将 HIF1α 的第 402/564 位及 HIF2α 的第 405/531 位脯氨酸羟基化，从而使二者可以被 VHL（von Hippel-Lindau）蛋白识别及结合，并与 VHL 相连接的 E3 泛素连接酶引起泛素化，最终被蛋白酶体降解，因而在生理条件下 HIF1α 与 HIF2α 蛋白含量较低，体内保持 HIF1α 与 HIF2α 处于较低含量可以防止少量向核内转位的 HIF1α 与 HIF2α 激活下游基因的转录。另一方面，HIF 抑制因子可以对 HIF 进行调控，其可以羟基化 HIF 第 803 位的天冬酰胺，阻止 HIF1/2α 与核内 HIF1β 结合形成异二聚体，从而启动缺氧响应元素，进而引起转录激活。羟化酶与 HIF 抑制因子均为氧感受器，当氧分压下降时，两类酶活性均被抑制，致使正常 HIF1/2α 的降解受到抑制从而集聚，并入核，与核内 HIF1β 结合形成异二聚体激活转录。HIF1/2α 下游的靶基因多达百余个，在缺氧条件下，这些靶基因表达后的作用主要包括促进由有氧代谢向无氧代谢转化、促进胞内 pH 的调控、促进血管生成及阻止细胞凋亡等，对细胞发挥多方面的保护作用。

第二节　缺氧的类型、原因和发病机制

外界环境中的氧被吸入肺泡，弥散入血液，再与血红蛋白结合，通过血液循环输送到全身，组织、细胞再加以摄取利用。其中任一环节出现障碍均可引起缺氧。

一、类型

根据缺氧的原因和血氧的变化，一般可将缺氧分为四种类型：缺氧性缺氧、贫血性缺氧、循环停滞性缺氧、组织中毒性缺氧。

（一）缺氧性缺氧

缺氧性缺氧（hypoxic hypoxia）以前被称为"低张性缺氧"或"乏氧性缺氧"，是由于血液在肺内氧合不足，引起以动脉血氧分压、血氧饱和度与氧含量降低为主要特征的"低氧血症"（hypoxemia）。当吸入气氧分压降低或肺组织发生形态改变与功能障碍而影响正常气体交换时，均可发生此种类型的缺氧。

（二）贫血性缺氧

贫血性缺氧（anaemic hypoxia）主要由血液的携氧能力减弱导致。尽管动脉血氧分压接近正常，但血液携氧能力减弱，也会使氧含量下降，进而导致缺氧的发生。这种类型的缺氧可由贫血、一氧化碳中毒或高铁血红蛋白形成等因素使血红蛋白失去与氧结合的能力所引起。

（三）循环停滞性缺氧

循环停滞性缺氧（circulatory stagnant hypoxia）由通过组织的血流量减少所引起，可因局部性或全身性的血流量减少。前者如外周动脉痉挛、血管栓塞；后者如休克、心力衰竭与血管性晕厥等。由寒冷导致四肢血管收缩，仍会导致这类缺氧的发生。

（四）组织中毒性缺氧

组织中毒性缺氧（histotoxic hypoxia）是指在氧供正常的情形下，由于组织氧利用受限，导致 ATP 的生成量降低而引起。如，氰化物中毒时，尽管向组织供给充足的氧，但由于细胞线粒体中的呼吸酶系被毒物抑制，仍会导致这种类型的缺氧。

二、缺氧性缺氧

缺氧性缺氧是指由于各种原因引起动脉血氧合不足、氧分压降低导致组织供氧不足。

（一）原因

缺氧性缺氧多由于吸入气氧分压过低、外呼吸功能障碍和静脉血分流入动脉等引起。

1. 吸入气氧分压过低　当海拔超过 1200m 时，可引起这类缺氧，故也称为高原或高空缺氧，且海拔越高，缺氧现象越明显。

2. 外呼吸功能障碍　由肺的通气功能障碍或换气功能障碍所致，又称为呼吸性缺氧。

3. 静脉血分流入动脉　因左心的压力低于右心，左心动脉血掺杂未氧合的静脉血，导致血氧降低；多见于往左心分流的先天性心脏病，如室间隔缺损伴有肺动脉狭窄或肺动脉高压时。

（二）血氧变化的特点与组织缺氧的机制

缺氧性缺氧时，动脉血的氧分压、氧含量和血红蛋白的氧饱和度均降低，血氧容量正常或增高，动－静脉血氧含量差降低或正常。发绀是缺氧的表现，但缺氧的患者不一定都有发绀，如贫血性缺氧可无发绀；有发绀的患者也可以无缺氧，如红细胞增多症患者。

三、贫血性缺氧

贫血性缺氧是指由于血红蛋白的质或量发生改变，使血液中与血红蛋白结合的氧减少或与血红蛋白结合的氧不易释出引起的组织缺氧。此时的动脉血氧分压接近正常，故又称"等张性缺氧"。

（一）原因

各种影响血液，特别是血红蛋白质与量的疾病，都可能导致贫血性缺氧。

1. 贫血　严重贫血导致血红蛋白数量减少，血液携氧减少，从而引起缺氧。

2. 一氧化碳中毒　血红蛋白与一氧化碳结合形成碳氧血红蛋白（HbCO），从而失去运氧功能。另外，一氧化碳还可以通过抑制红细胞内的糖酵解，使组织进一步缺氧。

3. 高铁血红蛋白血症　生活中较常见的是食用大量含硝酸盐的腌菜后，肠道细菌将硝酸盐还原为亚硝酸盐，后者吸收后使得血红蛋白被氧化，进而导致高铁血红蛋白血症，称为肠源性发绀。

4. 血红蛋白与氧的亲和力异常增强　部分因素使得血红蛋白与氧的亲和力增加，进而导致组织缺氧，如部分患者输入库存血后，出现组织缺氧的情况。

（二）血氧变化的特点与组织缺氧的机制

贫血性缺氧由于其主要病因的特点，其血氧变化、组织缺氧机制和临床表现均呈现出特征性的改变。

1. 血氧变化特点　贫血性缺氧时，由于外呼吸功能正常，动脉血氧分压及血氧饱和度可以表现为正常，但因血红蛋白数量减少或性质改变，血氧容量会降低，因而血氧含量也会减少。

2. 组织缺氧的机制　血液与组织、细胞之间的氧分压梯度是毛细血管床中的氧气向组织、细胞弥散的动力，在毛细血管动脉端氧分压高，故氧气向血管外弥散速度快。血液由动脉端流向静脉端时，随着血氧含量逐渐减少，氧分压逐步下降，氧气向组织弥散的速度也逐步减慢，因此毛细血管中的平均氧分压与组织细胞的氧分压差决定了组织获得的氧量。虽然贫血的患者动脉血氧分压正常，但其毛细血管床中平均血氧分压却低于正常，故使组织缺氧。

3. 临床表现　贫血性缺氧的患者不表现发绀的症状。严重贫血的患者面色苍白，即使再加上缺氧性缺氧，毛细血管中去氧血红蛋白仍然达不到 5g/dl，故不会出现发绀；一氧化碳中毒者血液中碳氧血红蛋白增多，皮肤、黏膜呈樱桃红色；严重缺氧时由于皮肤血管收缩，故皮肤、黏膜呈苍白色。

四、循环停滞性缺氧

循环停滞性缺氧主要包括缺血性缺氧和淤血性缺氧。前者是由于动脉压降低或动脉阻塞，使毛细血管床血液灌注量减少；后者则是由于静脉压升高使血液回流受阻，导致毛细血管床淤血。

（一）原因

血流量减少可为全身性的，也可为局部性的。

1. 全身性循环性缺氧　见于休克和心力衰竭。此种缺氧极易引起酸中毒，减弱心肌收缩力，使心输出量减少，进一步加重组织缺氧，导致恶性循环。

2. 局部性循环性缺氧　主要由于栓塞、血管病变如动脉粥样硬化或脉管炎与血栓形成等所导致。局部血液循环障碍的后果主要取决于发生部位，其中心肌梗死和脑血管意外可以导致死亡，也是临床上常见的致死原因。

（二）血氧变化的特点与组织缺氧的机制

单纯性循环性缺氧时，动脉血的氧分压、氧饱和度和氧含量是正常的，然而由于血流缓慢，血液流经毛细血管的时间延长，从单位容量血液弥散至组织的氧量较多，静脉血氧含量降低，进而导致动－静脉氧含量差大于正常。但是单位时间内流过毛细血管的血量减少，故弥散到组织、细胞的氧量减少，导致组织缺氧。由于静脉血的氧含量和氧分压较低，毛细血管中平均去氧血红蛋白可超过 5g/dl，因而可引起发绀。

全身性循环障碍可累及肺，如左心衰竭引起肺水肿或休克导致急性呼吸窘迫综合征时，则可合并呼吸性缺氧，使动脉血氧分压与氧含量低于正常。

五、组织中毒性缺氧

组织中毒性缺氧是指在氧供应正常的情况下，由于组织、细胞氧利用障碍所引起的缺氧。

（一）原因

组织中毒性缺氧的主要原因包括组织中毒、细胞损伤和呼吸酶生成障碍等。

1. 组织中毒　如氰化物、硫化物、鱼藤酮等和有些药物使用过量，抑制线粒体氧化磷酸化，引起组织中毒性缺氧，最典型的是氰化物中毒。

2. 细胞损伤　胞内线粒体在各类因素如大量放射线照射、细菌毒素等作用下受到损伤，进而引起氧的利用障碍。

3. 呼吸酶生成障碍　维生素 B_1、烟酰胺、维生素 B_2 等维生素的严重缺乏可能导致氧的利用障碍。

（二）血氧变化的特点与组织缺氧的机制

组织中毒性缺氧时动脉血氧分压、氧饱和度和氧含量一般均正常。由于内呼吸障碍使组织不能充分利用氧，故静脉血氧含量和氧分压较高，动－静脉血氧含量差小于正常。

六、各型缺氧的鉴别

临床患者所见缺氧往往是由多因素导致的，常为混合性缺氧。例如，感染性休克时主要是由于循环性缺氧；内毒素还可引起组织利用氧的功能障碍而发生组织中毒性缺氧，并发休克肺时可有呼吸性（低张性）缺氧。各型缺氧的特点见表4-1。

表4-1　各型缺氧的血氧变化

缺氧类型	动脉血氧分压	动脉血氧饱和度	血氧容量	动脉血氧含量	动-静脉氧含量差
缺氧性缺氧	↓	↓	N或↑	↓	↓或N
贫血性缺氧	N	N	↓或N	↓或N	↓
循环停滞性缺氧	N	N	N	N	↑
组织中毒性缺氧	N	N	N	N	↓

注：↓，降低；↑，升高；N，正常

第三节　组织或器官缺血－再灌注损伤

循环停滞性缺氧是临床最常见的一类缺氧，其对组织或器官的损伤，往往在缺血期较小，主要发生于缺血后的再灌注期。缺血时间越长，细胞出现不可逆损伤的可能性越大，导致器官、系统功能障碍的可能性也越大。故尽快恢复器官血流灌注在缺血性损伤治疗中具有十分重要的作用。

近年来，随着临床治疗技术的进步，如休克时微循环的疏通、冠状动脉痉挛的缓解等；一些新的医疗技术的应用，如动脉搭桥术、溶栓疗法、经皮腔内冠状动脉血管成形术，心外科体外循环、心肺脑复苏、断肢再植和器官移植等方法的建立及推广应用，使得许多组织器官缺血后可重新得到血液再灌注。在多数情况下，缺血后再灌注对于组织器官功能的恢复、损伤结构的重塑起到促进作用，并可加速患者病情好转甚至康复。然而有时缺血后再灌注，不仅不能使组织、器官功能恢复，反而加重组织、器官的功能障碍和结构损伤。这种恢复某些缺血组织器官的血液灌注及氧供反而会加重组织损伤的现象称为缺血－再灌注损伤（ischemia-reperfusion injury）。

现已证实，心、脑、肝、肾、肺、胃肠道、肢体及皮肤等多种组织器官都存在缺血－再灌注损伤的现象。在对其发生机制的实验研究中发现，以无钙溶液灌流离体大鼠心脏2分钟后，再以含钙溶液灌流时，心肌电信号异常，心脏功能、代谢及形态结构发生异常变化，这种现象称为钙反常（calcium paradox）。预先用低氧溶液灌注组织器官或在缺氧条件下培养细胞一定时间后，再恢复正常氧供应，组织及细胞的损伤不仅未能恢复，反而更趋严重，称为氧反常（oxygen paradox）。缺血引起的代谢性酸中毒是细胞功能及代谢紊乱的重要原因，但在再灌注时迅速纠正缺血组织的酸中毒，反而加重细胞损伤，称为pH反常（pH paradox）。这些现象提示钙、氧和pH可能参与再灌注损伤的发生发展。

一、缺血－再灌注损伤的形成条件

并不是所有缺血的器官在血流恢复后都会发生缺血－再灌注损伤，许多因素可以影响其发生及严重程度。

（一）缺血时间

缺血时间与缺血 – 再灌注损伤密切相关。缺血时间短，恢复血供后可无明显的再灌注损伤，这是由于所有的器官对于缺血都有一定时间的耐受性；然而若缺血时间长，恢复血供则易导致再灌注损伤；若缺血时间过长，缺血器官会发生不可逆性损伤，甚至坏死，反而不会产生再灌注损伤。例如，阻断大鼠左冠状动脉 5～10 分钟，恢复血供后心律失常的发生率很高。但当缺血时间短于 2 分钟或超过 20 分钟，心律失常较少发生。另外，不同动物、不同器官发生再灌注损伤所需的缺血时间不同，小动物相对较短，大动物相对较长。例如，家兔心肌再灌注损伤所需的缺血时间一般为 40 分钟，全脑血流阻断一般为 30 分钟，肝脏一般为 45 分钟（部分肝血流阻断），肾脏一般为 60 分钟，小肠大约为 60 分钟，骨骼肌可达 4 小时。

再灌注损伤与缺血时间的依赖关系提示在缺血过程中组织发生的某些变化，是再灌注损伤发生的基础。再灌注损伤实质上是将缺血期的可逆性损伤，经恢复血流后进一步加重或转化为不可逆性损伤。

（二）侧支循环

缺血后侧支循环容易形成者，可因缩短缺血时间和减轻缺血程度，不易发生再灌注损伤。

（三）需氧程度

因氧易接受电子，形成氧自由基增多，所以对氧需求高的组织器官（如心、脑等），容易发生再灌注损伤。

（四）再灌注的条件

研究发现，再灌注时的压力大小、灌注液的温度、pH 及电解质浓度都与再灌注损伤密切相关。再灌注压力越高，造成的再灌注损伤越严重；适当降低灌注液的温度、pH，则能减轻再灌注损伤；减少灌注液中的 Ca^{2+}、Na^+ 含量，或适当增加 K^+、Mg^{2+} 含量，有利于减轻再灌注损伤。

二、缺血 – 再灌注损伤的发生机制

缺血 – 再灌注损伤的发生机制尚未阐明。目前认为自由基的作用、细胞内钙超载和白细胞的集聚与激活是缺血 – 再灌注损伤的重要发病环节。

（一）线粒体损伤

线粒体是细胞氧化反应发生的主要场所，当缺血缺氧时细胞内氧分压降低，线粒体氧化反应受到抑制，ATP 生成减少，Ca^{2+} 进入线粒体增多，造成胞内细胞色素氧化酶系统功能失调，电子呼吸链受损，使 SOD、CAT 等抗氧化物酶生成减少，进而导致自由基增多。

（二）黄嘌呤氧化酶形成增多

黄嘌呤氧化酶（xanthene oxidase, XO）及其前身黄嘌呤脱氢酶（xanthine dehydrogenase, XD）主要存在于毛细血管内皮细胞内，正常时机体内包含 10% 的 XO 及 90% 的 XD。缺血时，一方面由于 ATP 减少，膜泵功能发生障碍，使得 Ca^{2+} 进入细胞并激活 Ca^{2+} 依赖性蛋白水解酶，

导致 XD 大量转变为 XO；另一方面由于 ATP 依次降解为 ADP、AMP 和次黄嘌呤，使得缺血组织内次黄嘌呤大量堆积。在进行再灌注时，大量氧分子随血液进入缺血组织，XO 再催化次黄嘌呤转变为黄嘌呤，进而催化黄嘌呤转变为尿酸。在这两步反应中，都同时以分子氧为电子接受体，从而导致 $\cdot O^2$ 和 H_2O_2 大量产生，后者再在金属离子参与下形成更为活跃的 $\cdot OH$。因此，再灌注时组织内 $\cdot O^2$、$\cdot OH$、H_2O_2 等活性氧大量增加，进而对组织产生损伤。

（三）中性粒细胞集聚及激活

中性粒细胞在进行吞噬时耗氧量显著增加，所摄取的氧绝大部分经细胞内 NADPH 氧化酶和 NADH 氧化酶的催化，接受电子形成氧自由基，用以杀灭病原微生物。

在氧自由基生成过多或机体清除自由基减少时，中性粒细胞形成的氧自由基就可损害组织细胞。缺血 – 再灌注时，经黄嘌呤氧化酶作用所产生的自由基起原发的、主要的作用，这些自由基可以作用于细胞膜并使其产生三烯及补体系统激活产生的 C_3 片段等物质，这类物质具有很强的趋化活性，可趋化大量中性粒细胞集聚激活。尤其再灌注期间组织重新获得 O_2，激活的中性粒细胞耗氧量显著增加，产生氧自由基，即呼吸爆发（respiratory burst）或氧爆发（oxygen burst），而进一步造成组织细胞损伤。

（四）细胞内钙超载

目前大部分研究认为细胞内钙超载发生在再灌注期，主要由钙离子的内流增加所致，且主要原因是缺血 – 再灌注引起 Na^+-Ca^{2+} 交换蛋白反向转运增强。

三、缺血 – 再灌注损伤的防治

由于缺血 – 再灌注损伤的发生机制目前尚不明确，故再灌注损伤的防治尚处于实验研究和临床试验观察阶段。目前认为，缺血 – 再灌注损伤的防治应从以下几个方面着手。

（一）消除缺血原因，尽早恢复血流

这是预防再灌注损伤的首要环节。针对缺血原因，尽早采取有效措施，在再灌注损伤发生的缺血时间界限以前恢复血流，减轻缺血性损伤，避免严重的再灌注损伤。

（二）控制再灌注条件

采用适当低温、低压、低 pH、低流速、低钙、低钠及高钾液灌注可以减轻再灌注损伤。采取适当低压、低流速灌注可减少原缺血组织中氧和液体量急剧增高而产生的大量自由基及引起的组织水肿；适当低温灌注也有利于降低缺血组织代谢率，从而降低氧耗及减少代谢产物的堆积；而低钙液灌注则可以减轻钙超载所引起的细胞损伤；而低钠液灌注则可以促进细胞肿胀减轻；低 pH 灌注可减轻细胞内液碱化，抑制磷脂酶和蛋白酶对细胞的分解，降低 Na^+-Ca^{2+} 交换的过度激活；高钾液灌注能减轻由再灌注引起的原缺血组织大量钾的丢失程度。

（三）改善缺血组织代谢

在组织发生缺血时，有氧代谢转化为无氧代谢，酵解过程增强，因而补充糖酵解底物如酸己糖有保护缺血的作用；此外，外源性 ATP 可以与细胞表面的 ATP 受体结合，使得细胞膜蛋白磷酸化，并促进细胞膜功能的恢复，也可以穿过细胞膜进入细胞内直接供能；应

用氢醌、细胞色素对缺血时线粒体损伤所致的氧化磷酸化受阻可以起到治疗作用，延长缺血组织的可逆性改变期限。研究表明，细胞色素 c 能使线粒体的 ADP 磷酸化增加；醌类化合物则能加速电子传递或将电子直接传递给氢。当然，纠正酸中毒也是改善缺血组织代谢，减轻再灌注损伤的重要措施之一。

（四）清除自由基

自由基的产生是有机体在正常或病理条件下的常见现象，因此，在进化过程中也就形成了一系列对抗自由基、防止其损伤的抗氧化防御系统。这一防护系统主要包括两类：低分子自由基清除剂及酶性自由基清除剂。

1.低分子自由基清除剂　主要存在于细胞脂质部分及细胞内外水相中，包含维生素 E（α 生育酚）、维生素 A（β 胡萝卜素）、半胱氨酸、维生素 C（抗坏血酸）、还原型谷胱甘肽（GSH）和还原型辅酶Ⅱ（NADPH）等。

2.酶性自由基清除剂　主要有 SOD、CAT、GSH-Px 及铜蓝蛋白等，可以抑制自由基的过度产生。

（五）减轻钙超载

以往研究表明在再灌注前或再灌注时立即使用钙通道阻滞剂，可使得再灌注期间细胞内钙超载减少，细胞的钙稳态得以维持，使用药物主要包括维拉帕米等，可根据患者病情适当选用。近年来研究也证实应用 Na^+-H^+ 交换蛋白及 Na^+-Ca^{2+} 交换蛋白抑制剂可以更有效地防止钙超载的发生。

（六）中性粒细胞抑制剂的应用

采用血清抗中性粒细胞抗体或抗中性粒细胞代谢药羟基脲，可明显缩小缺血 - 再灌注后心肌的梗死面积。进一步研究表明，非甾体抗炎药物、脂氧化酶和环氧合酶抑制剂、前列环素及抑制中性粒细胞黏附的单克隆抗体均有减轻缺血 - 再灌注损伤的作用。

（七）细胞保护剂的应用

有学者提出了细胞保护的概念，即使用某些药物直接增强组织、细胞对内环境紊乱的耐受力从而发挥细胞保护作用。许多内、外源性细胞保护剂如牛磺酸、金属硫蛋白等应用于缺血 - 再灌注损伤具有抗脂质过氧化、调节 Ca^{2+} 及溶酶体膜的作用，均取得了良好的效果。

（八）其他

以往研究表明，缺血预处理（ischemic preconditioning, IPreC）对缺血 - 再灌注损伤器官具有一定的保护作用，而且它的保护作用具有器官普遍性，其机制可能与其对"触发因子—调节介质—终末效应器"通路的影响有关。此外，细胞间黏附分子单克隆抗体、肿瘤坏死因子单克隆抗体、甘露醇，前列腺素 E 及 L- 精氨酸等均有一定的抗缺血 - 再灌注损伤作用。

对于一些可能遭受缺血 - 再灌注损伤的患者，可提前采用高压氧治疗，在治疗出舱后的短时间内产生一种"相对缺氧"，可能具有缺氧预适应的效果。

第四节 缺氧时机体的功能代谢变化

缺氧对机体的功能、代谢产生不同程度的影响，主要与缺氧的部位、程度和机体的耐受情况等密切相关。其后果包括机体对缺氧的代偿反应和由缺氧引起的代谢与功能障碍。轻度缺氧主要引起机体代偿反应，严重缺氧而机体代偿不全时出现的变化主要以代谢功能障碍为主，导致组织发生损伤。机体在急性缺氧与慢性缺氧时的代偿反应有区别，急性缺氧时机体的代偿以呼吸与循环系统代偿为主，慢性缺氧时血液系统的改变在代偿中发挥重要作用。

一、呼吸系统变化

机体缺氧时呼吸系统的变化首先通过代偿反应维持机体的氧气供应，若缺氧未能及时纠正或缺氧的程度超过机体代偿能力，则出现呼吸功能障碍。

（一）代偿反应

呼吸系统对缺氧导致的动脉血氧分压降低将产生一系列的代偿反应，且这种代偿反应的具体表现与缺氧的类型和时间有关。

1. 动脉血氧分压降低 当动脉血氧分压（PaO_2）降低并低于 60mmHg（8kPa）时，可对颈动脉体和主动脉体化学感受器产生刺激，进而反射性地引起呼吸加深、加快，肺泡通气量增加，肺泡氧分压升高，从而使得 PaO_2 也随之升高。胸廓呼吸运动的增强还可使胸内负压增大，促进静脉回流，增加心输出量和肺血流量，有利于氧的摄取和运输。但过度通气也会使得动脉血二氧化碳分压（$PaCO_2$）降低，从而减小 CO_2 对延髓的中枢化学感受器的刺激，可限制肺通气的增强。

2. 代偿反应与缺氧的具体类型和时间有关 机体对急性缺氧最重要的代偿反应是肺通气量增加，增加的通气量存在显著的个体差异，代偿良好者肺通气增加较多，PaO_2 比代偿不良者高，$PaCO_2$ 也较低。缺氧性缺氧所引起的肺通气变化与缺氧时间密切相关。贫血性缺氧和组织中毒性缺氧由于 PaO_2 并没有降低，因此通气量一般不增加；循环停滞性缺氧在累及肺循环（如心力衰竭引起肺淤血和肺水肿）时，可使呼吸频率加快。

（二）呼吸功能障碍

机体处于急性高空缺氧，如快速登上 4000m 以上的高原时，可在 1～4 天发生肺水肿，具体表现为呼吸困难、咳嗽、血性泡沫痰、肺部有湿啰音、皮肤黏膜发绀等。肺水肿可对肺的换气功能造成影响，使得 PaO_2 进一步下降。而 PaO_2 过低则可以直接抑制呼吸中枢，抑制呼吸运动，使得肺通气量减少，引起中枢性呼吸衰竭。

二、循环系统变化

机体缺氧时循环系统的变化首先通过代偿反应维持机体重要器官的血液供应，若缺氧未能及时纠正或者缺氧的程度超过机体代偿能力，则出现循环功能障碍。

（一）代偿反应

缺氧性缺氧引起的代偿性心血管反应主要表现为心输出量增加、血流重新分布、肺血管收缩与毛细血管增生。

1. 心输出血量增加　机体在缺氧时，可提高全身组织的供氧量，故对急性缺氧有一定的代偿意义。心输出量增加主要是由于以下因素。

（1）心率加快：缺氧时心率加快很可能是通气增加、肺膨胀强化对肺牵张感受器的刺激，反射性地通过兴奋交感神经引起的。

（2）心肌收缩性增强：缺氧作为一种应激原，在初期可引起交感神经兴奋，作用于心脏 β 肾上腺素能受体，进而使心肌收缩性增强。但是在极度缺氧时，反而会使心肌收缩力减弱。

（3）静脉回流量增加：胸廓呼吸运动及心脏活动增强使得静脉回流和心输出量增加。

2. 血流重新分布　急性缺氧时，由于皮肤、腹腔器官处交感神经兴奋，缩血管作用占优势，使其血管收缩；而心、脑部位的血管因受局部组织代谢产物的扩血管作用而血流量增加。这种血流分布的改变有利于保证生命重要器官的氧供。

3. 肺血管收缩　肺血管对缺氧的反应与体血管相反。肺泡处于缺氧状态及混合静脉血的氧分压降低均可以引起肺小动脉的收缩，从而使缺氧的肺泡血流量减少。肺泡通气量减少所引起的局部肺血管收缩反应有利于肺泡通气与血流之间适当比例的维持，使得流经这部分肺泡的血液仍能获得较充分的氧，从而可维持较高的 PaO_2。

4. 毛细血管增生　机体处于长期缺氧状态时，$HIF1\alpha$ 可使得血管内皮生长因子（vascular endothelial growth factor, VEGF）等表达增加，使毛细血管增生，尤其是脑、心和骨骼肌的毛细血管增生更明显。毛细血管的数量增加可缩短血氧弥散至组织细胞的距离，从而增加对细胞的供氧量。

（二）循环功能障碍

严重的全身性缺氧时，心脏可受累，如高原性心脏病、肺源性心脏病、贫血性心脏病等，甚至发生心力衰竭。

三、血液系统变化

缺氧使得骨髓造血能力增强及氧合血红蛋白解离曲线右移，使氧的运输和血红蛋白释放氧量增多。

（一）红细胞增多

慢性缺氧时，骨髓造血增强，从而使得红细胞数量增加。当低氧血流经肾时，刺激肾小管旁间质细胞，使其生成并释放促红细胞生成素，促使干细胞分化为原红细胞并促进其分化、增殖和成熟，加速血红蛋白的合成，并使得骨髓内的网织红细胞和红细胞释放入血液。红细胞增多可使血液的氧容量和氧含量增加，进而增加组织的供氧量。

（二）氧合血红蛋白解离曲线右移

当缺氧时，2, 3- DPG 的合成增加及其分解减少，使氧合血红蛋白解离曲线右移，即血红蛋白与氧的亲和力降低，易于将结合的氧释出供组织利用。

四、中枢神经系统变化

脑重占体重的 2% 左右，但脑血流量约占心输出量的 15%，脑耗氧量约为总耗氧量的 23%，所以缺氧后脑组织反应突出。而脑灰质比白质的耗氧量多 5 倍，对缺氧的耐受性更差。急性缺氧时机体可出现头痛，情绪激动，思维力、记忆力、判断力降低或丧失，以及运动不协调等症状。慢性缺氧患者则有易疲劳、嗜睡、注意力不集中及精神抑郁等表现。严重缺氧可导致患者烦躁不安、惊厥、昏迷甚至死亡。

五、组织及细胞变化

机体缺氧时组织和细胞首先通过代偿反应维持自身基本的代谢需要，若缺氧未能及时纠正或者缺氧的程度超过组织和细胞的代偿能力，则出现细胞损伤。

（一）代偿反应

在供氧不足的情况下，组织细胞可通过增强利用氧的能力和无氧酵解过程获取维持生命活动所必需的能量。

1. 细胞利用氧的能力增强　出现慢性缺氧时，细胞内线粒体的数量及膜的表面积均增加，呼吸链中的酶如琥珀酸脱氢酶、细胞色素氧化酶表达也增加，从而使得细胞的内呼吸功能增强，进而提高组织对氧的利用。

2. 无氧酵解增强　缺氧时，体内 ATP 生成减少，ATP/ADP 值下降，导致磷酸果糖激酶活性增强，该酶是控制糖酵解过程最主要的限速酶，其活性增强可促进糖酵解过程，在一定程度上补偿能量的不足。

3. 肌红蛋白增加　慢性缺氧可使肌肉中肌红蛋白含量增多。肌红蛋白和氧的亲和力较强，使得氧易于向细胞内转移，因此肌红蛋白的增加可能具有储存氧的作用。

4. 低代谢状态　缺氧状态下，细胞的耗能过程减弱，如蛋白质、葡萄糖、尿素合成减少，离子泵功能等降低，使细胞处于低代谢状态，有利于在缺氧下生存。细胞内酸中毒可能是合成代谢降低的原因之一。另外研究发现，缺氧时细胞的低代谢状态可能和缺氧相关基因的表达相关。

急性缺氧时，机体以呼吸系统和循环系统的代偿反应为主。慢性缺氧时，则主要靠增强组织利用氧的能力和血液运送氧的能力进行适应。

（二）细胞损伤

缺氧性细胞损伤主要为细胞膜、线粒体及溶酶体的变化。

1. 细胞膜的变化　在细胞内 ATP 含量减少以前细胞膜电位已开始下降，其原因为细胞膜对离子的通透性增强，导致离子顺浓度差通过细胞膜。

（1）Na^+ 内流：细胞内 Na^+ 的增多促使水进入细胞，导致细胞水肿。

（2）K^+ 外流：细胞内缺钾将导致合成代谢障碍，酶的生成减少，进一步影响 ATP 的生成和离子泵的功能。

（3）Ca^{2+}内流：严重缺氧使细胞膜对Ca^{2+}的通透性增强时，Ca^{2+}内流将增加。Ca^{2+}增多可抑制线粒体的呼吸功能；可激活磷脂酶，使膜磷脂分解，引起溶酶体的损伤及其水解酶的释出，使得自由基增加，加重细胞的损伤。

2. 线粒体的变化　严重缺氧时，线粒体外的氧利用首先受影响，神经递质的生成和生物转化过程均减少，当线粒体部位氧分压降到临界点［＜1mmHg（0.1kPa）］时，线粒体的呼吸功能降低，从而导致ATP生成量更少。

3. 溶酶体的变化　缺氧时，因糖酵解增强导致乳酸生成增多和脂肪氧化不全，其中间代谢产物酮体增多，导致酸中毒。而酸中毒可激活磷脂酶，降解膜磷脂，导致膜的通透性增强，甚至引起溶酶体溶解。

除以上所述的神经、呼吸与循环系统功能障碍外，肝、肾、消化、内分泌等的功能均可因严重缺氧而受损。

（李金声　黄芳玲　谢婷婷）

第五章　制氧方法

氧是自然的存在，制造氧气，实际上就是把氧气从它的混合物（空气）或化合物（各种氧化物和过氧化物）中提取出来。

一、分类

目前，制取氧气的方法主要分为物理方法和化学方法两大类。物理方法是指不改变氧的化合价状态，将单质氧从空气混合物中提取出来进行富集的过程，主要包括深度冷冻空气分离法（空气精馏法）、变压吸附法和膜分离制氧法；而化学方法是通过改变氧的化合价状态，通过化学反应从其他物质中获得氧气，这种制氧方法包括化学氧源法和电解水法。

二、原理

制取氧气的原理主要包括深度冷冻空气分离、变压吸附、膜分离制氧、化学氧源制氧和电解水制氧。

（一）深度冷冻空气分离

在工业生产中，大量生产氧气的主要原理是深度冷冻空气分离，简称深冷法。

空气中的主要组成成分是氧气和氮气，而氧气和氮气的沸点是不同的。深度冷冻空气分离法首先把空气预冷、净化（去除空气中的少量水分、二氧化碳、乙炔、碳氢化合物等气体和灰尘等固体杂质）、压缩、进一步冷却，使之成为液态空气。利用氧和氮的沸点低（氧气沸点 –182.96℃，氮气沸点 –195.8℃），在精馏塔中将液态空气多次部分蒸发和部分冷凝，将氧气和氮气分离开来，得到纯氧（可以达到99.6%的纯度）。

（二）变压吸附

变压吸附（pressure swing adsorption，PSA）是指在一定温度下，根据不同吸附质在同一吸附剂不同压力下吸附量的不同，通过改变压力这一热力学状态参数，将不同吸附质进行分离的循环过程。在较高压力下，吸附剂对吸附质的静态吸附容量因其分压升高而增加，在较低压力下，吸附剂对吸附质的吸附容量因其分压下降而减少，使被吸附的组分解吸出来。这种方法采用纯物理吸附，产生的氧气浓度可达90%～96%。

变压吸附制氧以沸石分子筛作为吸附剂，它是一类天然的或人工合成的、具有微孔型立方晶格的沸石型结晶铝硅酸盐，依晶体内部孔穴的大小吸附或排斥不同物质的分子，因而被形象地称为"分子筛"。分子筛具有多孔的骨架结构，在结构中有许多孔径均匀的通道和排列整齐、内表面相当大的空穴。这些晶体只能允许直径比空穴孔径小的分子进入孔穴被吸附，否则被排斥，从而可使大小不同的分子分开，起到筛选分子的作用。分子筛还可以根据不同物质分子的极性决定优先吸附的次序，一般来说，极性强的分子更容易被吸附。

制氧用沸石分子筛的基本结构单元是四个氧阴离子围绕一个较小的硅或铝离子形成的四面体。由于氧电负性较强，硅或铝原子外层电子偏向氧原子，形成较为裸露的硅或铝阳离子，从而形成一个局部较强的正电荷电场，其他分子在电场作用下产生偶矩。而钠原子或其他碱土金属或碱金属原子为了补充铝氧四面体正电荷的不足，也会失去电子形成阳离子。比较典型的是 LiX 型分子筛，它会形成具有强正电荷电场的 Li^+。由于空气中氧和氮都具有四极矩，而氮的四极矩（0.31Å）比氧的（0.10Å）大得多，因此，氮与分子筛表面离子的作用力强，当空气在加压状态时，气相中气体组分密度加大，硅或铝阳离子从周围吸附具有强电四极矩分子的概率增加，因此，加压时氮气大部分被分子筛吸附，而氧气吸附量较少，从而造成氧气在气相中得到富集并随气流流出吸附床，使氧气和氮气分离。当分子筛吸附氮气饱和后，停止通空气并降低吸附床的压力，吸附剂周围气相中氮气浓度降低，根据吸附平衡理论，吸附过程将向氮气浓度降低的一方移动，即分子筛进行脱附，将吸附的氮气解析出来，分子筛得到再生。这样，在循环加压和降压的条件下，分子筛反复进行吸附与脱附，从而完成对空气中氧与氮的分离。

（三）膜分离制氧

膜分离制氧是指在压力驱动下，使空气中的氧气和氮气通过膜的选择渗透作用实现连续分离的过程。如图 5-1 所示，膜分离富氧的核心是半渗透膜，半渗透膜多为高分子材料，属于非多孔膜。空气中的氧和氮在膜中的渗透速率不同，氧气渗透较快，称为"快气"，优先透过膜并得到富集，形成渗透气；氮气渗透较慢，称为"慢气"，较多地滞留在原料空气侧形成渗余气。在膜两侧压力差驱动下，氧气不断地透过半渗透膜形成富氧空气。

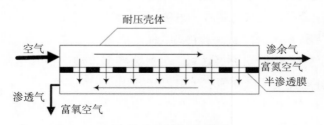

图 5-1　膜分离制氧过程

（四）化学氧源制氧

化学氧源制氧是指采用富氧化合物通过化学反应制取氧气的一种方法，所使用的富氧化合物称为化学氧源。化学氧源适合于在远离制氧工厂、没有充电电源又不便使用储氧高压钢瓶的环境和条件下使用。化学氧源制氧弥补了氧气不便储存、不便运送和补充的缺陷，这种制氧方法操作简单、使用方便，在高空和水下生命保障、地下工程作业、有毒有害气体污染场所防护、边远地区机械维修（氧焊）、医疗保健、病危人员急救及登山旅游等方面得到了广泛应用和推广。

（五）电解水制氧

电解水制氧是指在水中插入两根电极，在直流电的作用下，每根电极周围发生氧化还原反应分别放出氧气与氢气的过程。在阳极，OH^-因氧化反应失去电子而产生 O_2，在阴极，H^+因发生还原反应获得电子而产生 H_2。从以上分析可以看出，电解水制氧是电能转化为化学能的过程，并且在电解水的过程中必须使用直流电，因为水中的带电离子在交流电的作用下方向改变很快，无法沿一定方向形成稳定电流，达不到电解的目的。

电解法制取 $1m^3$ 氧气要耗电 $12 \sim 15kW \cdot h$，与空气分离法的耗电量（$0.55 \sim 0.60kW \cdot h$）相比，是很不经济的。所以，电解法产氧不适用于大量用氧。另外，从水中分离出来的氢气，如果没有妥善的收储办法，在空气中富集起来，很容易同氧气混合，发生破坏力极其剧烈的爆炸。所以，电解法不能用作家庭用氧的氧源。

三、优缺点

每种制氧方法均有各自的优缺点，在实际工作选择制氧方式时，可根据自身实际情况，结合各方法的优缺点综合选择。

（一）深冷法制氧

深冷法制氧的优点在于产量大，成品气体纯度高，可达 99.5% 以上，同时制出多种气体，如氮气、氩气等；其缺点在于工艺流程复杂，启动时间长，占地面积广，安装周期长，安装费、工程造价高等。

（二）变压吸附法制氧

变压吸附制氧的优点在于工艺流程简单，使用非常方便，集成以后通电即可正常产氧，安全性高，热能回收以后能耗非常低，全方位智能监控；其缺点在于不适合大型气体工厂，产氧浓度一般在 90% ~ 96%，通过脱氩提纯目前已经可以制出 99.5% 的高纯度氧气，技术难度大、成本高，没有得到推广使用。

（三）膜分离法制氧

膜分离制氧效果很大程度上取决于膜所用的高分子材料是橡胶态还是玻璃态。橡胶态聚合物具有高度链迁移性和对透过物溶解的快速响应性，气体与橡胶之间达到溶解平衡的程度要比扩散过程快得多。氧在硅橡胶中的渗透性比在玻璃态的聚丙腈中大几百倍。橡胶态膜的一个缺点是高压差下容易变形膨胀；玻璃态聚合物选择性好，但其渗透性差。

目前，用于气体分离的玻璃态聚合物膜材料主要有聚酰亚胺、醋酸纤维素和聚砜等。其中，聚酰亚胺具有良好的热稳定性和机械强度，气体在聚酰亚胺膜中的渗透系数最高。用于氧氮分离的常用膜材料有聚砜、硅橡胶和聚苯醚等。

（四）化学氧源法制氧

1. 主要优点

（1）操作简便：实验室中常用的化学制氧方法，如过氧化氢或高锰酸钾分解制取氧气，具有反应快、操作简便、便于收集等特点。

（2）技术成熟：某些化学制氧技术，如碱金属超氧化物制氧技术和氯酸盐制氧技术，已经成熟并在某些密闭空间内广泛应用。

（3）储氧量大：化学制氧设备，如氧烛，具有单位体积储氧量大的优点，在没有电力供应或电力供应不足的空间内是首选的供氧技术。

（4）使用安全：部分化学制氧技术，如电解制氧技术，构成再生式生命保障系统氧循环回路的闭合，安全高效地供给氧气。

（5）能耗低：化学链制氧技术具有能耗低的优点，如其能耗仅为 $0.08（kW·h）/m^3$，是现有最先进的低温精馏制氧能耗的 26%。

（6）适应性强：化学链制氧技术可以在氧气稀薄的环境中快速制备高纯度氧气，适用于多种环境，可满足多种需求。

2. 主要缺点

（1）成本问题：实验室中使用的化学制氧方法，如过氧化氢或高锰酸钾分解制取氧气，虽然操作简便，但成本较高，不适合大量生产。

（2）技术限制：某些化学制氧技术，如超氧化钾制氧装置，存在产氧速率和二氧化碳吸收速率与人的呼吸难以匹配的问题。

（3）使用安全：超氧化钾制氧装置在使用过程中可能产生糊状反应产物，会阻塞气体通道，增加使用后期的阻力，甚至导致反应无法进行。同时，超氧化钾与水反应生成的强碱 KOH 具有腐蚀性，需要在使用过程中避免直接接触。

（4）低温启动速度慢：超氧化钾装置在低温条件下启动速度较慢，影响使用初期的制氧速率。

（5）热负荷问题：氧烛在使用过程中产热量集中，可能给使用环境带来一定的热负荷，造成环境温度升高。

（6）无法自动停止：氧烛一旦启动就会放出全部氧气，无法根据实际需要中途停止，可能导致氧气供应不足或过剩。

（7）对环境的依赖：某些化学制氧技术需要新鲜、洁净的大气环境，这在某些特定场合（如战场上）可能无法得到保障。

（8）设备和材料限制：部分化学制氧设备的关键组件，如中空纤维膜，可能需要进口，国内尚无法制造。

（9）产氧浓度限制：一些化学制氧技术产生的氧气浓度可能偏低，虽可供人直接使用，但若需充满高浓度氧气，则无法满足要求。

（五）电解水法制氧

1. 优点

（1）电解水制取的氧气纯度高，可以达到 99.9%。

（2）电解水制氧规模可以根据生产需要确定，可以通过增加电解池扩大规模，因此，其生产规模可大可小，具有机动性和灵活性。

（3）生产过程无污染，由于电解水的产品是氧气和氢气，其耗用的能源为电能，因此在生产过程中基本不产生废物。

2. 缺点

（1）电解水制氧最大的缺点是能耗太大，电解槽部分的直流电消耗占总电量的 90% 以上，家用电解水能耗一般为 13（kW·h）/Nm³ O_2，其能耗大的特点让消费者无法接受。

（2）存在燃爆危险。电解水制氧的同时也产生氢气，氧气是助燃剂，氢气是可燃气体，两者在温度较高时极易发生燃爆，存在安全隐患，虽然一些厂家采用专利技术进行脱氢，但是在长期使用过程中，由于老化或故障等因素仍不能排除安全隐患。

（3）KOH 和 NaOH 为强碱溶液，对设备具有腐蚀性，并且从电解槽逸出的氢气和氧气带有碱液，需经过多次洗涤和过滤，给气体净化带来一定的困难。

（4）电解水制氧效率低、设备体积大、控制复杂。

（王亮亮　彭争荣）

第六章　氧疗设备及维护与保养

　　了解和熟悉氧疗设备是确保氧疗安全的重要前提。氧疗设备种类较多，既有共性又各有特点。

第一节　氧疗设备

　　随着氧疗技术的进一步深入研究，其在临床、家用及航空航天、潜水、高原医学等方面的应用越来越广泛。氧疗设备按其用途可以分为临床氧疗设备、家庭氧疗设备和特殊氧疗设备。

一、临床氧疗设备

　　临床氧疗设备品种繁多且复杂，包括医用氧气供应源、医用氧气管道系统、医用氧气设备带及医用氧气终端、医用氧舱等，本部分内容中仅介绍临床常见氧疗设备。

（一）医用氧气供应源

　　医用氧气主要供患者呼吸使用，主要供应医用氧舱及各病房、各种重症监护病房（ICU）、抢救室、洁净手术部、门诊检查、血液透析等。

　　1. 医用氧气供应源组成　医用氧气供应源主要由医用氧气气源（气源设备）、减压装置、氧气管道、监测和报警装置（气体品质、高压力、低压力）、医用终端设备带、氧气终端组件，以及阀门、仪表和安全附件等组成。

　　其中，医用氧气气源（气源设备）主要包括：①医用液氧贮罐供应源（中心供氧）；②医用分子筛制氧机供应源（制氧机）；③医用氧气汇流排供应源（氧气瓶）；④医用氧焊接绝热气瓶汇流排供应源（即杜瓦罐）。

　　医用氧气在使用点处设置有能快速插拔的终端组件，并通过氧气湿化瓶减压、计量后供患者吸食。医用氧气的技术指标应符合 GB/T 8982—2009《医用及航空呼吸用氧》的规定。

　　2. 医用氧气供应源要求　包括医用氧气供应源的设置要求和使用要求两部分。根据各医疗机构的自身特点可有不同的设置要求，但医用氧气供应源的安装、配件和使用有一些共性的要求。

　　（1）医用氧气供应源的设置：医疗机构应根据自身的特点，设置符合医疗要求的医用氧气气源供应模式。根据医用氧气的最大用量确定氧源的容量，再根据氧源的供应模式和容量，以及站点的数量确定操作人员的班次和数量。

医用氧舱与其他医疗用氧共用氧气源并进行分配供应时，氧气源应能同时保证医用氧舱用氧和其他医疗用氧的供应参数，即医用氧舱应当满足额定进舱人员在舱内活动所需要压力、流量和最大用量的要求，同时其他医疗用氧系统不受影响和损害。

医用氧气供应源的装置、设备应当安装在专用场地或者独立房间内。专用场地或独立房间的通风、照明、防爆、禁油、消防等应当满足 GB 50751—2012《医用气体工程技术规范》的要求。

医用氧气供应源的减压装置，阀门、管道和附件，应符合 GB 50751—2012《医用气体工程技术规范》中的规定。过滤器应安装在氧气减压装置之前，过滤器的精度应为100μm。

（2）医用氧气供应源的使用：医用氧气的设置和使用除了执行 GB 50751—2012《医用气体工程技术规范》等安全技术规范和相关产品标准等外，医用氧气用房的设置和使用应符合 GB 50030—2013《氧气站设计规范》的规定；医用液氧的设置和使用应符合低温液体贮运设备等安全技术规范和相关产品标准的规定；医用分子筛制氧设备的设置和使用应符合 YY 1468—2016《用于医用气体管道系统的氧气浓缩器供气系统》和 YY 0732—2009《医用氧气浓缩器 安全要求》的规定。

医用氧气气源应由主气源、备用气源和应急备用气源等三个独立气源组成。主气源储存量不得低于 3 天用氧量，备用气源储存量不得低于 1 天用氧量，应急备用气源储存量应保证生命支持区域 4 小时以上的用氧量。备用气源应能自动投入使用；应急备用气源应设置自动或手动切换装置。

医用氧气供应源必须设置应急备用电源。医用氧气作为一种重要的医用气体，其间断供应有可能会导致严重的医疗事故。因此医用氧气供应源应必须设置备用，以防止主电源因故停止供电时无法连续供应氧气。

3. 医用液氧贮罐供应源　液氧为低温液化气体，在 101.325kPa 压力下，液氧的沸点为 -182.83℃，即在此深冷的环境下，氧气即可成为淡蓝色的液体，称为液氧。

（1）医用液氧贮罐供应源的组成：医用液氧贮罐供应源主要由真空粉末绝热低温液氧贮罐、升压盘管、汽化器、氧气分配器、减压装置及阀门、仪表等组成。医用液氧贮罐不宜少于两个，并能够切换使用。

医用液氧贮罐供应源工作流程：灌入液氧贮罐的液氧经出口流入汽化器，在汽化器里吸收外界的热量，汽化成常温氧气。然后输入到氧气分配器，通过设在分配器上手动阀，分别进入各使用单位的氧气主管路。一般中心供氧站汽化器出口的氧气压力为 0.8MPa，根据需要，可以通过减压装置将氧气调整至 0.3 ～ 0.5MPa 后输送到各氧气终端使用。

医用液氧贮罐和汽化器具有多种规格和型号，容量应根据医疗机构的规模和实际用量进行选择，综合考虑的原则：①医用液氧贮罐（主气源）宜设置或储备能满足 1 周及以上用氧量，应至少不低于 3 天用氧量。②汽化器应设置为两组且两组之间能够相互切换，每组均能满足最大供氧流量。一般来说医用液氧贮罐在使用过程中存在不可避免的自蒸发，自蒸发量超过一定限度，系统中的安全阀开启，将自蒸发的氧气放空。这是医用液氧贮罐设备为安全所采取的必要措施，但经常放空也是一种浪费。在液氧贮罐和汽化器之间接一余气回收装置就可以克服放空现象，并可延长医用液氧贮罐的使用时间。③液态氧气汽化：低温液体汽化为气体时，体积会迅速膨胀。液态供氧是将液态氧气汽化，汽化率与环境温度有关，在1个标准大气压（101.325kPa）状态下，汽化率分别是0℃，800倍；20℃，860倍。在密闭容器内，因液体汽化使压力升高，易引起容器超压危险。因此，使用过程中严禁贮罐设备的使用压力超过容器的工作压力。

（2）医用液氧贮罐供应源的布局及建设：医疗卫生机构中的医用液氧贮罐供应源的设计、建设及建筑物和构筑物要求，应符合 GB 55037—2022《建筑防火通用规范》、GB 50030—2013《氧气站设计规范》和 GB 50751—2012《医用气体工程技术规范》等安全技术规范和现行国家标准的规定。其基本安全要求如下。

1）低温液氧汽化站的设计必须符合 GB 50030—2013《氧气站设计规范》、GB 55037—2022《建筑防火通用规范》的规定。安装场所必须有良好的通风条件或设置换气通风装置，并能安全排放液体、气体；必须设有安全出口，周围应设置明显安全标志，安全标志的要求应符合国家相关标准的规定。

2）单罐容积不应大于 5m³，总容积不宜大于 20m³。

3）相邻储罐之间的距离不应小于最大储罐直径的 0.75 倍。

4）医疗卫生机构中的医用液氧储罐与建筑物、构筑物的防火间距要求：与医疗卫生机构外建筑物、构筑物之间的防火间距应符合现行国家标准 GB 55037—2022《建筑防火通用规范》中的有关规定；与医疗卫生机构内建筑物、构筑物之间的防火间距应符合现行国家标准 GB 50751—2012《医用气体工程技术规范》中的有关规定。

5）液氧贮罐周围 5m 范围内不应有可燃物和设置沥青路面。

6）液氧的贮存、汽化、充装和使用场所的周围 20m 内严禁明火。杜绝一切火源，并有明显的禁火标志；至少在 5m 内不准有通向低场所的开口（如地下室、坑穴、地井、沟渠等），地沟入口处必须有挡液堰。

（3）医用液氧贮罐设备的管理

1）医用液氧贮罐使用单位必须制定安全使用操作规程。操作人员独立上岗前，必须经过安全教育培训，经考核合格后持安全操作证上岗。

2）操作人员同时应熟悉低温液氧的特性及其危险性。

3）操作人员应熟悉产品使用说明书，液氧设备工艺流程，设备上各种阀门、仪表的作用和操作流程；在发生故障及意外事故时，必须能独立采取应急安全措施。

（4）医用液氧贮罐设备的注意事项：医用液氧贮罐设备必须指定专人负责，管理操作人员必须熟悉系统设备的技术性能及操作规程，应按规定进行维护和保养。

1）设备使用中，应按照安全技术规范的要求定期检查各种阀门、仪表、安全装置是否齐全有效、灵敏可靠，以保证安全使用。所用压力表必须是禁油压力表；安全阀、爆破片安全装置的材质应选用不锈钢、铜或铝制，并必须脱脂去油。

2）医用液氧贮罐夹层的真空度是保证内筒贮存液氧的必要条件，夹层空间充满绝热材料，使贮罐具有较长的真空寿命。贮罐真空一旦破坏，将无法贮存液氧，因此，在使用时应特别注意保护贮罐的真空度。设备上的真空阀在产品出厂时已做铅封，不得随意进行拆卸，否则将会破坏贮罐的真空度。

3）液氧和氧气都是强助燃剂和强氧化剂。液氧与可燃物接近时，遇火极易引起燃烧危险；液氧或氧气与油脂接触时，会发生强烈的氧化反应，引起燃烧危险。

4）医用液氧贮罐在充罐、增压和排放时，启闭阀门或其他操作均应缓慢操作，防止过快、过猛，以免出现火花。

5）操作人员在充罐或处理低温液氧时应戴上干净易脱的低温防护手套和护目镜，防止低温液体与人体皮肤、眼睛接触引起冻伤（冻烧灼）。液氧储罐外壁出现大面积结霜时，应立即采取紧急措施，并按规定启动报告程序。

6）贮罐在不需要增压的所有时间内均应关严增压阀，以防止阀门内漏而加大蒸发，从而造成内筒压力升高的现象。

7）使用中的液氧贮罐，一般情况下不应排尽罐内的液体，以防止筒内恢复常温，使再次充液时造成不必要的液体损耗。

（5）医用液氧贮罐设备的特点：液氧贮罐（储槽）是一种低温容器，能够在较长的时间内保存液氧。液氧具有纯度高（按 GB/T 8982—2009《医用及航空呼吸用氧》的要求，氧含量应≥ 99.5%）、压力低、容量大、运输方便、价格低、使用无噪声、日常维护工作量小等特点，是医疗机构医用气体集中供氧的理想方式。但医用液氧贮罐受到生产、贮存和运输及医疗机构规模、实际用量等条件的限制，所以不可能像使用钢瓶氧气那样推广普及，尤其是小型医疗卫生机构。

但是液态供氧也存在以下问题：①液态供氧每月至少需灌充 1 ～ 2 次，灌充时操作要求非常严格。操作人员需持证上岗，每天监测输出压力，并定期对设备进行检修，使得用氧程序较烦琐。②运输和贮存存在较多不便，尤其是人员密集的医院放置液氧罐比较危险。在液氧运输、分装时易泄漏，即使遇少量油脂也可能发生火灾，存在安全隐患。

4. 医用分子筛制氧机供应源　我国药典目前尚未收录变压吸附（pressure swing absorp-tion，PSA）法产生氧气的条目，现行的管理规定允许 PSA 制氧机在医院内部使用。在《医疗器械分类目录》中，医用分子筛制氧机产品管理类别为第二类医疗器械，实行注册管理。按 GB 9706.1—2020《医用电气设备 第 1 部分：基本安全和基本性能的通用要求》的要求，其医用电气设备和医用电气系统属于Ⅰ类、B 型永久型安装设备。医用分子筛制氧机产品在医疗卫生机构的应用、供应源要求及其气体品质应符合 GB 50751—2012《医用气体工程技术规范》和 YY 1468—2016《用于医用气体管道系统的氧气浓缩器供气系统》等安全技术规范和现行国家相关标准的规定。

随着产品技术的进步和产品性能加强，特别是国家关于医疗装备产业高质量发展行动计划的推出，有的国产医用分子筛制氧机在技术上已达到国际标准，但也存在医用制氧机医疗器械生产企业上市产品良莠不齐的现象。因此，国家将氧气浓缩器供气系统（富氧空气）适当引入到卫生保健机构。使用富氧空气（93% 氧）替代医用氧气时，应满足临床医疗要求，并取得使用部门许可。

目前,对于大型医疗卫生机构来说,在用医用制氧机采用 30m³/h、40m³/h 和 50m³/h 等规格较多,产品也相对成熟。医用制氧机一般采用多级净化流程、智能控制系统以确保连续稳定供氧,实现低耗能运行。为便于系统维护和故障预测处理,应配备远程管理监控系统并能够在多个平台上同步运行,实时接收制氧系统的数据和报警。

(1)医用分子筛制氧机供应源的组成:医用分子筛制氧设备是以沸石分子筛为吸附剂,用变压吸附法制取医用氧气的设备(以下简称制氧机)。该设备是在常温低压下以空气为原料,将空气中的氧气(约占 20.9%)用物理方法直接分离,从而产生高纯度的医用氧气或称富氧空气(93% 氧)。其特点是产氧快,安全、经济、方便。

医用分子筛制氧机供应源主要由医用分子筛制氧机组、过滤器和调压器等组成,必要时还应包括氧气增压机组(如同时为医用空气加压氧舱提供医用氧气)。

医用分子筛制氧机组主要由空气压缩机、主过滤器、冷干机、精密过滤器组、分子筛吸附器(制氧主机)、空气储罐、氧气储罐、流量计、除菌(除味)过滤器、氧分析仪、配电箱、缓冲罐、空气压缩机进气过滤装置、分子筛吸附器排气消声装置及管系和阀件等组成。

氧气增压机组主要由氧气压缩机、氧气储罐、控制系统等组成。

变压吸附分子筛制氧机采用加压吸附、减压解吸、双塔均压等循环周期,即经过变压吸附的作用,实现空气中氮氧分离。系统中一般设置两个吸附塔,一塔吸附产氧,一塔脱附再生,循环交替,从而连续产出氧气。

空气动力源系统宜采用国际或国内知名品牌高效螺杆式空气压缩机,此类型具有低噪声、效率高、故障率低、易维护、智能化控制、模块式设计的特点,确保医用分子筛制氧机供应源系统长期稳定可靠运行。空气过滤系统宜采用国际或国内知名品牌多级过滤系统。在系统设置主路过滤器及多级精密过滤装置,从而实现高效除菌、除尘、除油、除水等功能,真正做到无油化设计,延长整套制氧系统的使用寿命。

(2)医用分子筛制氧机供应源的安全要求

1)医用分子筛制氧机供应源的运行管理应符合 GB 50751—2012《医用气体工程技术规范》、YY 1468—2016《用于医用气体管道系统的氧气浓缩器供气系统》和 YY 0732—2009《医用氧气浓缩器 安全要求》的规定。

2)医用分子筛制氧产品作为医疗卫生机构现场生产的重要气体,受制氧机主机、空气压缩机进气品质等因素影响较大,因此其供应系统的出口品质必须能够实时监测,即对氧浓度在线监测报警和漏点报警,并具有气体品质可追溯性。

3)为确保医用分子筛制氧机组空气压缩机吸入洁净的空气,吸气口应配备进气过滤器;吸气口高出地面不小于 5m,并应避开如通风系统排气口、燃烧废气烟道口、吸引废气排气口等污染源,最短距离不应小于 7.5m。

4)医用分子筛制氧供应系统必须配备应急备用气源。当机组氧浓度低于规定值或杂质含量超标,以及实时检测设施出现故障时,必须能够自动将医用分子筛制氧机隔离,并切换到备用或应急备用氧气源自动投入使用。医用分子筛制氧供应系统不得将液氧作为应急备用气源。

5）医用分子筛制氧供应系统在单一故障时，应能连续供气。

6）按照 TSG 07—2019《特种设备生产和充装单位许可规则》特种设备安全技术规范的要求，医疗卫生机构并不具备气瓶充装单位资质、工作场所、安全要求及人员培训、定期检查等许可条件，同时为减少富氧空气（93%）与医用氧气钢瓶内残余气体混淆，医疗卫生机构不得将医用分子筛产出的气体充装至高压气瓶系统。

（3）医用分子筛制氧机供应源的布局及建设：医用分子筛制氧站及储存库房的设置应符合 GB 55037—2022《建筑防火通用规范》和 GB 50751—2012《医用气体工程技术规范》的规定。

医用分子筛制氧机组作为氧气的生产设备，在建筑物中很容易因为氧气泄漏、积聚而造成火灾危险，应设置为独立的单层建筑，同时不得设置在地下空间或半地下空间。医用分子筛制氧源，设置独立的配电柜与电网连接。另外，房间内宜设置相应氧气浓度报警装置。

（4）医用分子筛制氧机供应源的使用管理

1）产品交付前，制造商已经将医用分子筛制氧机组设备调试至最佳状态。产品使用过程中，用户不得调动设备上的阀门和控制程序等，以避免因调动对设备性能产生影响。

2）不应频繁开启、关闭设备机组；断开电源至重新启动时，应至少间隔 10 分钟，以免空气压缩机带负荷启动，影响设备使用寿命。

3）设备因外接储氧罐氧气压力已达到设定的预警上限压力所导致的自动停机，实际为制氧设备处于待机状态，待外接储氧罐氧气压力下降至相应的设定值后，设备将会自动启动进行供氧，此现象不属于产品故障范畴。

4）设备出现故障时，应有专业人员指导并按制造商提供的产品使用说明书要求，实施修理和故障排除，以免因操作不当造成损害。

5）非专业人员或未经许可和培训的其他人员严禁擅自操作电器或擅改电路。

6）长期不使用制氧机设备机组时，应及时切断设备电源并保持每周开启 2 小时，以检查设备运行保持正常状态。

7）操作设备排污阀、压力容器的气体出入口等阀件时，均应缓慢开启，以避免因压力过高对系统造成冲击或损伤，严禁快速开启。保养和维修期间，应按制造商提供的产品使用说明书和设备上有关注意事项、安全警告等标识，正确操作和使用。

（5）医用分子筛制氧机供应源的特点：医用分子筛制氧机供应系统可每天 24 小时全天候运行，可保证为医疗卫生机构不间断地供氧。设备能够实现自动运行，无须经常调校，具有结构紧凑、操作安全、简捷、方便等特点，无其他辅助设备。设备产出合格的医用氧气（富氧空气，93% 氧）可直接进入管道系统，氧气输出压力可调；系统属常温制氧，不损伤管道，安全性高，设备运行时瞬间存量只有 1 ～ 2 标准气瓶氧气，无安全隐患；系统具备故障自动报警功能，即断电、自动反向、超载、负荷保护等报警功能。

医用分子筛制氧机供应系统也存在设备前期投资较大、后期维护要求高，产出医用氧气的质量不稳定等问题。由于采用变压的吸附方式，因而对分子筛的研发、生产、流通和使用，以及医用分子筛制氧机的产品品质都提出了更高的要求。据国家市场监督管理总局公布药品抽查检验信息，多家医疗卫生机构生产的富氧空气经检验不符合药品标准规定，产品生产企业和使用单位必须引起足够重视。

5. **医用氧气汇流排供应源** 是指由液态氧经汽化处理为气态氧后，通过充灌台充入氧气瓶后送至用户，再通过氧气汇流排把多个氧气瓶的高压气体汇集在一起，经过减压阀调节为低压氧气后，通过医用气体系统管道为各用气点提供连续的低压医用氧。

（1）医用氧气汇流排供应源的组成：医用氧气汇流排供应源主要由医用氧气瓶、氧气汇流排、自动切换和安全报警等组成。其中氧气汇流排主要由高压汇流管、高压供氧软管（或回形管）、减压装置、压力表、管系、阀件和附件等组成。医用氧气供给时，气瓶内的氧气依次经过氧气瓶阀门（瓶阀）、高压供氧软管、汇流排进气角阀（分阀）、高压汇流管、减压装置输送至所需要的供氧管道。

医用氧气瓶一般采用工作压力 15MPa、容积 40L 的标准氧气瓶。氧气瓶主要由瓶体、瓶帽、底座和防震圈等组成。气瓶属于特种设备，其生产和充装必须符合 TSG 07—2019《特种设备生产和充装单位许可规则》和 TSG 23—2021《气瓶安全技术规程》等安全技术规范的规定。

医用氧气汇流排应采用工厂制品。汇流排的高、中压段应使用铜或铜合金材料；汇流排中的高、中压段阀门均为渐开式，不得采用快开式阀门；汇流排应使用安全低压电源。

医用氧气汇流排供应源具有经济适用、便于更换、便于管理、气源丰富等特点，但也存在更换频率高等缺点。医用氧气汇流排供应源一般适用于小型医疗卫生机构等用氧量不大的场所。

（2）医用氧气汇流排供应源的安全要求

1）医用氧气汇流供应源库房的设置应符合 GB 55037—2022《建筑防火通用规范》的规定。

2）医用氧气钢瓶汇流排作为医用氧气主气源时，气瓶宜设置为数量相同的两组，并能自动切换；汇流排的容量应根据医疗卫生机构最大需氧量及操作人员班次确定。

3）医用氧气汇流排作为备用气源启动时，应有报警提示。

4）医用氧气汇流排与医用氧气钢瓶的连接应设有防误接措施，同时避免使用转化接头，更换气瓶后应首先确认连接处是否有泄漏现象。

6. **医用氧焊接绝热气瓶汇流排供应源** 与氧气瓶相比，焊接绝热气瓶具有储存压力低、容量大、气体利用率高等特点。

（1）医用氧焊接绝热气瓶汇流排供应源的特点：医用氧焊接绝热气瓶的使用应符合 GB/T 24159—2022《焊接绝热气瓶》的规定。

（2）医用氧焊接绝热气瓶汇流排供应源的安全要求

1）焊接绝热气瓶汇流排不应作为备用气源。作为医用氧气主气源时，气瓶宜设置为数量相同的两组，并能自动切换；每组焊接绝热气瓶的数量应满足最大流量，且不得少于 2 只。

2）焊接绝热气瓶汇流排的单瓶输氧量超过 5m³/h 时，每组气瓶均应设置外接汽化器。

3）医用氧气汇流排与焊接绝热气瓶的连接应设有防误接措施，同时避免使用转化接头，更换气瓶后应首先确认连接处是否有泄漏现象。

4）当焊接绝热气瓶或低温容器外壁局部出现严重结冰、结霜或者结露，介质压力、温度明显上升时，操作人员应立即采取紧急措施，并按规定启动报告程序。

5）焊接绝热气瓶不应和其他气瓶存放在同一库房内，库房内不应存放其他可燃、助燃材料、垃圾、化学品等。

7. 氧气库房、氧气瓶及附属设备和装置的管理和使用　医疗机构用于单独安放氧气瓶和汇流排及附属设备与装置的房间称为"氧气间"（或氧气库房）。通常包括氧气瓶、氧气汇流排、减压装置、管系、阀门和仪表等。氧气库房是氧气供应源的重要场所，氧气库房的管理是否符合安全技术规范，氧气供应系统能否安全稳定地运行对于氧疗来说是至关重要。医用氧气汇流排供应源一般适用于用氧量不大、规模较小的医疗卫生机构，有时亦作为医用液氧系统或医用分子筛制氧系统的应急备用氧源。其相对于采用医用液氧系统或医用分子筛制氧系统还存在安全、使用和管理以及人员素质和熟练程度的诸多方面薄弱问题。为进一步加强运行系统管理，提高设备和供氧系统的安全、稳定运行能力，确保人身安全和设备安全，本文将对氧气库房、氧气瓶及附属设备和装置的管理与使用等方面予以重点介绍。

气瓶库房的设置和使用应符合 GB 55037—2022《建筑防火通用规范》和 GB 50751—2012《医用气体工程技术规范》等安全技术规范的规定；气瓶存储区域明显的位置设置安全标志（使用安全警示标识牌和通告等）。

医疗卫生机构的气瓶安全管理工作应专人负责。其高压氧气瓶的储存、使用、管理及检验应严格执行 TSG 23—2021《气瓶安全技术规程》有关规定。

氧气瓶操作和使用人员应接受安全教育和技能培训，熟练掌握气瓶操作技能和安全使用规范，异常情况、发生隐患时能及时采取应急措施。

（1）氧气库房的管理和使用：氧气库房作为氧气瓶的重要储存场所，其设置、管理和使用需遵循以下几项原则。

1）氧气库房应为专用空间，储存区域应通风良好；房门应设置金属防护门，保持锁闭，钥匙应由专人负责保管；窗户应加金属栅栏。库房也可以安装入侵报警装置和视频监控装置。

2）应制定相应的氧气库房及氧气瓶安全管理制度和事故应急管控措施，并由专人负责氧气安全管理工作，未经授权严禁进入。氧气库房外应设有"严禁烟火"和"非操作人员不得入内"等明显警示标识。

3）氧气库房应通风良好，并设置环境氧浓度（氧气浓度）报警装置；库房应保持清洁、干燥，确保氧气瓶存储过程中保持清洁。

4）氧气库房应防止阳光直射，地坪应平整、耐磨、防滑、受撞击不产生火花，并应有防止瓶倒的设施。

5）操作人员不得带火种和易燃物品入内，也不得穿铁钉鞋进入氧气库房。

6）严禁双手及衣服沾有油脂或带有油脂的手套去操作氧气设备，所使用的工具须经脱脂处理，且应固定专用，不得随意挪作他用，以免沾染油污。

7）设备检修需明火作业时，必须将所用氧气瓶移出供氧间，系统内的氧气必须排干净。

8）为防止气体流动时产生静电积聚，氧气库房的汇流排及氧气管路必须保持良好的接地。

9）库房应留有足够的安全搬运通道，通道及各存放区应设置清晰的标识。氧气瓶应按满瓶和空瓶分开存放，遵循先进先出的原则管理，进出库房应有可追溯的记录文档。

（2）氧气瓶的管理和使用：氧气瓶在整个运输和使用过程中须严格管理，具体注意事项如下。

1）氧气瓶搬运人员应受训上岗，熟练掌握氧气瓶运输、储存与使用流程和应急处理措施，搬运中应穿戴劳动防护用品。

2）固定在氧气汇流排上的氧气瓶应采用标准规格气瓶，应保证氧气瓶高度一致。汇流排的固定位置应便于操作，在使用过程中严禁敲击、碰撞气瓶。

3）气瓶在操作、使用过程中应保持气瓶清洁，所有部件严禁接触含油脂及腐蚀性物品，气瓶阀门不应有颗粒物。一旦发现氧气瓶泄漏或阀门打开阻力较大，应立即停止使用，并做好标识返回给供应商。

4）氧气瓶空瓶、实瓶应有明显的标记或分开存放，不得混放。

5）使用氧气瓶时，应计算好治疗所需耗氧量，将氧气瓶一次性备足（氧气应为医用氧气）连接至汇流排上。使用后瓶内应留有不低于 0.4MPa 的余压。

6）当氧气瓶给呼吸机、氧疗设备持续供氧时，如需运输应保证整个系统在运输过程中安全、稳定。

7）应急备用汇流排的气瓶内气体应确保在保质期内，其气体储量不宜超过 24 小时用气量。医用氧的有效期为 1 年。

8）氧气瓶的经常性检查、维护保养应按照氧气瓶供应商要求执行，氧气瓶及附件的定期检验、维修、更换、报废处理应交由气瓶供应商或运维承包商负责。

（3）氧气汇流排的管理和使用：氧气汇流排的作用是将数个氧气钢瓶分组汇合并减压，以获得连续稳定的氧气，并通过管道输送氧气至使用末端的装置。

1）用高压供氧软管或回形缓冲管将汇流排分阀与氧气瓶角阀逐个连接时，应仔细检验气瓶阀门接口螺纹，螺纹损坏者不得使用。不得强力扭曲高压软管，以免由于长期扭曲管材疲劳，造成软管损伤，发生事故。

2）操作氧气汇流排各阀门时，均应缓慢开启，以避免压力冲击，严禁快速开启。

3）氧气瓶在装入汇流排之前，应将氧气瓶出口清理干净，以免尘土和杂物带入供氧系统，严禁氧气瓶混入油脂等可燃物。

4）在确认氧气汇流排、氧气减压器气密性合格及无其他缺陷后方可通氧气。

5）氧气汇流排高压系统的阀门均为渐开式铜质氧气专用阀门，开启氧气高压管路阀门时，应缓慢进行，同时查看压力表指针缓慢上升。严禁快速开启，防止流速过快引起自燃。

6）操作前，汇流排上各阀门应处于关闭状态，氧气减压器操作手柄应处于松开状态。打开供氧各阀、氧气减压器时，操作人员或其他人员不得正对或背对氧气减压器。

7）操作时，应先逐个开启氧气瓶阀门（瓶阀），再逐个打开汇流排进气角阀（分阀），然后开启汇流排高压截止阀（总阀），调整减压器输出压力，最后开启低压截止阀。

8）若使用完毕停止供氧时，应按开瓶顺序，逐一将各阀门关闭，即关闭氧气瓶阀门、汇流排角阀、高压截止阀，松开减压器，关闭低压截止阀。

9）更换氧气瓶时，必须关闭所有阀门，松开减压器，连接完氧气瓶再重新开启各阀门及减压器。

10）严禁在未松减压器的状况下开启各阀门，以免由于高压氧气气流冲击损坏减压器而发生意外事故。

11）氧气汇流排、高压供氧软管或回形管、氧气瓶接口等应经常检查和清洗，不得沾有油污，每一次开启供氧阀时都必须认真检查。

12）氧气瓶瓶组宜实现左右气瓶组间的自动切换，在断电的情况下仍可正常工作。有条件的医疗卫生机构可加装 WIFI 无线技术的"无人值守"监控系统功能，随时随地监测设备运行情况。

（4）减压装置（氧气减压器）的管理和使用：氧气减压器将氧气瓶内的高压氧气减压至所需的压力，具有减压和稳压的作用，并保持一定的压力和流量输出。国内曾出现多起违规操作氧气减压器并造成人员伤亡的事故，因此氧气减压器的操作和使用必须严格按照安全技术规范和随机产品使用说明书的要求进行。

1）在氧气进入氧气减压装置以前，应先确认减压器调压把手处于完全旋松状态（逆时针旋松调压把手；顺时针拧动，输出压力增高，反之降低），否则供氧出气的瞬时压力有可能损坏减压器内的膜片，从而导致氧气减压器失效，严重时会伤害人身。

2）氧气减压器只能供氧气使用，严禁与其他气体混用；氧气减压器应尽量靠近氧气瓶，以缩短氧气高压管段的长度。

3）氧气减压器和瓶阀严禁沾染油污。安装氧气减压器以前，应检查连接螺纹是否相符、有无损坏，清除接口的尘粒。

4）应先打开氧源开关，然后再旋紧减压器调压螺杆，以调节出口压力；氧气减压器使用完毕后，应调松手柄。

5）若供氧管路发生冻结或冰塞现象，可用 70～80℃的热水解冻，严禁用明火烘烤或撞击。

6）氧气减压器不得带故障工作，装置上的压力表必须定期进行检定。

7）氧气汇流排上氧气减压器中的过滤网每半年至 1 年应清洗一次（因氧气质量而定）。

8）必须要求安全警示：①操作人员必须熟悉供氧流程和减压器的正确使用方法。②操作氧气气源系统时应禁油操作。③氧气气源系统的操作阀门为渐开式，操作时务必缓慢开启和关闭，以避免压力冲击。

（二）医用氧气管道系统

医用氧气管道系统，是指由医疗卫生机构的氧气供应源输送至各用氧点位氧气终端（包括氧疗装置用氧）之间的管道和附件以及监测、报警装置等。医用氧气管道系统隶属于医用气体管道系统，因此其系统设计、施工、检验和验收以及系统运行过程中的使用、管理、维护和保养等，必须符合 GB 50751—2012《医用气体工程技术规范》的规定要求。

1. 医用氧气管道系统组成　医用氧气管道系统主要由氧气分配装置、氧气二级减压箱、压力监测报警装置、氧气流量监测单元、氧气监测箱、管道、仪表、阀门（区域阀门）及安全附件等组成。

（1）氧气分配装置（分气缸）：在中心供氧站氧气出口处安装一台分气缸，起医用氧气积聚、分支的作用，在分气缸上预留接口。医疗卫生机构各大楼、各病区的医用氧气输送管道可分别接驳到分气缸的各个输出接口上。

（2）氧气二级减压箱：采用液氧贮罐作为医用氧气供应源，其楼层应设置氧气二级减压箱以用于医用氧气的减压和稳压。医用氧气经中心供氧站一级减压后，通过输送管路将医用氧气输送到各楼层的二级稳压箱内。在该减压装置内一般安装有双路并联减压系统，一备一用，保证用氧安全。当一组装置发生故障时可即刻启用另一组，以保证系统正常连续供氧和患者的正常吸氧，并且能够满足不停氧气进行检修。另外，当病区吸氧人数较多时，两路可同时使用，以满足病区的吸氧需求。经二级减压后的氧气输出压力为 0.32 ～ 0.5MPa（可调），可供患者吸氧及驱动国内外各种型号呼吸机、麻醉机等的使用。对呼吸机、麻醉机等医疗设备具有保护和缓冲功能。二级减压箱输出端设有安全阀，当管路中的输出压力超过 0.53MPa 时，安全阀自动泄压，以降低压力，确保系统管路和装置的安全。

（3）压力监测报警装置：采用压力报警箱（含报警器），以便监测每个病区的医用氧气压力情况。为了监测每个病区的医用氧气气体压力情况，在每个护士站内设置一台屏显压力监测报警装置。报警屏应提供标准 RS-485 通信接口接入大楼医用气体智能控制系统，以便在中控系统监控手术部医用气体状况，方便管理。通过网络实现各种报警器及系统主机间的信号远程传输，实现医疗卫生机构智能化监控，提高工作效率。报警屏的信号取自氧气压力变送器，报警屏接到信号后进行压力显示，超过医用氧气的报警设定值可发出声光报警。氧气的压力高、低报警可以在现场设定报警参数。装置采用数字显示，操作便捷，可提高工作效率，避免系统操作失误；且应具有死机或断电复位功能。

（4）氧气流量监测单元：为了精确地对各病区的用氧量进行统计，确保单位成本核算，在氧气管路上设置氧气流量监测单元，用测量气体质量的方法对氧气进行计量。气体质量流量仪采用 LED 数字显示，可显示瞬时流量和累计流量，清晰直观、读取方便、重复性好，具有计量准确可靠、抗干扰能力强的特点。

（5）区域阀门：是指将指定区域内的医用氧气终端或医用氧气使用设备与管路其他部分隔离的阀门，主要用于医用氧气的隔断、维护等。

2. 医用氧气管道系统安全要求

（1）医用气体管道的管理、使用和维修应符合 TSG D0001—2009《压力管道安全技监察规程——工业管道》的规定。

（2）医用氧气管道的材料（包括管材、管件、阀门及其他附件等）选用、使用应充分考虑与氧气的兼容性，包括可燃性和易燃性。当系统管道设计压力高于 0.8MPa 时，所配置的阀门应为渐开式阀门。这是因为，在空气中燃烧的材料在纯氧中将剧烈燃烧。许多在空气中不燃烧的材料，在纯氧中也会燃烧，特别是在一定的压力下。同样，在空气中可以点燃的材料，在氧气中花费更少的能量就可以点燃。当高压氧气快速地输入一个初始为低压的系统时，许多这样的材料由于与阀座的摩擦或绝热压缩而被点燃。

（3）医用氧气系统的管材、管件、阀门及其他附件均应严格进行脱脂处理，洁净度应达到内表面碳的残留量不超过 $20mg/m^2$，且无毒性残留。

（4）减压阀应符合 GB/T 12244—2006《减压阀——一般要求》的规定，并采用不锈钢或铜制材料；安全阀应采用不锈钢或铜制材料的封闭型全启式安全阀。在管道系统运行中，安全阀出现故障需更换或维修时，应采取有效的措施防止管道系统超压。

（5）手术部、重症监护病房、急救、抢救室的医用气体管道宜直接从气源单独接入，以防止普通病房用氧对上述重要部门的干扰，提高重要部门的用氧安全性。当医疗卫生机构规模较小，整个医用氧气供应系统的安全使用具有良好的保障时，生命支持区域的供氧可不设单独氧气供应管路。

（6）医用气体管道应有明显标识，标识应至少包括气体的中文名称或代号、气体颜色标记、气体流动方向的箭头等。

（7）区域阀的标识应能识别所控区域或受控终端的名称；区域阀应防止误关闭，当所控区域内发生火灾且需疏散患者或管路严重损坏时，应关闭相应的区域阀。

（8）检修阀门的标识应能识别阀门所控楼栋、楼层或区域，未经管理人员授权不得关闭阀门。医用气体管道井门应保持锁闭，人员进入管道井前，应先打开管道井门，保持空气流通，确认无误后方可进入。

（9）供应系统的安全阀、压力表、流量计、减压阀、过滤器、阀门、报警器应定期校验或检查，确保有效可靠。

（10）医用氧气站管道应可靠接地，接地电阻应小于 10Ω。

（三）医用设备带及医用氧气终端

医用设备带（终端设备带）具有为护理治疗提供医疗气体、呼叫广播、照明等重要功能。在医疗卫生机构病房的内部设计中，医用设备带是必不可少的一部分。它可以帮助医护人员打开和关闭某些医疗设备和医疗器械，以确保患者得到良好的医疗效果。

医用供应装置的医用电气设备和医用电气系统按Ⅰ类、B 型设备的要求设计制造，设备及内置的 BF 或 CF 类型部件和输出部件的相关标识符号，应符合 GB 9706.1—2020《医用电气设备 第 1 部分：基本安全和基本性能的通用要求》的规定。

1. 医用设备带及医用氧气终端的组成　医用设备带主要由设备带本体、用于支撑固定终端气口、维修阀、氧气终端（负压终端、空气终端或其他气体终端）、床头灯（外置或内置）、床头灯开关、接地端子、电源插座、对讲分机、音控、电子时钟、床位牌、备用面板及用于房间气体管道的敷设等组成。医用设备带的设置在符合标准的同时，还应满足医疗卫生机构内各功能单元的临床要求和医疗工艺的要求。

（1）医用设备带：由铝合金材质制造，表面采用喷塑处理，具有美观、耐磨等特点。医用设备带的式样、颜色可按用户的要求确定。目前的医用设备带具有形式多样化、设计人性化的特点。产品种类已出现双腔、三腔、四腔、壁画式、嵌入式、柜式等多种结构型式。终端设备带装置安装在病房一侧的墙壁上，采用条带型式的医用设备带，其装置中心线的安装高度为距地面 1350～1450mm，即为便于医用氧气系统临床使用，医用氧气终端组件最佳高度为 1400mm 左右。每条设备带配置一个氧气维修阀，设备带沿房间通长布置。目前国内生产的新型医疗设备带，其表面一般采用国际品牌漆喷塑或电泳工艺处理。该类医用设备带具有色泽均匀、强度高、耐腐蚀、抗老化、不褪色、附着力强、颜色多样等优点。医用设备带表面颜色可根据医疗卫生机构要求进行选定。新型医疗设备带内部采用三腔室或其他多腔室隔离的设计方法，医用供应装置中气体管路、强电、弱电分别敷设于三腔室或其他多腔室内。在医疗设备带内医用氧气管道不与强电、弱电线交叉，强电和弱电之间实现分隔，从而保证了终端装置的高安全性。医疗设备带的面板采用模块化设计，提高了维修的方便性。悬梁式的医用氧气供应装置底面的安装高度为距地面 1600～2000mm。医用气体（氧气）悬吊供应装置中医用氧气低压软管组件应符合现行行业标准 YY/T 0799—2010《医用气体低压软管组件》的有关规定。电缆和医用氧气的软管安装在一起时，电缆应设置护套，并应采取绝缘措施或安装在电线软管内。手术室用氧设备：一般每个手术室都装有两套医用氧气终端，一套装在吊塔上，一套装在嵌壁终端箱内，一备一用确保安全用氧。一般麻醉科吊塔和嵌壁终端箱安装在手术床患者的头部右侧。

（2）氧气维修阀：亦称氧气维护阀，是指不关闭与其他氧终端相连接的管道系统便可对所属的终端进行维修的阀。在每一个病房房间的医用设备带的氧气管路上均应设置仅有医护人员方可操作的内置锁式氧气维修阀，并选用内嵌式专用钥匙。该阀不仅可以防止患者或其他人员随意切断气体，而且可以在氧气终端出现故障时，由专业人员关闭维修阀进行维修操作。氧气维修阀为常开控制阀门，使用过程中如发现氧气终端出现泄漏现象，应关闭终端前的维修控制阀，进行故障排除。氧气维修阀和控制阀杆应当固定良好，不用工具不可拆卸或旋钮。检验和测试时，可尝试不使用工具移除旋钮和阀杆，检验其是否符合规定要求。

（3）氧气终端：是指医用气体供应系统中医用氧气的输出口组件，由操作者使其连接或断开，并具有医用氧气的唯一专用性。医用氧气终端一般包括美式、法式、澳式、德式、英式、日式和中式等多种类型。终端亦可配合医用设备带、壁画式终端箱使用，以满足各种病房的需求。氧气终端可按照国内或国际标准设计制作。氧气终端自带内置检修阀，底座、阀座分体式设计且防错装，二次密封具有密封严密、插拔灵活、使用寿命长、外形美观的特点，各项性能指标均应符合相关产品标准的要求。使用时只需将带有插式快速接头的氧气吸入器（相配的插入件）插入氧气终端，使其完全啮合（锁定），并顶开其中活门。同时，会听到氧气终端有"咔"的声音，并看到氧气终端复原，说明接头已连接牢固。医用氧气就会从插座和插头的内腔通过，进入氧气吸入器内，然后用氧气吸入器上的调节阀调节到合适的流量供给患者使用。当停止使用时，只需按动一下氧气终端上的锁紧环(释放锁定装置)，氧气吸入器（相配的插入件）就会轻轻弹出，同时阀座中的弹性元件将活门关闭，医用氧气即会自动切断而停止供氧。为确保氧气插入件（氧气吸入器）的有效连接，氧气终端内设有氧气专用插入件的锁定机构，操作者在使用时通过触觉（或听觉）上的锁定指示即可觉察到。氧气终端内应采用医用硅胶垫密封，具有耐氧化、防老化、寿命长、无毒等特点。氧气终端使用寿命应大于 10 年。氧气终端亦可以采用壁画式终端箱，采用隐蔽式设计，为阻绝浮尘及人为的污染，将医疗护理设备内置，在满足医疗功能的同时，实现病房整体式设计，从而营造一个良好的恢复性舒适氛围。

（4）电气：医用设备带上的等电位接地端子通过导线已单独连接到病房的辅助等电位接地端子上，其等电位接地导线连接器应可靠固定；医用设备带上的外部电气部件不应安装能触及的主控开关或熔断器，也不得使用带开关的电源插座。

2. 医用设备带及医用氧气终端设计和使用要求　主要从以下几方面考虑：安全性（包括机械强度、超压的安全处理和防火）；气体专用性（终端接头的唯一性）；清洁（过滤的设置）；材料适用性（材料兼容性）；精确性（包括流量、控制阀、刻度）；试验；识别和信息提供等。

（1）医用气体设备及管道系统应布局合理，便于维护和检修。

（2）医用氧气管道系统终端应符合 YY 0801.1—2010《医用气体管道系统终端 第 1 部分：用于压缩医用气体和真空的终端》的规定。

（3）末端设施与医用氧气管道的柔性连接成品制造组件应符合 YY/T 0799—2010《医用气体低压软管组件》的规定。

（4）医用氧气终端和阀件及管路均采用不锈钢或铜制材料。

（5）医用氧气终端组件处不得敷设明管线。

（6）不同的医用气体终端应有特定的专用接口和专用识别口。终端组件及插头的外表面应设置耐久和清晰的颜色及中文名称或标识代号。

（7）医用气体终端应有防错插装置，不同的医用气体终端和插头必须具有不可互换性，不同制式标准的插头应不能互换。产品检验或初次使用时，可尝试用其他所有医用气体的气体专用性试验用插入件依次插入到每个插座的气体专用性连接点进行试验。

（8）末端设施采用氧气治疗设备时，应在现场显著位置标识防火及安全警示。

（9）医用供应装置悬挂物的支撑在使用过程中有可能出现磨损、腐蚀或老化现象，应采用备用安全措施。

（10）医用氧气终端在临床使用中应特别注意以下安全相关的事项：①必须使用产品制造商推荐的润滑剂；②确保医用氧气在工作压力范围内；③防止使用不正确的插入件。

3. 医用氧气终端供应参数　终端组件的配置数量、方式及具体流量、压力，应符合医疗卫生机构内各功能单元的临床要求和医疗工艺。终端组件处的参数应符合 GB 50751—2012《医用气体工程技术规范》的规定。

（1）医用中心供氧系统主要技术参数：①终端处额定压力 0.4MPa（末端允许压力为 0.32 ～ 0.5MPa）；②终端处使用流量 6 ～ 10L/min；③氧气管道气体流速≤ 10m/s；④管道系统小时泄漏率根据床位数量确定。

（2）其他要求：氧气终端组件处输出氧气流量为零时，其压力应在上述要求的额定压力允许范围内。氧气终端处必须满足：气量充足、压力稳定、流量可调。

4. 氧气吸入器　是医用器具，属于氧气终端外接装置。

浮标式氧气吸入器（吸入器）应符合 YY 1107—2003《浮标式氧气吸入器》的规定。氧气吸入器一般分为两种：气瓶式氧气吸入器和墙式氧气吸入器。墙式氧气吸入器适用于病房的氧气终端，亦称为壁挂式吸氧器。气瓶式氧气吸入器有自己的减压装置，墙式氧气吸入器没有减压装置。

（1）组成及参数：氧气吸入器主要由流量表、氧气输入插头、氧气输入阀体、流量控制阀（流量调节旋钮）、氧气输接头、潮化瓶、通气管、过滤芯和安全阀等组成。工作压力：0.4MPa；吸入器的流量计单位必须为 L/min。

（2）作用：氧气吸入器的主要作用是调节医用氧气输出的压力和流量；使医用氧气和空气按一定比例混合后供患者吸食；给氧气适度加湿，使患者吸入舒适通畅，同时可以过滤沉淀氧气中的杂质。

（3）注意事项：为确保氧疗效果，氧气吸入器使用过程中需注意以下事项。

1）整个管路及接口设备均应禁油，以防止发生危险。

2）氧气吸入器每次使用前、后都要按规范要求进行消毒。

3）流量调节：吸入器的流量调节阀要缓慢进行，流量计内的浮子上下移动应灵活、柔软。

4）流量控制阀关闭后，不应有氧气输出。

5）输氧管路应通畅，不许有折弯死角，以防氧气中断。

6）如果浮子附着在流量计的内壁上，在使用前必须取出。

7）定期检查密封件，如有损坏、老化或泄漏，应及时更换。

（四）医用氧舱

医用氧舱是临床工作中常用的另一种以医用氧气为主要治疗媒介的医疗设备。

1. 定义和组成　高压氧舱简称氧舱，氧舱是指采用空气、氧气或者混合气体等可呼吸气体为压力介质，用于人员在舱内进行治疗、适应性训练的载人压力容器。

氧舱包括舱体、压力调节系统、呼吸气系统、电气系统、舱内环境调节系统、消防系统和安全附件与安全保护装置及仪表。

2. 分类　氧舱可以按照品种、加压介质、治疗人数、治疗对象和舱体材质五种方法进行分类（表6-1）。

GB/T 12130—2020《氧舱》规定，医用氧舱有医用空气加压氧舱和医用氧气加压氧舱两种（图6-1、图6-2），并规定了每种舱型的额定进舱人数和工作压力。

表 6-1 氧舱分类表

分类方法	氧舱类型	分类方法	氧舱类型
按品种	医用氧舱	按治疗对象	成人氧舱
	高气压舱		婴幼儿氧舱
按加压介质	空气加压氧舱	按舱体材质	金属氧舱
	氧气加压氧舱		非金属氧舱
按治疗人数	单人氧舱		
	多人氧舱		

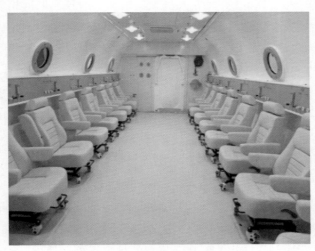

图 6-1 医用空气加压氧舱

额定进舱人数 ≤ 18 人，$P \leq 0.3\text{MPa}$

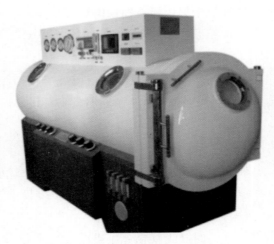

图 6-2 医用氧气加压氧舱

额定进舱人数 ≤ 1 人，$P \leq 0.2\text{MPa}$

3. 管理要求　医用氧舱的管理要求涉及多个方面，包括氧舱购置、安装改造、使用登记、人员配置与培训、日常维护与检查、应急预案的制定及定期检验等。

（1）氧舱的使用安全管理应当执行 TSG 24—2015《氧舱安全技术监察规程》的规定，使用单位及其主要负责人对氧舱的使用安全管理负责。

（2）使用单位对氧舱的购置、使用登记、氧舱操作、维护保养、报废处理、年度检查、申报定期检验等氧舱安全管理工作和安全运行负责。

（3）使用单位根据氧舱技术特性及使用安全管理的实际情况，任命安全管理负责人；配备 1～2 名具有中专以上（含中专）学历的工程技术人员，作为安全管理人员承担氧舱的使用安全管理和维护保养、年度检查等工作。

（4）氧舱安全管理人员和维护保养人员须经培训、考核，取得相应的特种设备作业人员证后，方能从事使用安全管理、维护保养工作，对其安全管理、维护保养工作负责。

（5）使用单位的氧舱操作人员经培训后上岗，对所进行的操作工作负责。

（6）使用单位应当购置具有相应许可资质单位制造并检测合格的氧舱。

（7）氧舱安装（改造）、调试完成后，使用单位组织有关人员对氧舱进行验收，并且出具氧舱验收报告；验收项目应当包括氧舱制造、安装、改造技术资料和文件是否齐全，以及检验、试验的结果是否符合相关安全技术规范及其相关标准、设计文件的要求等。

（8）使用单位根据使用安全管理工作的实际情况，制定事故应急专项预案，建立应急救援组织，配置救援装备。

（9）使用单位在氧舱定期检验有效期届满的 1 个月以前，向检验机构申报定期检验。

（10）使用单位除按照 TSG 24—2015《氧舱安全技术监察规程》的规定执行外，还应当依据国家卫生行政管理部门的相关法规及规章的规定管理、使用氧舱。

二、家庭氧疗设备

家庭氧疗设备是指在家庭环境中提供氧气供应的医疗设备。它们通常用于治疗慢性呼吸系统疾病或低氧血症患者，以帮助他们维持足够的动脉血氧分压。

（一）定义

家庭氧疗设备是通过将氧气输送到患者的气道，提供额外的氧气来改善患者的氧合状态。通常由医生或呼吸治疗师根据患者的具体需要进行配和设置。

（二）组成

家庭氧疗设备主要由以下几个部分构成。

1. 氧气源　可以是氧气瓶、氧气发生器或液氧系统。氧气瓶是最常见的氧气源，其中包含高浓度的压缩氧气。氧气发生器通过将空气中的氧气浓缩提供给患者。液氧系统则储存液态氧，并将其转化为气态供给患者。

2. 输送装置　通常由氧气管、面罩或鼻导管组成。氧气管用于将氧气从氧气源输送到患者呼吸的位置。面罩可以完全覆盖患者的口和鼻，提供高浓度的氧气。鼻导管则通过鼻孔输送氧气。

3. 监测设备 为了确保患者获得适当的氧气供应，监测设备如氧浓度仪和脉搏血氧饱和度仪常与家庭氧疗设备一起使用。氧浓度仪用来测量氧气的浓度，而脉搏血氧饱和度仪则用来监测患者血液中的氧气水平。

（三）分类

家庭氧疗设备可以根据吸氧方式的不同进行分类。以下是两种常见的分类方式：常压吸氧方式和在高于 1 个大气压的密闭压力环境下吸氧的方式。

1. 常压吸氧方式 可分为压缩氧供氧系统和浓缩氧供氧系统。①压缩氧供氧系统：使用压缩氧气瓶作为氧气源，并通过氧气管输送氧气给患者。患者可以使用面罩或鼻导管来接收氧气。②浓缩氧供氧系统使用氧气发生器或液氧系统作为氧气源，将空气中的氧气浓缩后供给患者。这种系统更适用于长期使用，并且具有更长的氧气供应时间。

2. 压力环境下吸氧 压力环境下吸氧设备一般指微压氧舱，也称为微高压氧舱或微压富氧舱。此设备是一种通过调节气压和氧气浓度来改善人体健康的设备。它可以提高人体免疫力、促进新陈代谢、缓解疲劳、改善睡眠质量等。微压氧舱通常由一个密封的舱体和一个控制系统组成，可以通过调节舱内的氧气浓度和气压来实现不同的治疗效果。

三、特殊氧疗设备

除临床氧疗设备和家庭氧疗设备外，还有一部分在特殊场景下使用的氧疗设备，统称为特殊氧疗设备。

（一）定义与组成

特殊氧疗设备是指在临床氧疗设备和家庭氧疗设备以外，用于辅助开展特殊氧疗的器械、设备及相关设施。其组成会因特殊氧疗的具体开展场景有很大的差别，如航空航天氧疗要使用到载人低压舱、负压舱、重力平衡舱等，潜水氧疗要使用到潜水呼吸装具、潜水器、高气压舱(也称减压舱)等，高原氧疗要使用到便携式氧气罐、便携式制氧机、高原平衡舱等。这些设备虽然都可以为特殊氧疗提供服务，但因为是跨领域的设备构造，其基本原理和组成构架千差万别，整个特殊氧疗设备的组成将在后文中逐类介绍。

（二）分类

按照特殊氧疗的分类，目前已开展的特殊氧疗分为航空航天氧疗、潜水氧疗、高原氧疗、常压饱和吸氧等，对应这些特殊的氧疗场景，其应用的器械、设备及相关的设施，也就分为航空航天氧疗设备、潜水氧疗设备、高原氧疗设备、常压饱和吸氧设备等。

1. 航空航天氧疗设备 可分为航空类氧疗设备和航天类氧疗设备，又因生存类用氧和训练、习服及治疗类用氧的场景不同，所使用的设备各不相同。

（1）航空类氧疗设备以瓶装氧气和化学制氧的供氧方式常见，飞机驾驶舱内的供氧一般采用瓶装氧气供氧，主要设备有氧气瓶、减压阀、面罩及连接软管等；民航客机机舱内氧气面罩的氧气一般利用化学制氧来提供，这种化学制氧的装置也称氧气蜡烛，利用化学物质的化学反应来得到氧气，然后通过氧气面罩向机舱内的旅客提供。

（2）航天类供氧设备除以上供氧方式外，还有一种电解水制氧并且循环利用的方式，将产生的氧气用于呼吸，产生的氢气再通过其他的设备循环利用。

2. 潜水氧疗设备　可分为水下工作呼吸用氧设备和适应训练及治疗类用氧设备。呼吸用氧设备有单人潜水呼吸装具（包括呼吸阀及单人背负式气瓶）、水下脐管呼吸装备、潜水器呼吸系统、潜水钟及饱和潜水系统等；适应训练及治疗类用氧设备有甲板减压舱、高气压舱等。也可认为减压舱和高气压舱是一类设备，在潜水减压病的治疗中减压舱利用舱内气压由高向低逐渐减压的过程来进行治疗，所以在治疗潜水病的领域将其称减压舱比较常见，并且将装在船上的减压舱称为甲板减压舱，再细分还可以分成集装箱式甲板减压舱和固定式甲板减压舱；而高气压舱是特种设备目录里氧舱的一种有别于医用氧舱的分类，氧舱分医用氧舱和高气压舱，压力高于医用氧舱标准的载人舱都属于高气压舱范畴，包括减压舱（图6-3）。

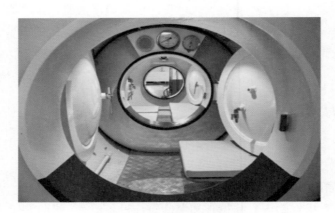

图6-3　减压舱内部环境

3. 高原氧疗设备　包括便携式氧气罐、便携式制氧机、高原平衡舱等，便携式氧气罐、便携式制氧机主要用于单人的补氧，而高原平衡舱又分为单人舱和多人舱，每台舱都有一套完善的加减压及供氧系统，还配置了温度调节装置（图6-4）。

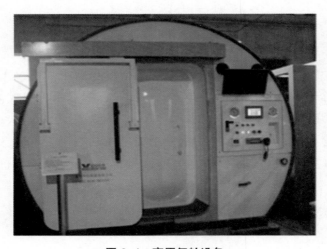

图6-4　高原氧舱设备

4. 常压饱和吸氧设备　是有别于医院鼻导管吸氧的一种能够提供大流量、高浓度吸氧的设备。该设备将氧气经专用的呼吸调节器，经吸氧软管连接到吸氧面罩，可以为使用者提供 100% 的纯氧吸入（图6-5）。

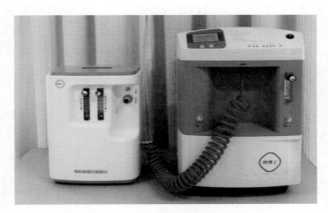

图6-5　常压饱和吸氧设备

第二节　氧疗设备的维护与保养

一、临床氧疗设备的维护与保养

临床氧疗设备的维护与保养既包括日常使用注意事项，也包括其维护、保养及年度检查等。

（一）医用氧气的使用

1. 使用科室应定期对所管辖区内气源终端进行巡检，发现故障和隐患及时通知医用气体管理部门进行处理；并对气体医辅设备连接接口进行检查，做好记录。

2. 操作人员应熟练掌握医用氧气瓶安全使用知识和本部门的医用氧气使用情况；发生紧急情况时，应立即采取应急措施，即刻通知用气部门负责人和医用气体主管部门。

3. 操作人员熟练掌握各种气体（医用氧气）终端相对应接头的使用方法，准确调节气体压力或流量值以满足临床治疗使用。使用完毕后正确操作拔出气体接头，检查气体终端接头密闭情况。

4. 操作人员应当接受消防安全知识，能够正确使用消防器材。

5. 当医用氧气系统需停氧维修时，其用氧部门负责人应严格按以下工作流程。

（1）接受医用氧气管理部门维修通知，签署维修工作令，同意停氧维修。

（2）通知并指导临床医护人员停氧期间的临时应急供氧措施。

（3）维修完工后接受医用氧气管理部门恢复供氧通知，签署确认供氧恢复。

（二）医用氧气系统的维护、保养及年度检查

医用氧气设备的预防性维护、保养工作应按照医用氧气系统制造商的技术说明书进行，并应重点注意下列事项：①医用氧气供应系统及其组件的性能；②医用氧气是否有泄漏

现象；③各组件，尤其是易损部件是否过度磨损；④医用氧气的品质；⑤备用电源和报警系统的功能是否正常。

除报警器外，氧气系统管道上任何连接件的拆除、更新、增加都视为氧气系统改造、扩建或维修。氧气源设备或氧气报警器内零配件的拆除、更换或增加都视为氧气源设备或氧气报警器的更换。

医用氧气管理人员在维修工作前，应充分了解所有影响医用气体供应时间和供应范围的因素，事先进行风险评估，并做好维修工作前准备，包括必需的材料和应急措施，以确保所有相关人员遵循工作令中叙述的流程。

医用氧气系统任何故障组件的修理均应按制造商提供的技术规范进行。

1. 日常维护　医用氧气供应系统应定期进行检查和维护。

（1）日常检查主要内容

1）所有监测、报警装置、氧气汇流排及所有氧源机组的功能显示是否异常，显示器是否损坏或缺失。

2）所有氧源机组、氧气汇流排压力表是否正常。

3）所有氧源机组及氧气汇流排是否有异常噪声、过热表象或异常震动。

4）所有氧源机组的油位（含油气源设备）。

5）检查并记录液氧罐的压力及液位，同时检查氧气总管压力是否正常。

6）液氧罐是否有机械损坏，连接处是否有明显的泄漏现象。

7）应急备用氧气汇流排压力，如压力低于设定值且无报警，应立即汇报。

8）确保液氧站周围护栏无损坏，卸车场地通畅，周围无垃圾、可燃物。

9）除上述之外，检查设备供应商产品说明书中要求的日常检查内容。

（2）每周检查内容：①检查所有氧气站房及氧气库房安全警示牌是否设置且标志清晰；②检查所有电机防护罩是否良好；③检查氧气气源站房内是否有可燃物及足够的维修通道；④检查所有氧气钢瓶是否固定，标识是否正确。

如发现异常，应立即汇报，如需要应同时通知液氧和氧气瓶供应商。

2. 定期保养　医用氧气供应系统定期保养可按月度、季度、半年和一年保养来进行。

（1）系统月度保养主要内容

1）气路系统保养，包括空气过滤器、油冷却器、气冷却器吹扫、清洁。

2）油路系统保养，包括油路检查、消漏，排放润滑油中冷凝水。

3）电气系统保养，包括系统绝缘检查，电机运行电流测量、记录，各压力、温度传感器的检查，控制电路及元器件的检查、维护。

4）机械系统保养，包括震动测定，运动温度测定、记录。

5）机组清洁，包括机组内、外清洁和电机、机头、风扇、冷却器清洁，机组控制柜、管路过滤器、自动排水、连接管路清洁等。

（2）季度保养除含月度保养内容外还包括更换空气滤芯、油滤芯、冷却润滑油，检查传动系统、控制阀件、散热器吹扫、电器、仪器、仪表等。

（3）系统半年保养内容除含季度保养内容外还应包括油分芯更换、油路气路清洁、最小压力阀调整，电动机保养、冷干机、排水器的检查，压力开关、加载电磁阀调整等。

（4）系统的全年检修和保养除含半年保养内容外还应包括精分芯、管路过滤器更换，进气调节阀调整，安全阀的检查，各电磁阀的填装和检查等。

3.年度检查　本部分仅为管路系统、监测报警装置和阀门及区域阀的年度检查或测试，其他氧气设备和装置的年度检查或测试，按定期保养中的要求进行。

（1）管路系统年度检查内容

1）检查每只氧气终端的标识是否清晰，若发现标识模糊或损坏应立即更换标识或终端。

2）检查每只氧气终端的插拔性能，若发现插拔机械故障应立即维修或更换，如必要应由制造商或第三方检测。

3）测试每只氧气终端的流量，若发现明显下降应立即维修或更换，如必要应由制造商或第三方检测。

4）检查设备制造商说明书要求的每年检查内容。

（2）监测报警装置年度检查内容

1）检查报警面板及可视范围内的缆线是否有损坏。

2）断电并打开报警面板，检查内部是否有部件松动、损坏及电池状况，如发现损坏或电池腐蚀应立即更换。

3）测试报警装置断电恢复自启动功能，若不能正常自启动，应立即维修或更换。

4）检查设备制造商说明书要求的每年检查内容。

（3）阀门及区域阀年度检查内容

1）检查阀门或区域阀是否清洁。

2）检查阀门及阀门箱标识是否清晰、正确。

3）检查设备制造商说明书要求的每年检查内容。

注：国家法定的针对医疗器械及特种设备的检查，应按相关法律法规和安全技术规范的要求执行。

（三）医用氧舱的维护和保养

1.维护保养　维护保养工作的时间根据氧舱使用情况确定，但是每月至少一次。维护保养工作由使用单位安全管理人员组织，维护保养人员进行，也可以委托具有维护保养资质的专业机构进行。

维护保养项目和内容按照氧舱使用维护说明书的要求，检查氧舱使用情况，清洁、更换易损零部件，修复和排除故障，保持氧舱安全使用状态，并且记录维护保养的情况。

维护保养包括经常性保养和日常检修两部分内容。

（1）经常性保养：又称日常维护保养，有日保养和周保养两种，由氧舱维护管理人员进行。保养的方法是"看、听、摸、查、记、清、加、排"。

1）看各种仪表的读数是否正常。

2）听机器设备运转有无异常。

3）摸运转机器表面是否有异常发热。

4）查机器设备运转有无漏水、漏气、漏油情况。

5）记录氧舱运转情况。

6）清洁机器设备。

7）加气、水、油至适宜容量。

8）排除污水和冷凝水。

（2）日常检修：又称小修，由氧舱维护管理人员和设备科检修人员一起，结合经常性的保养进行，也可以根据实际情况制订小修计划。

1）查舱内外及壳体的锈蚀情况，及时除锈、涂漆。

2）紧固各接头的螺栓和密封垫片。

3）检修或更换故障阀门。

4）检修电器、线路，及时排除故障。

5）检查安全附件，有问题的要与鉴定机构联系，重新校验。

2. 年度检查　氧舱的年度检查是指使用单位自行进行的定期检查。年度检查时间根据氧舱的使用情况确定，但是每年至少进行一次。年度检查工作由使用单位安全管理人员组织相关人员进行，也可委托检验机构进行。年度检查的要求如下：

（1）当年度检查和定期检验在同一年进行时，应当先进行年度检查，然后再进行定期检验。

（2）年度检查前，根据氧舱使用、维护保养情况和技术特性，确定检查重点，至少包括 TSG 24—2015《氧舱安全技术监察规程》中 8.4.3 的检查项目。

（3）年度检查中发现异常情况和事故隐患应当及时进行处理和消除。

（4）使用单位进行年度检查后，应当出具《氧舱年度检查报告》。

3. 定期检验　是指经国家市场监督管理总局核准的检验机构按照一定时间周期，在氧舱停机时，由取得相应检验资格的检验人员根据本规程的规定对用氧舱安全状况所进行的符合性验证活动。因特殊情况不能按期进行定期检验的氧舱，使用单位应当提出书面延期申请，经使用单位安全管理负责人批准，报市级特种设备安全监管部门备案，并且经承担上次定期检验的检验机构同意，方可以延期进行定期检验；申请定期检验延期期限一般不得超过 3 个月。对不能按期进行定期检验，需要延期使用的氧舱，使用单位应当制订安全使用保障措施，并且对其安全使用负责。除此以外还有一些特殊情况需要进行检验：①停用 6 个月后重新启用的氧舱，使用单位应当在启用前，向检验机构申报检验；②使用单位所在地发生灾害后（地质灾害、气象灾害、水灾、火灾等），氧舱应当按照定期检验的项目进行检验，符合 TSG 24—2015《氧舱安全技术监察规程》要求后，方能够投入使用。

4. 特殊规定　因医疗需要，必须进入氧舱内的医疗器械、设备、仪器仪表除应当满足 TSG 24—2015《氧舱安全技术监察规程》的规定外，还应当经使用单位安全管理负责人批准后，方可在氧舱内使用。

5. 禁止性要求　在医用氧舱维护保养和使用过程中有一些规范性文件中明令禁止的要

求，具体如下。

（1）有机玻璃材料医用氧气加压氧舱不得超出使用单位场地（院）范围使用。

（2）不得购置和使用已报废（注销）的氧舱。

（3）不得采取租赁或者承包的方式使用氧舱。

（4）不得采用增加吸氧面罩等方式增加治疗人数。

二、家庭氧疗设备的维护与保养

家庭氧疗设备的维护与保养是确保设备正常运行和延长使用寿命的重要环节。

（一）定期清洁设备

定期清洁设备是保持设备卫生和性能的关键步骤。首先，根据制造商的指示，断开设备的电源并拆卸可拆卸部件。使用温和的肥皂水或特定的清洁剂擦拭设备外表，确保避免浸泡电子部件。清洁完毕后，用清水冲洗，并确保设备完全干燥后再重新组装。定期清洁微压氧舱的内部和外部表面，用湿布或专业清洁剂进行清洁。

（二）更换滤芯

家庭氧疗设备通常配备有滤芯，用于过滤空气中的杂质和颗粒物。按照制造商的建议，定期检查并更换滤芯，以确保设备可以提供干净、纯净的氧气。

（三）检查气密性

定期检查氧气输送管路，确保其完整且无明显损坏。注意观察是否有漏气或堵塞现象。如果发现问题，及时修复或更换管路，定期检查微压氧舱的密封性能，确保舱门、窗户等密封件完好无损。

（四）检查电器仪表

定期检查微压氧舱的电气设备和控制系统，确保其正常工作。如果设备配备有仪表，定期校准相关仪表以确保其准确性。校准过程可能需要专业人员进行，可咨询制造商或相关服务提供商的建议。

三、特殊氧疗设备的维护与保养

特殊氧疗设备的维护与保养同样要遵循设备维护保养的基本规律，经常性保养和日常检修是必须做的。

（一）航空航天氧疗设备的维护与保养

航空航天氧疗设备因其设备用途的特殊性，其使用单位和人员一般为非常专业的团队，这类设备都有专业的维护保养人员进行保障，有详细的维护保养手册，只需工作人员按照手册要求定期进行维保即可。

（二）潜水氧疗设备的维护与保养

潜水氧疗设备的水下呼吸用氧设备主要的维保内容围绕设备的保压性能展开，各个管道接口、呼吸阀及头盔的密封性是日保养和周保养的主要内容；日常检修方案的制订、呼吸阀的膜片及阀针的检修、气瓶阀的灵敏性和可靠性也是必须落实的。

适应性训练及治疗用途的减压舱或者高气压舱，因其性能和配置与临床氧疗设备的医用氧舱非常接近，故其维保可参考医用氧舱的维保进行。

（三）高原氧疗设备的维护与保养

高原氧疗设备中的便携式氧气罐为一次性用品，不需要维保，但该设备是一种承压的小容器，使用时要注意避免磕碰、受热等容易使容器受损的不利因素。便携式制氧机的氧气制备是用分子筛过滤压缩空气制氧，整个制氧过程自动进行，日常的维护保养相对比较简单，按照厂家的提示，只需定期更换进气过滤器即可。但使用过程需注意日常检修，如各管道接口的气密性等。作为高原氧疗设备的高原平衡舱，其工作原理与临床氧疗设备的医用氧舱基本一致，只是使用压力比医用氧舱低。另外，从配置上高原平衡舱少了空气储罐和消防系统，而供排气系统、供排氧系统、温度调节装置等与医用氧舱原理一致，所以其维护保养也可以套用医用氧舱的维护保养模式。

（四）常压饱和吸氧设备的维护与保养

常压饱和吸氧设备的系统相对较简单，氧源可以是氧气瓶或者管道集中供氧。作为大流量供氧的核心设备，呼吸调节器是维保的重点，该装置的膜片和摇杆阀针是维保的主要对象，随着使用频率的增加，膜片有破裂的可能，阀针橡胶密封垫片会产生凹陷发生泄漏，所有这些问题都需要在日常维保和检修中发现并及时修复。

（李国庆　吴致德）

第七章　氧疗设备相关法律法规及规定简介

为了规范氧疗设备的生产、安装、使用和维护保养，切实保证安全用氧，国家出台了一系列的法律法规及行业规章制度，促进氧疗规范有序进行。

一、临床氧疗设备相关法律法规及规定介绍

临床氧疗设备相关的法律法规及规定包括临床氧源设备的法律法规及规定和临床氧疗设备的法律法规及规定。

（一）临床氧源设备法律法规及规定

目前临床氧源设备适用的专用标准有 GB/T 8982—2009《医用及航空呼吸用氧》、YY/T 0187—94《医用中心供氧系统通用技术条件》、GB 50751—2012《医用气体工程技术规范》及 YY 1468—2016《用于医用气体管道系统的氧气浓缩器供气系统》等。

（二）临床氧疗设备的法律法规及规定

医用氧舱作为特种医疗设备，相较于常规氧疗设备、法律法规及其他规定对其要求有很大的特殊性，故这里将医用氧舱的法律法规及规定进行单独介绍。

1. 医用氧舱　依据《特种设备目录》医用氧舱是代码为 2410 的特种设备，亦依据《医疗器械分类目录》，医用氧舱为第三类医疗器械，故医用氧舱是一种既涉及特种设备领域又涉医疗器械领域的特殊氧疗设备，与其相关的法律法规及规定数量多、范围广。

医用氧舱的法规标准体系集合了氧舱安全的各个要素，是对其安全监察、安全性能、安全管理、安全技术措施的完整描述，是实现依法监管、依法检验、依法使用的基础。其中 TSG 24—2015《氧舱安全技术监察规程》、GB/T 12130—2020《氧舱》是氧舱设计、制造、安装、改造与修理、监督检验、使用，以及定期检验的基础规定和标准。其中 TSG 24—2015《氧舱安全技术监察规程》对医用氧舱含义、使用范围、分类、医用氧舱的全生命周期所涉及的技术要求及监督检验都做了详细规定。以此规程为基础，融合所涉及的其他特种设备方面更详细的法律法规及规定，再与医疗器械相关法律法规及规定相结合，组成了全方位、全过程、全覆盖的氧舱法律法规及规定体系的结构。

2. 其他临床氧疗设备　其他临床氧疗设备的法律法规及规定除符合医疗器械基础法律法规要求的规定，还有其专用要求，包括但不限于下列标准。

（1）YY/T 1610—2018《麻醉和呼吸设备 医用氧气湿化器》。

（2）YY/T 0882—2013《麻醉和呼吸设备 与氧气的兼容性》。

（3）YY 1107—2003《浮标式氧气吸入器》。

（4）YY 9706.261—2023《医用电气设备 第2-61部分：脉搏血氧设备的基本安全和基本性能专用要求》。

（5）YY/T 1543—2017《鼻氧管》。

（6）GB 9706.290—2022《医用电气设备 第2-90部分：高流量呼吸治疗设备的基本安全和基本性能专用要求》。

（7）YY 0600.2—2007《医用呼吸机基本安全和主要性能专用要求第2部分：依赖呼吸机患者使用的家用呼吸机》。

二、家庭氧疗设备相关法律法规及规定

家庭氧疗设备如医用氧气罐、湿化瓶、氧气导管和面罩等生产、使用及监管必须符合医用相关的法律法规及规定，且必须经由专业医护人员进行评估后才能依规使用。

2019年8月2日由工业和信息化部发布了中华人民共和国轻工行业标准QB/T 5368—2019《家用制氧机》，对家庭和类似场所使用的制氧机做出了相关规定，此标准在文内明确规定"本标准不适用于作为医疗用途的制氧机"，并对制氧机的使用环境在其"5.1 使用环境"中做出明确要求。其标准中对外观、氧浓度、气体质量、设备安全等都做出了明确规定，以保证制氧机在家庭使用中的有效性和安全性。

另外，对于家庭氧疗设备的另一个重要设备微压氧舱，中国康复辅助器具协会于2019年6月29日发布的团体标准T/CAAP 004—2019《微高压氧舱》支撑此类设备的发展。为保证此类设备健康稳定发展，工业和信息化部于近期已完成轻工行业标准《家用和类似用途微压富氧舱》报批稿，未来此标准的发布将对规范相关市场、稳定设备质量、保障使用安全等方面产生重大影响。此标准对设备使用环境、安全、结构、技术特性、安装要求等各方面做出了明确规定，适用于加压介质为洁净空气或混合气体等可呼吸气体、设计压力小于0.1MPa的家用及类似场所使用微压富氧舱的设计、生产和检验，为微压富氧舱的发展提供依据和助力。

三、特殊氧疗设备相关法律法规及规定

特殊氧疗设备因其应用的特殊性，每种设备所涉及的法律法规及规定都不尽相同。设备应根据其使用场景、所属行业、技术需求等多方面考虑所涉及的法律法规及规定来保证其应用性、安全性及合规性。

（一）减压舱氧疗设备

目前可参考的标准：① GB/T 16560—2011《甲板减压舱》；② GB/T 27513—2011《载人低压舱》。以上标准是减压舱设备的基本要求，具体设备技术指标需根据相应的专业要求具体确认。

（二）高原氧疗设备

高原氧疗设备主要从供氧、压力、军用或民用等多方面考虑所涉及的法律法规及规定。目前可参考的标准：① GB/T 35414—2017《高原地区室内空间弥散供氧（氧调）要求》；

② DBJ 540005—2018《西藏自治区民用供氧工程施工及验收规范》；③ GJB 646—88《座舱压力制度生理要求》；④ GJB 867—90《航空加压供氧生理要求》；⑤ GJB 8555—2016《高原部队人员用氧标准》。以上标准是高原氧疗设备的基本要求，具体设备技术指标需根据相应的专业要求具体确认。

（三）其他特殊氧疗设备

其他特殊氧疗设备在潜水、民航、矿下救援、体育等各个领域都有相应的应用，其参考的法律法规及规定涉及多行业、多领域，如 JB/T 12437—2015《井下煤矿用可移动式硬体救生舱》、GB/T 8982—2009《医用及航空呼吸用氧》、GB/T 35371—2017《载人潜水器供氧及二氧化碳吸收设计要求》、TY/T 3903—2019《低氧呼吸训练系统使用要求和检验方法》、GB 28396—2012《混合气潜水安全要求》等。具体设备标准参见各自行业的专用法律法规及规定要求。

（李国庆　王素娥）

第二篇　氧疗应用

第八章　氧疗应用概述

氧是维持人体生命必需的物质，但人体的氧储备量极少，代谢所需的氧全靠呼吸器官不断从空气中摄取，并借助循环系统及血液系统的功能运往全身的器官和组织，以供组织氧利用。缺氧可导致体内的代谢异常和生理功能紊乱，严重者可导致重要器官组织损害和功能障碍，甚至细胞死亡而危及生命；纠正器官和组织缺氧，即氧疗，早已成为现代临床疾病治疗方案的重要组成部分。

氧疗是指使用氧元素或者氧气治疗疾病的方法。本部分不仅介绍了狭义的氧疗（通过吸氧提高动脉血氧饱和度、增加动脉血氧含量、升高动脉血氧分压，从而纠正各种原因造成的机体缺氧，促进细胞及组织新陈代谢，维持人体生命活动及治疗疾病的一种方法），也介绍了其他临床常见的可增加全身组织器官或局部组织器官的氧气含量而达到治疗目的的氧疗方式。

一、氧疗的分类

目前氧疗的分类方法多种多样，同一种氧疗根据不同的分类方法可隶属于不同的氧疗类型。目前医学领域主要根据场所不同、给氧途径不同、给氧环境压力不同和氧疗气体成分不同进行分类。

（一）根据场所不同分类

根据场所不同氧疗可分为临床氧疗、家庭氧疗及特殊氧疗。

1. 临床氧疗　为区别家庭氧疗，临床氧疗单纯指在医院进行的氧疗，其是通过各种途径给予机体氧供以达到纠正缺氧目的的氧疗方式。临床氧疗可分为一般临床氧疗、超氧疗法和高压氧治疗。

2. 家庭氧疗　即病情稳定的患者在家中利用吸氧设备进行长时间的吸氧，以纠正慢性缺氧状态的一种氧疗方式。随着便携式给氧装置的问世及家庭用氧源的飞速发展，慢性呼吸系统疾病和持续低氧血症的患者可在家中进行氧疗。家庭氧疗一般包括长程家庭氧疗和短程家庭氧疗。

3. 特殊氧疗　指在除临床氧疗及家庭氧疗以外的一些特殊或极端环境下（高山、深海、外层空间）使用特殊设备进行供氧或氧疗，如航空航天氧疗、潜水氧疗、高原氧疗等。

（二）根据给氧途径不同分类

根据给氧途径不同氧疗可分为呼吸道给氧、循环系统直接给氧、局部给氧和超氧疗法。

1. **经呼吸道给氧** 是最常见的氧疗方式，可分为无创给氧和有创给氧两种。无创给氧包括鼻塞和鼻导管（鼻前庭）给氧、面罩给氧、无创正压通气等；有创给氧包括鼻导管（鼻咽部），经气管内导管、气管切开导管、气管切开呼吸机辅助给氧等方式。

2. **循环系统直接给氧** 包括体外膜肺氧合（extracorporeal membrane oxygenation, ECMO）、静脉内氧合（intravenous oxygenation, IVOX）和静脉高氧液治疗。ECMO 实际上是体外循环技术的扩展和延长应用，其是为常规治疗难以奏效的可逆性呼吸衰竭和（或）心力衰竭患者提供的一种心肺支持治疗技术，通过此种技术直接将体外氧合的血液回输入体内满足组织及器官的需求。ECMO 包括两种常用的体外循环方式，即静脉 – 动脉（veno-arteial，V-A）模式和静脉 – 静脉（veno-venous，V-V）模式，其目的是让受损的肺"休息"，为肺组织提供修复愈合的"机会"。静脉内氧合是将腔静脉氧合器（一种特制的细长中空纤维连接于导管的氧合装置）置入腔静脉中，高浓度氧在纤维膜内通过，氧和二氧化碳依膜内外的浓度差进行跨膜交换，经导管排出。与 ECMO 相比，IVOX 操作技术简单、创伤小、对血液成分破坏轻、并发症少且费用也较低，但单位时间内气血交换量少，不能提供与体外膜肺相同的气体交换功能，主要应用于通气支持下动脉血气水平降低的辅助治疗或作为正压通气禁忌者的替代方法。静脉高氧液是将高氧分压、高浓度溶解氧及含有一定浓度活性氧的液体通过静脉输液方式注入人体，从而改善供氧、提高血氧含量的一种氧疗方式。

3. **局部给氧** 主要是指人体局部组织损伤后，在创面形成一个高氧环境，促进创面愈合。目前，在国外主要通过使用特殊的微氧疗仪给局部组织或器官供氧达到治疗目的，而国内微氧治疗仪没有广泛使用，临床可见到用塑料袋屏蔽创面，袋内连通氧气的方式进行局部氧疗。此外，临床上亦有使用血红蛋白喷剂或局部应用富氧纱布等方式以达到局部氧疗的目的。

4. **超氧疗法** 臭氧（O_3），又称超氧，不是氧气，而是由三个氧原子组成的一种强氧化剂，其特点是易分解、易溶于水、不能经肺吸入。超氧疗法可以采用静脉血自体回输或局部直接使用。临床上常用于腰椎间盘突出、骨性关节病、软组织疼痛、病毒性肝炎等疾病的治疗。

（三）根据给氧环境压力不同分类

根据给氧环境压力不同氧疗可分为常压氧疗、微压氧疗和高压氧治疗。

1. **常压氧疗** 是指在与工作及生活相同压力环境下进行的氧疗，如医院病房吸氧或家中通过制氧机吸氧等。常压环境中进行氧疗是最常见的氧疗方式，包括常规的鼻塞和鼻导管吸氧、面罩吸氧、头罩吸氧、氧帐吸氧、氧泵吸氧、呼吸机辅助吸氧，以及体外膜肺氧合等。

2. **微压氧疗** 指暴露于 0.15MPa 以下，氧气浓度大于 21% 的环境气体中进行较温和的氧疗方式。微压氧疗需要用到微压氧舱，其优势主要是体积小、搬运灵活且私密性强。

3. **高压氧治疗**（hyperbaric oxygen therapy, HBOT） 是指在高于常压（1 个标准大气压）

环境下吸入纯氧或高浓度氧的一种治疗方式。高压氧舱包括使用氧气加压的单人舱和使用压缩空气加压的多人舱。高压氧舱为特种设备，氧疗过程中需要维持高压环境，因此，高压氧舱须在固定场所内使用，并且需要专业人员进行操作以规避风险。

（四）根据氧疗气体成分不同分类

根据氧疗气体成分不同氧疗可分为单纯氧气氧疗和混合气体氧疗。

1. 单纯氧气氧疗　是最常见的一种氧疗方式，如吸入 24%～35% 的氧气为低浓度氧疗，吸入 40%～60% 的氧气为中浓度氧疗，超过 60% 的氧气为高浓度氧疗，三种浓度氧气氧疗方式均有相应的适应范围。

2. 混合气体氧疗　目前临床使用的混合气体氧疗主要是 O_2–CO_2 混合气体疗法和氦氧混合气体疗法。O_2–CO_2 混合气体疗法通常用 5% CO_2 和 95% O_2 混合使用，治疗时间很短，大约 10 分钟。O_2–CO_2 混合气体疗法主要用于治疗高通气、呃逆、抽搐、CO 中毒、癫痫发作及加速挥发性麻醉剂清除等，但因 CO_2 的副作用限制了其应用。氦氧混合气体疗法主要应用于气道阻塞性疾病和潜水医学领域，如氦氧混合气体疗法在支气管哮喘的治疗中广泛应用，且无明显副作用，但氦气来源较困难，造价高，该混合气体中 FiO_2 以 0.2～0.4 为宜。

二、氧疗的原理

氧疗主要目的是改善机体缺氧，但氧疗方式不同，其具体机制又各有不同。

（一）常规氧疗原理

呼吸性缺氧的发病机制不同，氧疗的效果也不同。通气不足所致低氧血症一般只需低浓度氧疗，这是因患者无换气障碍，肺泡气－动脉血氧压差［P（A–a）O_2］未增大，吸氧后 P_AO_2 升高，PaO_2 可随之升高。弥散障碍所致低氧血症也易于改善，因氧的弥散速率与肺泡和毛细血管间氧压差成正比。吸氧浓度若提高至 30%，P_AO_2 即可增加 60mmHg，弥散力就可增加 1 倍。氧疗对通气（V）/ 血流（Q）失调所致缺氧的疗效取决于病变的性质、程度和吸氧浓度，病情不严重者吸较高浓度氧后缺氧可明显改善。而因肺内分流所致低氧血症，氧疗常不能使 PaO_2 升至正常。这是因血液流经无通气的肺泡时不能氧合，而流经正常通气的肺泡时血氧饱和度已近 100%，虽吸高浓度氧也不能使血氧饱和度大幅度提高，仅可增加物理溶解的氧量。循环性或贫血性缺氧的主要问题不在氧分压下降，故常规氧疗只能部分解决缺氧问题，即以较高水平的 PaO_2 来代偿因循环缓慢或血红蛋白携氧能力不足所致的氧运输障碍。

（二）高压氧治疗原理

高压氧对人体主要产生以下几方面的作用：缩小气泡的机械作用，增加组织氧分压和动脉血氧分压升高所致的血管收缩作用。

1. 缩小气泡　依波意耳定律，气体的体积与绝对压力成反比，当环境压力增加时，体内含气腔脏器内的气体或组织体液内析出的气泡体积缩小，同时气泡内气压升高，其气体成分按亨利定律溶入体液，使气泡进一步缩小直至消失。此外，在高压氧下，血氧分压升高，气泡外氧分压高于气泡内氧分压，氧气可将气泡内的主要气体成分氮气置换出来，加速气泡的消失，因而高压氧对气栓症与减压病有独特的疗效。在气性坏疽中，组织间隙游离气体累积引起组织压力增加，导致局部血液循环障碍、组织坏死。高压氧可缩小组织间隙游离气体体积，降低组织内压力，从而改善血液循环，抑制组织坏死，减轻疼痛。

2. 提高血氧分压，增加血氧含量 正常时动脉血氧分压为 100mmHg（13.3kPa），此时血红蛋白结合氧基本达到饱和，血红蛋白氧饱和度约 99%。在此基础上，进一步增加血氧分压并不能有效提高血红蛋白结合的氧量。而根据亨利定律，血浆内物理溶解氧与氧分压成正比，高压氧舱内压力升高，肺泡氧分压随之增加，溶解于血浆内的氧量相应增多，从而增加组织氧储备量，增加组织利用的氧，具体描述如下。

（1）增加氧组织储备量：高压氧提高血氧分压，血浆溶解氧增加，使组织细胞本身的氧含量增加，从而增加组织氧储备量，在循环供氧中断时，可延长存活时间。常温常压下，每千克组织的氧储备约为 13ml，耗氧速度为 3 ～ 4ml/min，因此阻断循环在安全时间为 3 ～ 4 分钟。在 2250mmHg（0.3MPa）气压下，每千克组织的氧储备可提高至 53ml，安全时间可延长至 8 ～ 12 分钟。体温每下降 5℃，氧在血液中的物理溶解度增加 10%，脑细胞耗氧量降低 35%，心肌耗氧量降低 20%。因此，高压氧结合低温疗法，可进一步增加氧储备，延长阻断循环的安全时间。

（2）增加氧有效弥散距离：组织中氧以毛细血管为圆心向周围不断弥散。氧弥散的驱动力是氧分压差，氧气总是从氧分压高的区域弥散到较低的区域。如果氧没有被机体组织利用，两区域的氧分压将很快达到平衡。在机体中，氧沿着整个弥散途径被组织不断摄取，故距毛细血管越近，组织氧分压越高，距毛细血管越远，组织氧分压越低。从毛细血管到达组织细胞的供氧量刚好与需氧量平衡的距离，称为氧的有效弥散距离（或有效弥散半径）。高压氧下，血氧分压升高，在靠近毛细血管周围的组织细胞氧含量增加，有效弥散半径也增加。在高压氧条件下，使动脉端毛细血管氧的有效弥散距离从 60μm 增加到 300μm，使静脉端毛细血管氧的有效弥散距离从 12μm 增加至 60μm。

（3）二氧化碳潴留：在一定的高压氧条件下，组织细胞摄取血液中物理溶解的氧便能满足生物氧化需要，不必动用氧合血红蛋白中的氧，因此动脉与静脉中的血红蛋白均保持在氧合状态，不能与二氧化碳结合，氨基甲酸血红蛋白生成受阻是导致二氧化碳潴留的原因之一，组织细胞中的二氧化碳含量升高，血中二氧化碳含量也随之增高，进而使血中氢离子浓度增加，pH 下降，碳酸氢盐生成受阻，体内形成二氧化碳潴留。

3. 促进血管收缩 动脉血氧分压大幅升高，对血管产生直接的收缩作用，血管收缩可促进组织水肿的吸收，有利于防止形成组织水肿。高压氧使大部分血管收缩的原理可能与以下两种因素有关：①高压氧直接刺激血管平滑肌，造成血管反射性收缩；②由于组织需氧量已满足，血流速度减慢，机体自身调节致使血管收缩。

（三）局部氧疗原理

局部氧疗可在创面形成高氧环境，促进伤口的愈合，在伤口愈合中的效果明确。

1. 调节氧感受器 局部氧疗通过适度提高创伤缺氧组织的局部氧分压，在伤口周围形成氧分压梯度，来调控多种氧感受器的信号转导机制，从而有利于细胞的有氧代谢，促进伤口愈合。

2. 抗感染作用　慢性伤口容易继发感染，是伤口经久不愈的重要原因之一。氧疗的杀菌作用主要是可增加白细胞活性，杀灭细菌，同时氧气有非特异性抑制作用，主要表现在使组织中的一些酶灭活，使细菌代谢发生障碍，从而抑制细菌生长。特异性抑制主要表现在抑制厌氧菌方面，厌氧菌缺乏多种代谢酶如细胞色素氧化酶、过氧化氢酶，无法应对氧疗时组织细胞有氧代谢增强后产生的高氧化还原电位和大量的过氧化氢，从而发生代谢障碍，无法生长。此外，氧疗可通过增强白细胞的杀菌作用，抑制细菌增殖，从而降低感染的发生率。

3. 促进细胞增长　伤口愈合主要依靠成纤维细胞的生成、胶原蛋白细胞合成及肉芽组织的填充，而氧疗可促进伤口胶原蛋白的合成及血管再生，并促进能量代谢，增加各种生长因子的表达，进而促进伤口愈合，其中 VEGF 是一种能够促进伤口愈合的重要生长因子。

4. 促进微循环的作用　局部氧疗可使局部组织氧分压增加，血管收缩，促进血液循环，减少组织液渗出，从而减轻组织水肿对血管的压迫，加快血流速度，减轻水肿，有利于促进创面愈合。

（傅永旺　刘　娇　岳　嵘）

第九章 氧疗对机体功能及生化与代谢的影响

氧疗能显著提升血氧分压、血氧含量，可引起呼吸、循环、消化、神经、血液、内分泌及免疫等系统一系列的生理功能改变和生化与代谢变化。这些变化大多数是有利的，少数可能对机体产生不利的影响，但这些影响多呈一过性和可逆性改变。为了用其利、避其弊，必须研究和阐明氧疗对机体功能、生化与代谢影响的规律和机制。

第一节 一般临床氧疗和家庭氧疗

一、对机体功能的影响

血氧分压升高及血氧含量和血氧饱和度增加是一般临床氧疗和家庭氧疗对机体造成的首要改变，并因此影响到机体呼吸、循环、消化、神经等多系统的功能状态。

（一）呼吸系统

氧疗通过吸入占比不同的氧气，有效提高肺泡氧分压，促进氧在肺内弥散与交换，进而提高动脉血氧分压、血氧含量和血氧饱和度，加快氧向身体组织的弥散速度，以改善组织供氧。当人体处于缺氧状态时，呼吸中枢会受到刺激，导致呼吸频率加快和呼吸深度增加，以便吸入更多的氧气。这种机制有助于维持血液中氧气的稳定水平，满足身体对氧气的需求。氧疗能使人体摆脱缺氧状态，使呼吸频率和呼吸深度恢复正常。此外，氧疗提供充足的氧气可以保持呼吸道黏膜的正常功能和湿润度，有助于预防呼吸道感染和炎症。同时，氧气还可以促进呼吸道平滑肌的舒张，改善气流受阻的情况，缓解呼吸困难和喘息等症状。

（二）循环系统

氧疗能减轻心脏负荷，促进血液循环向组织运送氧气，改善组织缺氧并减少心脏做功。同时氧疗能有效改善组织灌注。组织缺氧时，局部血管收缩，血流速度减慢，组织灌注不足。氧疗能扩张局部血管，增加血流，进而改善组织灌注。对于心血管疾病患者，氧疗可以通过抗氧化作用，减少氧自由基对心血管系统的伤害，改善患者预后。

（三）消化系统

氧疗可以促进胃肠道蠕动，改善胃黏膜的血液循环，抑制迷走神经的兴奋性，促进胃肠道黏膜屏障功能恢复，改善消化功能。

（四）神经系统

氧疗可提高脑部血氧饱和度，进而改善脑部缺氧，减轻脑水肿，降低颅内压。同时氧疗可促进脑部神经细胞功能恢复，有助于改善神经退行性病变患者的认知功能和运动功能。

二、对生化代谢的影响

一般临床氧疗和家庭氧疗可促进机体代谢过程，改变体内免疫状态和炎症水平，并通过多方面的改变促进创面愈合过程。

（一）代谢

氧气是细胞代谢过程中必不可少的物质，氧疗可以促进机体代谢。缺氧时，糖酵解和脂肪酸氧化等增强，但是这些代谢方式不能持久进行，否则将导致一系列代谢障碍。氧疗可以提供充足的氧气，维持三羧酸循环过程，促进能量的生成，维持机体正常代谢。

（二）免疫系统

氧气在免疫系统中有着重要的作用。氧疗可以激活体内的免疫细胞，促进免疫细胞对细菌、病毒等病原体的杀灭和清除，促进成纤维细胞生长因子的产生，降低促炎性细胞因子的表达，增强机体免疫力。氧疗能促进机体体液免疫和细胞免疫，表现在反映机体防御能力的 NK 细胞、CD3$^+$T 细胞，CD4$^+$T 细胞增多，免疫功能低下者经氧疗后免疫功能升高。此外，氧气通过促进营养物质合成促进机体代谢，为免疫系统的正常运转提供能量。

（三）炎症

缺氧会影响细胞的线粒体功能，从而引发多种级联炎症反应。细胞受到缺氧刺激后，可产生过氧化物、一氧化氮等氧化性物质，激活炎症相关转录因子，促进炎症介质（如细胞因子、趋化因子等）合成和释放；缺氧亦可激活巨噬细胞、中性粒细胞等炎症细胞，引发炎症反应；缺氧还会导致细胞凋亡和坏死的增加，释放细胞内物质和细胞碎片，加剧炎症反应。

炎症又能加剧缺氧程度，炎症介质如活性氧、活性氮等会对血管内皮细胞造成损伤，导致血管通透性增加和血流受阻。炎症过程中血管通透性增加可能导致组织水肿。水肿会压迫血管，减少血液流动，进而降低氧气的传递效率，导致缺氧。炎症介质还可以影响红细胞的功能，导致红细胞变形能力下降、聚集性增加等。这些变化可能降低红细胞的携氧能力，从而导致缺氧。

氧疗可打破缺氧—炎症的恶性循环，有助于减少炎症对组织的损伤。①氧疗能提高血液中氧含量，促进血液循环，增加炎症部位的氧气和血液供应，有助于加速炎症物质的清除和代谢废物的排出。②氧疗增强免疫系统的功能，提高机体对病原体的抵抗能力，有助于减少病原体引起的炎症反应。③氧疗使细胞氧化还原反应重新达到平衡，抑制炎症因子产生，减少炎症介质释放。

（四）创面组织修复

创面愈合需要血管生成以提供充足的营养和氧气，氧疗可以促进血管生成，为创面愈合提供必要的条件。氧疗也有一定的抑菌作用，可以抑制革兰氏阴性菌和阳性菌，其作用包括特异性和非特异性抑制。特异性抑制主要指抑制厌氧菌代谢，导致其无法正常繁殖生长；非特异性抑制指可灭活一些细菌酶，抑制其代谢而达到减少微生物繁殖的目的。局部氧疗将氧气直接作用于皮损局部，使创面干燥，破坏细菌生长的良好环境，加速创面愈合。总之，氧疗可以提高创面组织细胞的含氧量，改善创面的供血、供氧，改善损伤组织的微循环障碍，促进成纤维细胞增生与胶原基质生成，加速创面愈合。

第二节　超氧疗法和特殊氧疗

一、超氧疗法

众多科学研究证明超氧的治疗作用是剂量依赖性的，过高剂量会诱发严重的氧化应激，导致炎症反应和组织损伤，而低剂量的超氧会诱导适度的氧化应激，从而激活抗氧化途径。因其免疫调节、抗氧化、改善组织供氧、抗炎镇痛等作用，超氧成为一种有用的医疗工具，可用于治疗各种慢性缺氧、炎症和氧化还原失衡的疾病，近年来已逐渐应用于许多疾病的治疗。

（一）抗炎作用

通过拮抗炎症反应中的免疫因子释放、扩张血管，改善静脉回流，减轻组织水肿，从而达到抗炎目的。

（二）镇痛作用

超氧能提高红细胞谷胱甘肽过氧化物酶和葡萄糖 -6- 磷酸脱氢酶的活性，刺激脑啡肽等物质的释放；氧化分解某些致痛物质，迅速改善组织缺氧和血管痉挛，达到镇痛的作用。

（三）氧化与抗氧化作用

超氧与血液混合后可产生过氧化氢，并增加自由基数量，此种作用诱导并激活机体抗氧化酶系统，使超氧化物歧化酶、谷胱甘肽过氧化物酶和还原酶等自由基清除剂大量产生，清除机体过多的自由基，从而调节机体的抗氧化能力。

（四）免疫调节作用

超氧气体作用于全血细胞膜上的不饱和脂肪酸，产生脂质过氧化物和超氧类过氧化物，进入免疫活性细胞激活核因子 NF-κB，促使细胞基因转录和翻译，诱导蛋白质合成，释放细胞因子，包括干扰素（IFN-α、IFN-β、IFN-γ）、白介素（IL-1β、IL-2、IL-4、IL-6、IL-8、IL-10）、肿瘤坏死因子（TNF-α）、粒细胞 - 单核细胞集落刺激因子（GM-CSF）和转化生长因子（TGF-β1）。这些细胞因子具有多种作用，如免疫刺激或免疫抑制。不同的超氧浓度和疗程对身体的免疫功能有不同的调节方法和影响。

二、特殊氧疗

特殊氧疗如航空航天氧疗、潜水氧疗、高原氧疗和常压饱和吸氧对机体功能及生化与代谢的影响大多涵盖了与一般临床氧疗相同的内容（如常压饱和吸氧），或者因治疗过程中涉及的压力变化与高压氧治疗相似（如航空航天氧疗、潜水氧疗、高原氧疗）。同时，由于特殊氧疗使用环境的特殊性，又能对机体功能和生化代谢产生与临床氧疗不同的影响。

第三节　高压氧

高压氧目前已经成为多种疾病的有效治疗方式，可以显著影响机体功能及生化与代谢，应引起临床足够的重视。

一、对机体功能的影响

与一般临床氧疗和家庭氧疗相似，高压氧可影响到机体的呼吸、循环、消化、神经、血液、泌尿、内分泌、免疫等多系统的功能状态。

（一）呼吸系统

在高压氧下，呼吸系统功能的变化，除了与血氧分压增高有关，还受压缩气体物理作用的影响。血氧分压增高可反射性抑制呼吸中枢，使呼吸频率下降。另外，高压氧增加舱内气体密度，使呼气阻力远大于吸气阻力，呼气由被动变为主动，呼吸阻力增加，呼吸幅度加大，呼吸消耗的能量增加。高压氧下，呼吸加深，最大通气量下降，补吸气量和潮气量、肺泡通气量增大，肺活量增大，但用力呼气量下降。

（二）循环系统

高压氧刺激主动脉体和颈动脉体内的化学感受器，反射性兴奋迷走神经，使心率下降 $10\% \sim 30\%$。高压氧还可减慢心内传导，减弱心肌收缩力，扩大心脏容积，使心排血量降低，心肌耗氧量下降 20%。高压氧能导致血压升高，舒张压升高最明显。在高压氧下，血流动力学最特征性的变化是机体大多数血管收缩，血流量减少（如脑、冠状动脉、肾、视网膜等部位的血管），但会使椎动脉和肝动脉扩张。

（三）消化系统

高压氧可增强胃肠蠕动，对便秘、麻醉性肠梗阻有治疗意义。但在高压氧下，唾液、胃液等消化液分泌明显减少，故不主张在饱餐后立即加压。此外高压氧对肝脏具有保护作用，可以增强肝细胞的解毒功能。

（四）神经系统

高压氧可增加血脑屏障的通透性，这种通透性的增高是可逆的。另外高压氧下脑血管收缩，脑血流量相对减少，但脑组织及脑脊液的氧分压却增高，因而可以减轻脑缺氧，恢复脑功能。

（五）血液系统

在高压氧环境中，由于血液溶解氧增加，抑制促红细胞生成素的分泌，红细胞、血红蛋白计数减少，但一般影响较小且短期内可恢复，因此贫血不是高压氧的禁忌证。此外，高压氧还有减少血浆总蛋白、降低血液黏度、延长出凝血时间、降低血浆胶体渗透压、增强造血功能等作用。

（六）泌尿系统

高压氧使肾血管收缩，血管内径变小，使肾血流量减少。但肾小球滤过率却增加，尿量增多，电解质及肌酐排泄增加，这与出球动脉收缩大于入球动脉收缩有关。

（七）内分泌系统

高压氧下，脑垂体和肾上腺皮质激素生成增多，刺激垂体–肾上腺皮质轴和交感–肾上腺髓质系统。肾上腺皮质激素具有抗炎、促进糖异生、稳定溶酶体膜等作用。肾上腺髓质兴奋可释放肾上腺素。肾上腺素在中枢神经系统的特异性和非特异性反应中起积极作用。同时高压氧也会使其他内分泌器官发生变化，如甲状腺、前列腺、睾丸等。

（八）免疫系统

高压氧对免疫系统具有调节作用。体液免疫中，高压氧可以使血清免疫球蛋白含量降低；而在细胞免疫中，高压氧可以减少中性粒细胞的募集和活化，并诱导淋巴细胞凋亡。目前，高压氧对免疫的具体机制尚不明确，但其具有明显的免疫抑制作用，因此可应用于器官移植及免疫相关疾病的治疗中。

二、对生化与代谢的影响

高压氧下机体氧自由基水平显著升高，诱导机体抗氧化防御系统应答，并影响代谢相关的酶活性和机体代谢水平。

（一）抗氧化应激与抗炎作用

在高压氧环境下，机体氧自由基水平明显升高，发生氧化应激反应。同时，高压氧还可以通过反射性地增加抗氧化酶的活性等方式调节氧化应激反应，如提高线粒体活性，增加自由基清除剂，从而提供有效的抗氧化防御。目前研究认为，长期高压氧治疗或反复间歇性高压氧暴露可通过适应机制增强抗氧化防御能力。高压氧还可以通过抑制促炎性细胞因子释放、下调细胞间黏附分子的水平，减弱中性粒细胞的黏附作用等方式，实现抗炎作用。

（二）影响酶活性与新陈代谢作用

与一般氧疗相同，高压氧也可增强有氧代谢相关酶活性、降低无氧代谢相关酶活性。但当压力过大时，高压氧会普遍破坏酶系统，降低酶活性。

高压氧对脑组织的新陈代谢具有重要影响，可增加葡萄糖代谢率，使能量生成增多，促进受损脑组织的修复。高压氧下，酪氨酸浓度降低，这可能是氧中毒引起惊厥的机制；同时谷氨酸、谷氨酰胺等浓度升高，这与血氨通过血脑屏障弥散入脑组织有关。高压氧亦可影响心肌代谢，使心肌代谢率下降。

（刘　勇　岳　嵘）

第十章　氧疗的适应证和禁忌证

氧疗在国际国内广泛应用已近百年，积累了丰富的临床经验。随着现代氧疗模式的发展，不同氧疗方式的适应证与禁忌证不断调整、细化，以促进氧疗健康规范发展。

第一节　适应证

氧疗适应证多达百余种，根据氧疗方式不同而迥异，本节将按照临床氧疗、家庭氧疗和特殊氧疗分别介绍。

一、临床氧疗

临床氧疗可分为一般临床氧疗、超氧疗法和高压氧治疗，它们各具特点，有各自不同的临床适应证。

（一）一般临床氧疗

需要大量补充氧气的危重疾病：心搏骤停、休克、脓毒症、严重创伤、溺水、过敏反应、重型颅脑损伤、一氧化碳中毒。

患者处于低氧血症状态需要适度补充氧气的危重疾病：急性低氧血症（病因不明时）、支气管哮喘急性发作期、肺炎、肺癌、术后呼吸困难、急性心力衰竭、肺栓塞、胸腔积液、气胸、肺纤维化或其他间质性肺疾病、严重贫血。

慢性阻塞性肺疾病和其他需要控制或低剂量氧疗的疾病：慢性阻塞性肺疾病、囊性纤维化加重期、胸壁疾病、神经肌肉疾病、病态肥胖。

密切监测患者，除非患者存在低氧血症，否则不推荐氧疗的病症：心肌梗死和急性冠脉综合征、脑卒中、妊娠和产科急症、呼吸功能障碍、大多数中毒和药物过量、百草枯或博来霉素中毒、急性和亚急性神经及肌肉疾病导致的肌肉无力。

（二）超氧疗法

超氧疗法在各种原因导致的疼痛性疾病、感染性疾病等多种疾病中有广泛运用，目前公认的超氧疗法的适应证如下。

1. *神经性疼痛*　如疱疹、疱疹后神经痛、中枢疼痛、脊髓空洞症、糖尿病周围神经病变、中枢和外周神经损伤疼痛。

2. *血管性疼痛*　如糖尿病和外周血管疾病、血栓性缺血性疼痛、雷诺病、血管炎。

3. *代谢免疫疾病*　如强直性脊柱炎、类风湿关节炎、过敏性疾病、痛风。

4. 肿瘤 主要包括放疗及化疗的副作用和癌性神经痛。

5. 退行性脊柱疾病及关节和骨骼肌疾病 包括椎间盘性下背痛、腰椎间盘突出、颈椎病、膝关节骨关节炎、髋关节骨关节炎，以及慢性肌肉、肌腱、韧带、筋膜和关节囊拉伤引起的疼痛。

6. 创面 如坏死性溃疡、烧伤。

7. 其他 慢性肝炎、突发性耳聋、年龄相关性黄斑变性（萎缩性）、哮喘、多发性硬化、脑梗死、慢性缺血性心脏病、失眠。

（三）高压氧治疗

根据 2018 年中华医学会高压氧医学分会依据最新发表的循证医学证据和国际指南，并结合中国国情及医疗现状达成的专家共识，高压氧治疗的临床适应证分为Ⅰ类适应证和Ⅱ类适应证。Ⅰ类适应证为依据现有临床证据认为实施高压氧治疗具有医学必要性的疾病。Ⅱ类适应证为依据现有临床证据认为高压氧治疗是否显著优于传统疗法仍存在一定争议的疾病。由于高压氧治疗本身不会给Ⅱ类适应证疾病带来不利影响，且全面禁止高压氧治疗会使患者丧失从高压氧治疗中获益的可能。因此，对于Ⅱ类适应证仍建议积极实施高压氧治疗。

1. Ⅰ类适应证 我国 2018 年制定的高压氧治疗的Ⅰ类适应证与多个国家制定的高压氧治疗适应证有很大的相似性，根据致病机制的相似性，可分为七大类适应证。

（1）气泡导致的疾病：减压病、气栓症。

（2）中毒：急性一氧化碳中毒、氰化物中毒。

（3）急性缺血状态：危兆皮瓣；骨筋膜室综合征；挤压伤；断肢（指、趾）术后血运障碍；不能用输血解决的失血性休克，如无血液供应或宗教不允许输血。

（4）感染性疾病：坏死性软组织感染、气性坏疽、难治性骨髓炎、颅内脓肿、难治性真菌感染、肠壁囊样积气症、坏死性外耳道炎。

（5）放射性组织损伤：放射性骨坏死，软组织放射性坏死，放射性出血性膀胱炎，放射性直肠炎，放射性下颌损伤的口腔科术前、术后预防性治疗。

（6）创面：糖尿病感染性溃疡、坏疽性脓皮病、压疮、烧伤、慢性静脉溃疡。

（7）其他方面：突发性耳聋，视网膜中央动脉阻塞，脑外伤，声损性、噪声性耳聋，急性中心性视网膜脉络膜炎，急性眼底供血障碍。

2. Ⅱ类适应证 为高压氧治疗可能获益的适应证。目前研究显示，对于下述疾病附加高压氧治疗与传统治疗相比是否具有更好疗效仍未得出准确结论。但高压氧治疗有其合理性，所以建议积极实施高压氧治疗。

（1）神经系统：缺氧性脑损害；急、慢性脑供血不足；脑卒中恢复期；精神发育迟滞；脑膜炎；脑水肿；急性感染性多发性神经根炎；病毒性脑炎；多发性硬化；脊髓损伤；周围神经损伤；孤独症；非血管因素的慢性脑病（如阿尔茨海默病、Korsakoff 综合征 / Wernicke 脑病、尼曼 - 匹克病 / 鞘磷脂沉积病）；认知功能障碍（如老年性痴呆）；其他因素（中毒、缺血等）导致的神经脱髓鞘疾病，如一氧化碳中毒迟发性脑病。

（2）心脏：急性冠脉综合征；心肌梗死；心源性休克。

（3）血管系统：慢性外周血管功能不全；无菌性股骨头坏死；肝动脉血栓。

（4）创面：直肠阴道瘘，外科创面开裂，蜘蛛咬伤，冻伤，复发性口腔溃疡，化学皮肤损害，常规整形术后、移植术后。

（5）中毒：四氯化碳、硫化氢、氨气、农药中毒（百草枯中毒禁用高压氧治疗），中毒性脑病，急性热、化学性因素造成的肺损伤，吸入性烟雾造成的肺损伤。

（6）其他：高原适应不全症，牙周病，消化性溃疡，溃疡性结肠炎，克罗恩病，肝坏死，运动性损伤及训练恢复，疲劳综合征，骨质疏松，骨折后骨愈合不良，偏头痛或丛集性头痛，恶性肿瘤辅助治疗（与放疗或化疗并用），麻痹性肠梗阻，破伤风，耳鸣，糖尿病视网膜病变、青光眼、视网膜脱离术后，翼状胬肉眼科手术前后，银屑病，玫瑰糠疹。

二、家庭氧疗

家庭氧疗是患者临床氧疗的延伸和拓展，并逐步实现科学合理使用。目前家庭氧疗主要分为长期氧疗、夜间氧疗和姑息氧疗，分别适用于不同的人群。

（一）长期氧疗

长期氧疗是指以低流量（1～3L/min）每日给慢性低氧血症患者吸氧，且每日吸氧时间不少于 15 小时的家庭氧疗方式。

1. 慢性阻塞性肺疾病　静息 $PaO_2 \leq 55mmHg$ 或 $SaO_2 \leq 88\%$ 的患者处于稳定期慢性阻塞性肺疾病时应评估是否需要长期氧疗，以提供存活受益和肺血流动力学改善。静息 $PaO_2 \leq 60mmHg$ 的稳定期慢性阻塞性肺疾病，合并外周水肿、红细胞增多（血细胞比容≥55%）或肺动脉高压者 $PaO_2 \leq 60mmHg$ 或 $SaO_2 \leq 94\%$ 需要处方长期氧疗。静息时高碳酸血症的患者满足长期氧疗的其他条件应该处方长期氧疗。

2. 呼吸衰竭　对于成年患者，特别是慢性呼吸病患者，$PaO_2 < 60mmHg$ 即可给予氧疗，对于急性呼吸衰竭患者，氧疗指征可适当放宽。因肥胖、神经肌肉疾患导致的 II 型呼吸衰竭患者，如单纯应用无创呼吸机仍不能纠正低氧血症，可考虑联合使用长期家庭氧疗。

3. 肺间质疾病　静息 $PaO_2 \leq 55mmHg$ 的肺间质疾病患者应处方长期氧疗。静息 $PaO_2 \leq 60mmHg$ 的肺间质疾病，合并外周水肿、红细胞增多（血细胞比容≥55%）或肺动脉高压者需要处方长期氧疗。

4. 囊性纤维化　静息 $PaO_2 \leq 55mmHg$ 的囊性纤维化患者应处方长期氧疗。静息 $PaO_2 \leq 60mmHg$ 的囊性纤维化，合并外周水肿、红细胞增多（血细胞比容≥55%）或肺动脉高压者需要处方长期氧疗。

5. 肺动脉高压　肺动脉高压且 $PaO_2 \leq 60mmHg$ 应该处方长期氧疗，包括特发性肺动脉高压。

6. 神经肌肉和胸壁疾病　导致 II 型呼吸衰竭的胸壁和神经肌肉疾病应选择无创通气治疗，如果无创通气不能纠正缺氧则需要额外的长期氧疗。

7. 进展期心力衰竭　静息 $PaO_2 \leq 55mmHg$ 的进展期心力衰竭患者应处方长期氧疗。

静息 $PaO_2 \leqslant 60mmHg$ 的进展期心力衰竭，合并外周水肿、红细胞增多（血细胞比容 $\geqslant$ 55%）或心电图或超声心动证实的肺动脉高压者需要处方长期氧疗。另外提到如果给予长期氧疗的患者继续吸烟，有限的临床获益值得讨论。

（二）夜间氧疗

不满足长期氧疗标准的严重心力衰竭患者，在除外引起夜间低氧的其他原因（如肥胖低通气、阻塞性睡眠呼吸暂停）后，如果有证据显示日间症状是由睡眠呼吸障碍导致且心力衰竭治疗已达最佳的情况下推荐夜间氧疗。

（三）姑息氧疗

有顽固性呼吸困难的癌症或终末期心脏呼吸系统疾病患者，应在经过适当培训的专业健康护理机构进行阿片类药物试验治疗的评估和非药物试验治疗的评估。

三、特殊氧疗

特殊氧疗方式如航空航天氧疗、潜水氧疗、高原氧疗和常压饱和吸氧，由于目前没有公认的指南或者专家共识，本章中适应证仅供参考。

（一）航空航天氧疗

航空航天氧疗的适应证虽然无成文的适应证，但其是航空航天活动顺利开展的重要保障。

1. 高空飞行 在高空飞行中，大气压力和氧分压降低，可能导致机体出现低氧血症，航空航天氧疗可以预防和治疗这种情况。

2. 太空活动 宇航员在太空中工作时，由于外太空几乎没有氧气，因此需要持续的氧气供应。

3. 紧急情况 在飞行中发生减压、氧气系统故障或其他紧急情况时，可能需要临时的氧疗。

4. 模拟训练 飞行员和宇航员在模拟高海拔或太空环境的训练中，可能需要氧疗以模拟实际条件。

（二）潜水氧疗

潜水氧疗的适应证与高压氧治疗有部分重叠，但是具体应用中患者的选择、治疗方案、时间等方面仍存在一定的差异。

1. 减压病（潜水员病） 由于潜水后上升速度过快，体内溶解的气体（主要是氮气）超过饱和极限，形成气泡，导致血管和组织损伤。

2. 气体栓塞症 潜水时气体可能在血液或组织中形成栓塞，如肺栓塞或脑栓塞。

3. 感染性疾病 某些厌氧菌感染，如气性坏疽。

（三）高原氧疗

高原地区氧分压低，因此氧疗广泛运用于高原相关疾病的救治和高海拔地区的一些适应性训练和活动中。

1. 急性轻型高原病 在快速上升至高海拔地区后出现的头痛、恶心、呕吐、疲劳和眩晕等症状。

2. 高原肺水肿　由于低氧引起的肺部液体积聚，是一种紧急情况。

3. 高原脑水肿　由于低氧引起的脑部肿胀，也是一种紧急情况。

4. 慢性高原病　长期居住在高海拔地区的个体可能出现的慢性低氧症状。

5. 登山者和探险者　在攀登高海拔山峰时，氧疗可帮助提高耐力和减少高原病的风险。

6. 高海拔地区居民　对于生活在高海拔地区的居民，氧疗可以改善日常活动时的氧气供应。

7. 高海拔训练　运动员在高海拔地区训练时，氧疗可能有助于模拟低氧环境下的训练效果。

（四）常压饱和吸氧

常压饱和吸氧的适应证缺少文献支持，现仅根据临床经验进行总结。

1. 缺氧症状缓解　适用于登高或前往高海拔地区的人群。常压饱和吸氧有助于缓解高原反应症状，如头痛、呼吸困难和乏力，提高身体对缺氧环境的适应能力。

2. 增加精力　对于因工作压力、疲劳或长时间劳累导致精力不足和体力下降的人群，常压饱和吸氧可以提供额外的能量，改善警觉性和活力，促进身体恢复。

3. 压力缓解　适用于需要放松身心、减轻疲劳和缓解紧张情绪的人群。常压饱和吸氧有助于提高情绪状态、促进放松，减轻焦虑和压力感，改善睡眠质量，促进心理健康的恢复。

4. 促进康复　常压饱和吸氧可用于缓解运动后肌肉疲劳和酸痛感，加快肌肉恢复和修复过程。对于一些慢性疾病，如疲劳综合征、神经衰弱等，常压饱和吸氧有辅助治疗作用。

5. 改善健康　常压饱和吸氧提高机体免疫力、促进新陈代谢、预防疾病，对身体健康有积极作用。

6. 美容养生　常压饱和吸氧作为美容养生的方式，有助于改善皮肤状况，延缓衰老。

第二节　禁忌证和影响因素

医务人员和相关工作人员应对氧疗的禁忌证进行慎重、客观的评价。同时需要对患者进行综合分析，权衡氧疗的风险与获益。

一、临床氧疗

由于一般临床氧疗、超氧疗法和高压氧治疗的差异性，其禁忌证和影响因素也各具特点。

（一）一般临床氧疗

1. 禁忌证　主要用于约束超指征使用氧疗，以免发生可避免的风险事件。

（1）无低氧血症情况下，且非适应证范围内的患者，SaO_2 在 94% ～ 98% 不推荐氧疗。常规氧疗能够导致患者高氧血症的发生，增加患者死亡风险。

（2）急性心肌梗死患者 SaO_2 大于 93%，且无呼吸困难时不需要给氧，高浓度氧疗可导致更大面积的坏死，增加死亡风险。

2. 影响因素　主要包括影响氧气吸入量的外界因素和患者自身因素两部分。

（1）稳定合格的氧气源：若气源为不合格的氧气或空气，氧疗效果欠佳。

（2）每天氧疗的总时间：一定要达到医生处方的要求，否则氧疗效果欠佳。

（3）吸氧剂量：吸氧剂量过少或过高均无法达到氧疗要求，应根据处方调节吸氧剂量。

（4）气道阻塞：氧疗时应保持气道通畅，否则氧疗效果欠佳。

（5）血液酸碱度：血液酸碱度适度，临床治疗时如果急于补充碱剂，迅速纠正血液 pH，会使组织缺氧更趋严重。

（6）心脏功能：必须考虑心脏功能。心脏功能衰减时，应予以纠正。

（7）贫血：如果患者伴有贫血，携氧能力下降，应予以纠正。

（8）高黏血症：血黏度增加，造成肺部氧合与组织供氧减少，应予以纠正。

（9）低渗血症：低渗血症时患者红细胞可塑性降低，肺与组织部位的血气交换下降，应予以纠正。

（二）超氧疗法

1. 禁忌证

（1）超氧过敏。

（2）葡萄糖 –6– 磷酸脱氢酶缺乏（简称蚕豆病）。

（3）甲状腺功能亢进。

（4）镰状细胞贫血。

（5）接受抗凝血药物的患者。

（6）患有严重心律失常、高血压病和其他心血管疾病。

（7）血色素沉着症和接受铜疗法或铁疗法的患者。

（8）孕妇。

（9）其他相对禁忌证：如心肌梗死、低血压、低钙血症、低血糖、内出血、血小板减少、凝血病、急性酒精中毒和柑橘过敏。

2. 影响因素

（1）维生素及抗氧化剂：治疗期间不建议口服维生素及抗氧化剂。

（2）血管紧张素转化酶抑制剂：超氧自体血疗法可能增强血管紧张素转化酶抑制剂的降压作用，从而导致患者血压过低。

（3）抗凝剂：超氧自体血疗法中抗凝剂使用偏少会引起血栓，而抗凝剂使用过量会导致凝血功能障碍。

（4）抗氧化材料容器：超氧自体血疗法治疗过程中所有接触超氧的容器和管路均应选用抗氧化材料或玻璃器皿。

（5）年龄：未成年人不建议做超氧自体血疗法，未成年人及 80 岁以上老人建议用超氧直肠灌注替代。

（三）高压氧治疗

高压氧治疗的禁忌证随着高压氧学科的发展在不同时期有所差别，目前主要以2018年中华医学会公布的禁忌证为准。

1. **禁忌证** 2018年中华医学会高压氧医学分公布的绝对禁忌证包括以下内容。

（1）未处理的气胸。

（2）同时服用双硫仑（分子式：$C_{10}H_{20}N_2S_4$）（注：双硫仑影响氧化歧化酶的产生，因此服用双硫仑会使机体抗氧化损伤的作用明显减弱，此时给予高压氧治疗会使机体产生氧化损伤）。需要说明的是双硫仑与双硫仑样反应不同。双硫仑是一种用于戒酒的药物。双硫仑戒酒的机制：抑制乙醛脱氢酶，阻碍乙醇的正常代谢，致使少量摄入乙醇也可引起乙醛蓄积中毒的反应，即服用双硫仑后饮少量酒即出现软弱、眩晕、嗜睡、幻觉、全身潮红、头痛、恶心、呕吐等醉酒的反应，令嗜酒者不再思饮酒，而达到戒酒的目的。双硫仑不仅可以影响乙醛脱氢酶，也会影响氧化歧化酶的产生，所以在服用双硫仑时给予高压氧治疗会使机体抗氧化损伤的作用减弱，特别是对于多次应用高压氧治疗者，其出现氧化损伤的风险大大增加。双硫仑样反应是指服用头孢类等药物后，头孢类等药物影响体内乙醛脱氢酶，导致在服用头孢类药物后少量饮酒即出现酒精不耐受的现象，这种现象与服用双硫仑后饮酒产生的症状十分相似，因此称为双硫仑样反应。但是导致双硫仑样反应的头孢类药物并不会对氧化歧化酶有影响，因此服用头孢类药物跟高压氧治疗无冲突。高压氧治疗的禁忌仅仅是针对双硫仑，而非针对引起双硫仑样反应的头孢类等药物。

（3）同时服用抗肿瘤药物如博来霉素、顺铂、多柔比星 [注：博来霉素本身有导致限制性肺疾病的不良作用，高压氧治疗会加重此种不良作用的产生；高压氧会增强顺铂在组织中的毒性作用（2次/日高压氧治疗），顺铂也会延迟创面愈合，从而影响高压氧促进创面愈合的效应；高压氧治疗会使得多柔比星的药物毒性增加]。

（4）早产和（或）低体重的新生儿。

2. **影响因素** 高压氧治疗存在以下相对不安全因素和状况时，需高压氧科医师与相关专科医师共同评估与处理后方可进舱治疗：①胸部外科手术围术期；②呼吸道传染性病毒感染；③中耳手术围术期；④未控制的癫痫；⑤高热；⑥遗传性球形红细胞增多症；⑦幽闭恐惧症；⑧颅底骨折伴脑脊液漏；⑨妊娠3个月以内不建议多次高压氧治疗；⑩未控制的高血压；⑪糖尿病患者，如果血糖控制不稳定时，高压氧治疗时要警惕发生低血糖；⑫青光眼（闭角型）；⑬肺大疱；⑭心动过缓（小于50次/分）；⑮未处理的活动性出血；⑯结核空洞；⑰严重肺气肿；⑱新生儿支气管肺发育不良。

二、家庭氧疗

（一）长期氧疗

1. 治疗期间吸烟的患者进行长期氧疗，临床获益有限。

2. 不应在患者基础疾病急性加重时进行长期氧疗。

3. 对于病情频繁恶化且无法达到持续8周稳定期的慢性阻塞性肺疾病患者，可能需要在恶化后的早期阶段进行评估，一旦他们达到更稳定状态，未来不再需要长期氧疗。

（二）夜间氧疗

夜间氧疗的一些禁忌证主要是由于疾病缺少夜间氧疗的循证医学证据，并考虑到夜间氧疗可能对疾病产生的副作用，暂被列为禁忌证。

1. 不推荐有夜间低氧但不满足长期氧疗标准的慢性阻塞性肺疾病患者应用夜间氧疗。

2. 不推荐仅有夜间低氧而不满足长期氧疗标准的囊性纤维化患者应用夜间氧疗，如有证据证明存在通气障碍，应给予无创通气治疗。

3. 不推荐仅有夜间低氧而不满足长期氧疗标准的肺间质疾病患者应用夜间氧疗。

4. 不推荐神经肌肉疾病患者单独应用夜间氧疗，此种通气障碍首先给予无创通气治疗。

5. 不推荐阻塞性睡眠呼吸暂停、肥胖低通气或重叠综合征患者单独应用夜间氧疗，此种通气障碍首先给予无创通气治疗并可获益。

（三）姑息氧疗

有顽固性呼吸困难的癌症或终末期心脏呼吸系统疾病患者，如果无低氧或仅有长期氧疗临界值之上的轻度低氧（$SpO_2 \geqslant 92\%$），则不推荐姑息氧疗。

三、特殊氧疗

与适应证相似，特殊氧疗的禁忌证和影响因素仅供参考。

（一）禁忌证

特殊氧疗方式如航空航天氧疗、潜水氧疗、高原氧疗和常压饱和吸氧，由于目前没有公认的指南或专家共识，本部分中禁忌证仅供参考，需要进一步深入地研究以制订更加规范的禁忌证。

1. 航空航天氧疗　禁忌证主要包括：①有严重心脏病或高血压病史；②患有呼吸系统疾病，如肺气肿、支气管炎等；③患有精神病或者处于失去知觉的状态；④对氧气过敏或有过敏史；⑤贫血或有出血倾向；⑥监护病房的患者。

2. 潜水氧疗　禁忌证与高压氧治疗禁忌证类似。

3. 高原氧疗　禁忌证主要包括：①严重心脏疾病，如心肌梗死、严重心律失常等，氧疗可能会加重心脏负担；②呼吸系统疾病，如急性支气管炎、肺气肿急性发作、慢性阻塞性肺疾病等，氧疗可能会导致二氧化碳潴留；③颅脑损伤，如颅内高压、脑卒中急性期等，氧疗可能会导致血管扩张，增加颅内压；④严重出血倾向，氧疗可能会增加血容量，加重出血风险；⑤氧气过敏，对氧气过敏的患者可能会出现过敏反应。

4. 常压饱和吸氧　目前缺少关于常压饱和吸氧禁忌证的文献支持，本部分常压饱和吸氧禁忌证仅为临床经验总结。

常压饱和吸氧的禁忌证主要包括：①有严重心脏疾病，如心肌梗死、心绞痛、心力衰竭等；②严重呼吸系统疾病，如急性哮喘、急性支气管炎、肺气肿急性发作等；③严重贫血或出血倾向；④癫痫或其他神经系统疾病；⑤孕妇特别是处于妊娠初期的孕妇；⑥对氧气过敏或有氧中毒史；⑦接受放射性气体治疗；⑧有甲状腺功能亢进或甲状腺功能减退病史。

（二）影响因素

航空航天氧疗、潜水氧疗、高原氧疗及常压饱和吸氧等受多种因素的影响。以下是这些氧疗方式常见的影响因素。

1. 患者健康状况　患者的年龄、基础健康状况、病史等都会影响氧疗的效果。

2. 氧气浓度和流量　氧气浓度和流量的选择对于氧疗效果至关重要，需要根据患者的具体情况进行调整。

3. 氧疗持续时间　氧疗的持续时间也会影响效果，需要根据治疗需求和患者耐受性进行确定。

4. 氧气输送方式　不同的氧气输送方式，如面罩、鼻导管、气囊等对氧疗效果也会有影响。

5. 环境因素　如海拔、气温、氧气压力等环境因素也会影响氧疗的效果。

6. 患者的呼吸功能　患者的肺功能状态、呼吸困难程度等也会影响潜水氧疗、高原氧疗等氧疗方式的效果。

7. 患者心血管健康状况　心脏病史、血压情况等也是影响氧疗效果的重要因素。

第三节　适应证和禁忌证的思考

在临床工作中，患者往往病情复杂多变，对于不同患者、不同病程和不同氧疗方式应该有更详细的考量。

一、临床氧疗

临床氧疗是氧疗应用的重要范畴，且适用人群中涵盖许多重症或者慢性疾病患者。因此对于临床氧疗的开展需要慎重权衡，在确保安全的前提下，尽可能让更多患者获益。

（一）一般临床氧疗

目前，氧疗在临床上有广泛的应用，对氧疗的适应证和禁忌证有着较为完善的认知。氧疗的合理使用能改善缺氧状态，增加机体组织供氧，促进创面愈合及机体代谢，对某些疾病有良好的治疗效果。而盲目使用氧疗存在一些禁忌证和可能产生的毒副作用。在临床治疗中患者可能同时存在氧疗适应证和禁忌证，此时应根据患者的个体化情况考虑利弊后决定是否进行氧疗。同时，在使用氧疗时，要根据患者病情严格制订并遵守氧疗方案。治疗时应注意严密观察患者意识状态、血压、心率与呼吸等生命体征，当出现意外情况时立即停止氧疗并及时对症处理。

鉴于现行氧疗发展状况，很有必要对氧疗进行更加深入的研究，加强人们对氧疗的认知，期待更好的氧疗技术和方案出现，以及氧疗指南的完善，以提高氧疗的安全性和有效性。

（二）超氧疗法

超氧疗法的合理使用可诱导温和的氧化应激反应，提高机体抗氧化能力，灭活炎症因子、疼痛介质等有害物质，对机体有治疗作用。而其不当使用会诱发过度的氧化反应，将靶细胞内原有的抗氧化酶消耗殆尽，产生有毒物质甚至诱导细胞坏死，对机体产生毒性作用。因此在应用超氧疗法时，超氧的浓度、剂量、给药途径和作用部位等应与靶细胞及机体抗氧化能力相适应。目前超氧疗法给药途径、剂量、浓度等尚不统一。由于不同个体、不同组织本身的抗氧化能力存在差异，因此有必要对超氧疗法进行更细致、更深入的研究，建立更加系统性、规范化的指南，以确保超氧疗法的安全性和有效性。

（三）高压氧治疗

高压氧治疗自 20 世纪 60 年代才开始广泛应用于临床治疗，几经发展，其适应证和禁忌证逐渐被认知。高压氧所能治疗疾病种类繁多，但由于发展时间较短，以及不同国家和地区临床经验的差异，对其适应证和禁忌证的认知尚未统一。

高压氧治疗的禁忌证具有相对性，很多情况下经过适当正确的处理，禁忌证是可以消除的，此时接受高压氧是安全的。例如，未处理的气胸是高压氧的绝对禁忌证之一，但是在接受胸腔闭式引流后进舱治疗是非常安全的。

在临床诊疗过程中患者病情往往相对复杂，甚至某些适应证和禁忌证会同时存在，且禁忌证无法消除。此时应当以抢救生命或者避免机体严重损害为前提，对患者病情及身体状况进行全面准确的诊断与评估，考虑利弊，决定是否进行高压氧治疗。

二、家庭氧疗

家庭氧疗可使严重慢性低氧血症的慢性阻塞性肺疾病患者的生存获益，这种疗法可能对慢性肺部疾病引起低氧血症的功能状态和生活质量产生积极影响。长期使用氧疗也可以预防慢性低氧血症的并发症（如肺动脉高压、肺源性心脏病和红细胞增多症）。

氧疗并非有益无害，尤其是对于慢性严重低氧患者，相对高的血氧会危害机体的生理功能，因此应严格把握长期家庭氧疗适应证，避免长期家庭氧疗滥用及不合理使用。我们可根据动脉血气分析结果评估患者是否需要长期家庭氧疗，必要时可间隔 3 周进行两次血气分析以确定患者是否有必要长期氧疗。SaO_2 处于临界水平（即 93% ～ 94%）的患者可每年复查血气分析，出现急性加重时也应及时复查。

氧疗与其他治疗药物一样，应用不当也可产生不良反应，氧疗对大多数非低氧患者并无益处，长时间吸入高浓度氧气还会产生氧自由基，造成细胞膜的损伤即氧中毒。因此，家庭氧疗前，应当由医生判断患者是否符合长期氧疗的指征，并结合病情确定所需的氧流量，间隔 2 ～ 3 个月应对患者的疗效进行重新评估，以判断氧疗是否有效及是否需要继续治疗。出现急性加重时应根据脉氧饱和度监测结果及时调整吸氧浓度，必要时复查血气分析除外高碳酸血症，合并高碳酸血症的慢性阻塞性肺疾病患者建议同时使用无创正压通气，可降低病死率。氧疗过程中要注意氧气的湿化、加温，以减轻鼻黏膜不适。鼻导管、湿化瓶要严格清洁消毒、定期更换，避免霉菌、细菌滋生，以防交叉感染和继发感染。还有氧气能助燃，氧气瓶、制氧机应放于阴凉处，并远离烟火和易燃品，吸烟患者尤其要注意防火。搬运氧气瓶时要避免倾倒撞击，防止爆炸。长期家庭氧疗可改善严重缺氧的慢性阻塞性肺疾病患者的生存率，但在其他慢性缺氧患者中的使用还需要更多临床证据评价其有效性和经济成本。长期家庭氧疗时需要由医生制定明确的治疗方案，包括适宜的治疗浓度、治疗时间及明确的氧疗目标，并指导患者选择合适的吸氧装置和供氧装置。对患者进行充分教育，并通过远程脉氧饱和度监测等移动设备对患者家庭氧疗的使用进行干预将有助于提高患者长期家庭氧疗的依从性。

三、特殊氧疗

特殊氧疗包括航空航天氧疗、潜水氧疗、高原氧疗及常压饱和吸氧等。对于各种特殊氧疗方式的适应证和禁忌证，首先应综合评估患者的基础健康状况，包括心脏疾病、呼吸系统疾病、神经系统疾病等，这些疾病可能影响氧疗的效果和安全性。不同的特殊氧疗方式可能有不同的目的，如航空航天氧疗主要是应对高空环境下的缺氧问题，而常压饱和吸氧可能主要用于提高免疫力或缓解焦虑等。因此，适应证和禁忌证也应根据其目的来确定。此外，还应考虑环境因素，如航空航天氧疗需要考虑外太空环境的影响，潜水氧疗需要考虑水温、水深的影响。对于一些潜在风险较大的氧疗方式，可能需要更密切的医疗监护和评估，以确保患者的安全。

（刘　勇　刘　娇）

第十一章　氧疗的毒副作用

氧疗的毒副作用主要包括氧中毒、减压病和气压伤，除此以外还有一些发生率较少的毒副作用。

第一节　氧中毒

氧中毒是指吸入超过一定压力和时间的氧气所致机体组织器官功能与结构发生的病理性变化，如一般临床氧疗、高压氧治疗、潜水氧疗等均可发生氧中毒，但超氧疗法鲜有报道氧中毒。根据中毒发生部位可将氧中毒分为脑型、肺型和眼型。但事实上，氧中毒时机体各系统同时受影响，只是程度不同，如脑型氧中毒，同时可有肺功能损害，反之亦然。氧中毒受多种因素影响，存在较大的个体和时间差异。

导致氧中毒的主要原因是氧的压力时间效应量超过机体的可耐受能力。中毒的发生率与中毒深度和氧分压时间（治疗压力与吸入高浓度氧的时间）成正比。脑型氧中毒多为氧分压过高（在 0.25MPa 以上的压力环境中吸纯氧）。而肺型氧中毒多为高氧分压下的时间过长，即随吸氧时间的延长，中毒逐渐加重。常压下吸纯氧，6 ~ 12 小时后可发生胸骨后疼痛；12 ~ 18 小时结膜、鼻咽、肺部均可出现刺激症状，肺活量下降；连续吸氧 24 小时后，可发生支气管肺炎。而吸 0.2MPa 的高压氧，3 小时出现肺活量下降，4 小时胸骨后有刺激感，5 小时可出现咳嗽，10 ~ 12 小时可发生明显的肺型氧中毒。

氧中毒的可能机制包括以下几点：①血管通透性增加。高压氧可收缩血管，使血管通透性降低，高压氧过量则导致血管痉挛，使毛细血管壁通透性增加，发生组织水肿。②神经体液因素。高分压氧可以使细胞过氧化增强，甲状腺素分泌减少；高压氧可以使机体产生应激反应，激活下丘脑－垂体－肾上腺皮质系统，下丘脑释放促肾上腺皮质激素，垂体释放促肾上腺皮质激素增加，最终导致糖皮质激素分泌增加。动物实验观察正常小鼠经 0.25MPa、99.2% 氧暴露后，其血清皮质醇含量明显高于对照组，同时电镜观察肾上腺皮质细胞可见其处于分泌旺盛状态。③肺表面活性物质减少。肺型氧中毒时，肺泡壁的分泌细胞（Ⅱ型细胞）内板层小体的膜受损，使其分泌肺表面活性物质的功能减弱或丧失。肺表面活性物质减少将使肺泡表面张力增加而趋于不稳定，甚至萎陷，造成肺不张及其他病理损害。④神经递质改变。氧惊厥时血及下丘脑中 β- 内啡肽水平升高，而垂体内水平显著下降；应用 β- 内啡肽抗血清可延长氧惊厥的始发和减轻其程度。肺型氧中毒时肺内心房钠尿肽（ANP）减少，血浆内 ANP 水平则升高。静脉注射 ANP，能部分抑制高压氧对肺组织及肺泡内磷脂的破坏作用，从而保护肺表面活性物质。高压氧下 γ– 氨基丁酸（GABA）和精氨酸加压素合成减少，脑内 GABA 和 ANP 浓度降低，进而诱发氧惊厥。⑤氧自由基产生过多。氧自由基学说认为氧中毒的根本原因是高压氧条件下氧自由基产生过多并且超出机体的防御能力而造成损害。机体内活性氧的清除主要依靠 SOD、过氧化氢酶、谷胱甘肽过氧化物酶（GSH）、维生素 C、维生素 E 等抗氧化作用。机体暴露在过高氧分压下体内氧张力增高，氧代谢量增多，机体内产生的氧自由基也增多。而体内维生素 C、维生素 E、半胱氨酸等固有抗氧化剂和 SOD、过氧化氢酶、GSH 等抗氧化酶系统却不能将这些骤增的氧自由基全部清除，造成细胞及膜性细胞器膜脂的过氧化反应，从而导致细胞结构和功能损伤。

在氧疗过程中需密切监护患者动脉血气分析结果和血氧饱和度等参数。除了必要的监测以外，要注意观察意识状态、发绀程度、心率与呼吸等情况。吸入高浓度氧的时间不宜超过 24 小时，以免发生氧中毒。应严格遵守氧疗方案，掌握连续吸氧的安全时限并采用间歇性吸氧方法。

一、肺型氧中毒

氧疗中最容易出现的是肺型氧中毒。肺是氧浓度和氧分压最高的器官，最容易产生过多的活性氧而发生氧中毒。单纯的肺型氧中毒一般有较长时间的吸氧史，故被称为"慢性氧中毒"。已有肺部基础损害的患者更容易发生氧中毒。

（一）病理变化

肺型氧中毒的典型病例表现为大面积的肺出血和肺水肿，出血严重者呈"肝脏样肺"。显微镜下可看到透明膜形成，上皮变性，肺泡上皮增殖性变化，肺动脉壁增厚和玻璃样变以及肺膨胀不全。

（二）临床表现

肺型氧中毒的临床表现类似支气管炎。肺型氧中毒最早可出现胸骨后不适、刺激感或烧灼感，深吸气时疼痛、干咳、咽部不适、呼吸困难等，严重时咳嗽加剧，呈现痉挛性咳嗽，可伴黏液痰或血性泡沫痰。早期可无阳性体征，随后可闻及肺部啰音或支气管呼吸音。X 线检查可见肺纹理增多或出现肺部片状阴影。肺功能检测提示肺活量减少。

（三）治疗

1. 立即停止吸氧，改吸空气。不能立即停止吸氧者应改吸 21% ~ 23% 的氧气。如降低吸氧浓度出现缺氧症状，应使用人工呼吸机。

2. 减压出舱：如在高压氧治疗过程中出现肺型氧中毒，应立即减压出舱，并控制高压氧暴露的压强 – 时程，预防氧中毒。

3. 对症治疗。

二、脑型氧中毒

脑型氧中毒主要表现为惊厥发作，故又称"氧惊厥"。脑型氧中毒常出现在高压氧治疗中，其发生主要与压强－时程相关。脑型氧中毒一般发生在 0.25MPa 压强以上。环境压力越高，持续吸氧时间越长，越易发生，但也可在较低的压强及时限发生。脑型氧中毒一般发生在吸氧阶段，并且多发生在吸氧 20～40 分钟时，但也可发生在停止吸氧后的减压阶段，这种现象称为撤氧性效应。

（一）病理变化

病理观察可见神经细胞皱缩，胞质和树突染色加深，胞质内出现空泡，线粒体和神经胶质细胞肿胀。受损严重的细胞可见胞质溶解，核崩溃。

（二）临床表现

脑型氧中毒表现为癫痫样大发作，一般分为前驱期、惊厥期和终末期。前驱期时面色苍白，出冷汗，恶心、眩晕、胸骨后疼痛、视力减退、幻听，可突然有欣快感或烦躁不安，面部肌肉痉挛，常有脉搏、呼吸增快，血压升高。脑电图显示多个稳定的超同步活动灶，数量持续增多，振幅持续增高。若在此阶段及时终止吸氧，有可能避免癫痫样大发作的发生。惊厥期会突然出现癫痫样大发作，全身呈强直性、阵挛性抽搐，持续 10～60 秒，知觉丧失，脑电图出现非特异性惊厥大发作波形。在惊厥发作时，若不马上停止吸氧，惊厥发作时间越来越长，血氧含量急剧下降，严重时可导致死亡。终末期时惊厥发作停止，昏迷持续 10～20 分钟后逐渐清醒，有头痛、恶心、呕吐、疲劳等。

（三）治疗

脑型氧中毒应重在预防，进行综合考虑，选用合适的高压氧治疗方案，并做到早发现早治疗。

1. 立即停止吸氧，改吸空气，通常惊厥很快停止。

2. 在使用单人纯氧舱时，应配备氮气。一旦发生氧惊厥，则输入氮气，同时放出舱内氧气，将舱内氧浓度降到 25% 为止，以实现不快速减压的同时又能快速降低舱内氧浓度的目的。如没有配备氮气，一旦发生氧惊厥，应缓慢减压。

3. 出现抽搐时应注意预防跌伤、舌咬伤，同时可适当应用解痉剂，如苯巴比妥钠、异戊巴比妥钠等。

4. 在抽搐期间，由于喉痉挛，咽部软组织阻塞，胸廓活动不协调，故绝对不能减压。只有待节律性呼吸恢复，呼吸通畅后才能按规定进行减压。

5. 预防：氧惊厥的压力阈值一般为 0.22～0.23MPa，在低于此阈值的条件下即使吸氧时间较长，一般也不会发生氧惊厥，因此一般常规高压氧治疗时，最好将治疗压力限定在 0.23MPa 以下。

三、眼型氧中毒

长时间吸入 70～80kPa 氧气可导致眼型氧中毒，其发病缓慢，主要表现为视网膜萎缩。眼型氧中毒常见于早产儿，不成熟的组织对高分压氧特别敏感，早产婴儿在恒温箱内吸入高分压氧时间过长，视网膜有广泛的血管阻塞、成纤维组织浸润、晶体后纤维增生，可因此致盲。在 90～100kPa 条件下，72 小时内可出现视网膜剥离、萎缩及视觉细胞破坏；随时间延长，有害效应可积累。高压氧治疗在提高血氧张力和增加血氧含量的同时，亦可引起小动脉和小静脉收缩。据研究认为，在 0.1MPa 情况下吸氧可使视网膜小动脉直径缩小 10% 左右，随吸氧时间延长和压力增高，视网膜小血管直径可进一步缩小，由于视网膜血供障碍，患者出现视力下降，视野缺损，严重者可造成永久性视功能损害。迄今为止，在能预防肺型、脑型氧中毒的条件下，一般不发生视觉损害。一般氧疗、超氧疗法鲜有报道出现眼型氧中毒。

（一）临床表现

长期进行高压氧治疗可引起视力下降。高压氧治疗可引起视网膜等血管过度收缩或痉挛，造成急性眼底缺血，导致视野缩小、视力下降等。早产儿行高压氧治疗若发生晶状体后纤维化，则可能导致失明。以往认为高压氧可能会增高眼压，引起青光眼恶化。但目前国内外研究表明高压氧不会引起眼压增高，甚至可能降低眼压。

（二）预防

对于可能发现眼型氧中毒的高风险人群，医务人员应做到早识别，选择合适的高压氧治疗方案，并合理使用药物。

1. 眼科患者治疗前给予适量血管扩张剂如妥拉唑啉、尼莫地平等。

2. 高度近视或白内障患者应避免过长疗程的高压氧治疗。

3. 青光眼患者行高压氧治疗应慎重。如行高压氧治疗应密切观察，对眼压进行监测。

4. 如高压氧治疗中发生视力下降、视力丧失等情况，应立即停止吸氧并进行眼科检查。必要时可给予血管扩张剂。

第二节　减压病

减压病是一种机体在高压环境下停留一段时间后突然回到常压下（压力降低过快），溶解于体内的氮气游离出来而引起的疾病。病变多累及肢体、心肺和中枢神经系统，血管栓塞会引起肌肉、关节和肌腱疼痛等症状，具体表现为皮肤瘙痒、肌肉关节疼痛或疲劳、四肢强直、感觉异常、运动失调、听视觉障碍、呼吸困难甚至休克死亡。

减压病的发病基础是呼吸足够长时间的高压气体，且经历足够大的压差和足够快的减压速度。

一、病因

根据减压病的发病基础，可能造成患者经历足够大的压差和足够快的减压速度的因素都可能成为减压病的病因，主要如下。

1. 潜水作业时因事故或其他原因而出水过快。

2. 潜艇上浮出水过快。

3. 加压舱内人员减压过快，特别是加压舱内不吸氧的人员。

4. 沉箱、隧道作业人员减压不规范。

5.飞行器高空失事，机舱破坏漏气，压力突然降低。

二、发病机制

减压病的发病机制是体内气泡形成（主要是氮气）及栓塞。

（一）气泡的形成

在高压环境下呼吸时，大量氮气溶解于全身的体液中，这个过程被称为氮的饱和过程，随时间延长氮在体内的饱和度逐渐增加，减压时如速度过快，超过了过饱和安全系数所允许的速率，氮气就不能再以溶解状态存在于体液中而形成气泡。

（二）气泡积聚部位

气泡可以在全身多种组织中积聚，并因积聚部位的差异而形成不同的临床症状。

1.血管内气泡：毛细血管内气泡可导致微循环障碍，动、静脉血管内气泡可造成血流动力学改变、血管内皮损伤、血管阻塞等。

2.淋巴管内气泡：可造成阻塞而致局部水肿。

3.组织内气泡：易发生于氮溶解较多、血液循环较差、氮脱饱和较困难的组织，如脂肪、内脏、韧带、关节囊、黄骨髓、脊髓及神经组织。

4.脑脊液、关节腔液、眼房水及玻璃体液、内耳淋巴液等处，均可形成气泡。

（三）病理生理

减压病的病理生理机制包括多种，从暂不引起症状的隐性气泡到可能导致患者死亡涉及多种机制共同作用的病理生理改变。

1.隐性气泡　少量较小的气泡可不引起症状，称为"隐性气泡"。

2.机械压迫作用　组织内气泡可压迫各部位的神经末梢和小血管，引起疼痛、瘙痒、皮炎、出血、循环障碍等。

3.气泡阻塞血管　当气泡长度达到血管直径的 1.5 倍时可使血管完全阻塞，造成局部缺血的一系列病理改变。

4.其他病理作用　机体内气泡还可导致脂肪栓塞形成、凝血机制改变、血液流变学改变等。

三、临床表现

减压过程越快，症状出现越早，病情则越重。80% 患者在减压后 3 小时内发病，最迟一般 36 小时内发病。

（一）疼痛

大部分患者会出现疼痛，可累及全身任何部位，但多见于四肢及大关节。在大关节部位，最初仅表现为定位清楚的"发酸"感，逐渐转为刺痛、麻木、剧痛，定位不确切。肢体活动时疼痛加重。由于肢体及关节剧烈疼痛，肢体常被迫采取极度屈曲的保护性姿势，故此病又被称为"屈肢症"。一般药物难以镇痛。局部热敷、按摩可暂时缓解疼痛。体检时大多无红、肿、热，无明显压痛，反射肌张力均正常存在。

（二）皮肤症状

皮肤瘙痒是本病常见的早期症状。痒的感觉在皮肤深层，抓挠时犹如隔靴搔痒，伴有灼热感、蚁行感、出汗。在脂肪较多部位，皮肤呈苍白、发绀和典型的大理石样斑块。还可有皮肤感觉异常、皮疹、瘀血斑。这些症状主要是由于气泡压迫神经末梢和毛细血管所致。

（三）中枢神经系统症状

脊髓损伤表现为不同程度的截瘫、单瘫或肢体感觉、运动障碍。脑损伤表现为疲乏、嗜睡、头痛、头晕、共济失调、听力丧失、全身抽搐、昏迷等，部分患者可有眩晕、恶心、呕吐等，类似耳性眩晕，故有"潜水眩晕症"之称。

（四）呼吸系统症状

呼吸系统症状表现为咳嗽、呼吸窘迫、泡沫血痰、胸部憋闷，胸骨后灼痛，深吸气加重，吸气时出现突然"哽咽"，面色苍白，称之为"气哽"。

（五）循环系统症状

患者可出现心绞痛、心律失常、心功能不全等，严重者可出现中枢性虚脱、低血容量性休克或弥散性血管内凝血（DIC）。

（六）其他

淋巴管阻塞时局部组织水肿，皮肤泛红，皮温增高，加压后体征立即消失。有少量气泡时，无任何临床症状。大网膜、肠系膜及胃的血管有大量气泡时，出现恶心、呕吐、上腹绞痛或腹泻。全身极度疲劳感，可能是严重症状的警告。

四、治疗

减压病一经发现，应在条件允许的情况下就近、尽早开始治疗，以减轻患者组织损伤，避免机体造成不可逆的损伤。

（一）加压治疗

加压治疗是减压病的首选疗法，也是本病唯一有效的病因治疗方法。一经确诊，无论轻重均应立即进行加压治疗。

（二）高压氧治疗

高压氧治疗仅适用于轻型减压病或作为重型减压病的过渡性处理，而不能替代加压治疗。

（三）内科治疗

应积极进行内科治疗，但不能替代加压治疗。支持治疗如补充体液，纠正水、电解质失衡，补充营养等。药物治疗：①低分子右旋糖酐，用以扩充血容量，改善微循环；②抗凝剂，肝素可预防血栓和脂肪栓的形成；③肾上腺皮质激素，推荐地塞米松静脉滴注或口服；④抗组胺药物，用以改善毛细血管通透性；⑤其他对症治疗，如镇痛、抗心律失常等。

第三节　气压伤

气压伤是在一定范围的高气压环境中，体内空腔脏器与外界出现压力差，压差大于47.5mmHg（6.33kPa），导致体内各种结构内的气体压缩或膨胀所引起的组织损伤，多见于体内空腔脏器与外界相通的管道狭窄或闭塞，潜水、沉箱作业或高压氧治疗过程中操作失误。气压伤会引起组织充血、水肿、变形等改变，造成疼痛和损伤。在氧疗时，应严格按照规定加压，加压时鼓励患者做吞咽、捏鼻鼓气等张开咽鼓管动作，减压时患者应保持匀速呼吸。气压伤可见于高压氧治疗、航空航天氧疗、高原氧疗及潜水氧疗等氧疗方式。

一、中耳气压伤

中耳气压伤，又称"气压损伤性中耳炎"，是最常见的并发症。

（一）病因

造成咽鼓管口不能开启、鼓室内外压差过大的原因均可能引起中耳气压伤，这些原因可分为病理性和非病理性两种。

1. 病理性　主要是由于感冒、咽炎、鼻炎及其他上呼吸道感染等鼻咽部的急慢性炎症引起咽鼓管黏膜充血、水肿及分泌物增多，造成咽鼓管堵塞；鼻息肉、下鼻甲后端肥大、肥厚性鼻炎、慢性鼻窦炎、咽部及咽鼓管口周围淋巴组织增生等堵塞咽鼓管；咽隐窝粘连、瘢痕、腭肌麻痹、腭裂畸形等均可造成慢性阻塞，限制了咽鼓管口的开放。

2. 非病理性　主要是由于在升压和减压过程中患者无法配合做吞咽、张口、咀嚼、捏鼻鼓气等调压动作导致无法正常开启咽鼓管，或者由于加压速度过快，尚未来得及做调压动作，外界压力已将咽鼓管口的"活瓣"压紧，导致咽鼓管不能开放，若压力差过大还会把"活瓣"压入管口内。

（二）发病机制

在加压过程中，外界压力不断升高，因为咽鼓管不通畅，外界气体不能通过咽鼓管进入鼓室，导致鼓室内外压力不平衡，鼓室内压力低于鼓室外压力，使软组织紧贴软骨壁，管腔闭锁，咽鼓管更难开启，负压更大，使得鼓膜内陷，导致鼓膜内膜充血、水肿、渗出等改变，造成中耳气压伤。

（三）临床表现

中耳气压伤多发生于第一次做高压氧治疗的患者，绝大多数发生在升压初期。

开始升压时，鼓室内外压差较小。此时发生充血、渗出甚至出血，鼓膜内陷。患者有耳胀闷感和堵塞感，或同时有耳鸣、听力下降等症状。

当继续加压，鼓室内外压差增大至60mmHg（7.8kPa）时，除鼓膜内陷外，鼓膜和鼓室黏膜血管逐渐扩张，充血、渗出加重，患者会感到由轻到重的耳痛、耳胀闷和堵塞感、耳鸣、听力下降等症状逐渐加剧。

当鼓室内外压差增大至 80mmHg（10.4kPa）以上时，鼓膜广泛充血，中耳腔内可有渗出积液。此时患者耳痛剧烈，难以忍受。疼痛可放射至额、腮、面颊部。有时伴有眩晕、恶心，听力严重减退。

当鼓室内外压差增至 100 ~ 500mmHg（13 ~ 65kPa）时，鼓膜即可破裂穿孔。此时，由于血液流入中耳腔及乳突小房，患者耳内有一股温热感觉，剧烈耳痛随即缓解，但轻度疼痛持续 12 ~ 18 小时，甚至 24 小时。在 6 ~ 24 小时期间，尚可出现头晕、恶心。

即使鼓膜未破，耳痛也可持续 2 ~ 3 天。气导性听觉障碍则可持续几小时，甚至 1 ~ 2 天，可有头晕、恶心，有时伴有耳鸣。

（四）治疗

中耳气压伤应首先查看患者鼓膜是否破损，根据患者鼓膜情况进行不同的治疗。

1. 鼓膜未破者　仅有充血，一般不必特殊治疗，休息 3 ~ 5 天可自行恢复。伴有耳痛，可用镇痛剂或局部热疗，如热敷、超短波及透热疗法等，既可缓解疼痛，又促进康复。局部应用血管收缩剂，如麻黄碱滴鼻，可使鼻黏膜血管收缩，利于咽鼓管口开放引流，缩短不适过程。中耳腔内有明显渗出液或出血，可考虑做鼓膜穿刺，以促进痊愈，并防止鼓室黏膜组织增生及纤维化。

2. 鼓膜已破者　保持干燥，避免局部用药及冲洗，禁止游泳及潜水。适当使用抗生素防治感染，促使其自然愈合。清除外耳道的血块后，可在外耳道松松地塞一消毒棉球，外面再覆盖一纱块。不论鼓膜是否破裂，在鼓膜愈合前或充血消退、渗出和出血停止前暂停再加压治疗。如病情需继续治疗，则一定要缓慢加、减压。

二、鼻窦气压伤

鼻窦内外气压失衡造成的鼻窦损伤，称为鼻窦气压伤。

（一）病因及发病机制

若鼻窦由于某种原因，如上呼吸道感染等急性炎症导致开口处黏膜充血、水肿，或由于鼻甲肥大、鼻息肉等原因造成开口阻塞，窦内外通气障碍，在加压或减压时均可造成鼻窦损伤。

加压时外界压力大于鼻窦腔内压，若无相应体积的气体进入腔室，窦腔内呈相对负压状态，窦腔内黏膜充血、渗出、肿胀，甚至出血。

减压时因肿胀的黏膜或息肉等的单向活瓣作用，窦内气体难以排出，窦内相对高压，气体膨胀压迫黏膜及窦壁，造成损伤。

（二）临床表现

受累部位疼痛是鼻窦气压伤最主要的症状。额窦最易受损，上颌窦次之，筛窦少见。

前额部疼痛居多，也可出现面颊部及上颌第一尖牙至第一、二磨牙处疼痛、麻木感。重者有头痛。疼痛为针刺样或刀割样，剧烈时可流泪，视物模糊。剧痛多发生在加压阶段。患者自身可听到鼻内有通气不畅的"吱吱"声。咽部和鼻腔分泌物或痰内可见血迹。严重者可有鼻出血。

（三）治疗

鼻窦气压伤的治疗基本按照急性鼻窦炎的处理措施。

1. 用麻黄碱等血管收缩剂滴鼻，以使黏膜血管收缩，恢复鼻窦与鼻腔的通气，利于引流。

2. 局部热敷、理疗，以改善血液循环，增强局部抵抗力，促进炎性分泌物的吸收。

3. 如有变态反应，可用抗组胺类药物。

4. 防治感染。病情重者可使用抗生素。

5. 镇痛。对疼痛剧烈者，可适当使用镇静剂或镇痛剂。

6. 有鼻窦疾病及急性上呼吸道炎症的患者，一般不宜进舱治疗。

三、肺气压伤

肺气压伤是指肺内压过高或过低，导致肺组织损伤而引发的一系列病症。

（一）病因

在减压过程中屏气是引起肺内压过高的主要原因。减压速度过快及排气不畅是造成肺内压过高的另一常见原因。减压时速度过快而呼气又不畅时，肺内膨胀的气体来不及经呼吸道排出，就可损伤肺组织和肺血管。

（二）发病机制

肺气压伤的主要病理变化是肺破裂后的气体栓塞或气体进入纵隔、胸腔等部位而导致的神经、循环和呼吸功能严重障碍。

（三）临床表现

肺气压伤起病比较急，大部分在出舱后即刻至 10 分钟内发病，少数患者甚至在减压过程中即发生。症状和体征初时可不明显，但进行体力活动时即显露和加重。以血性泡沫痰、皮下气肿并可伴有神经、循环系统症状为特征。

1. 呼吸系统症状　肺出血和咯血。通常在出舱后立即或稍后出现，患者口鼻流出泡沫状血样物体。轻症者只有少许血痰或无肺出血症状。听诊常可发现散在性湿啰音和呼吸音减弱，叩诊呈浊音。

胸痛、咳嗽、呼吸浅速。一般胸痛出现早，多发于患侧胸部，也可发生在全胸骨后，深吸气时可加重。患者呼吸浅速，如出现严重呼吸困难，则大多数并发动脉气泡栓塞。由于肺出血及分泌物刺激呼吸道，常引起咳嗽，可能导致肺内压升高而使病情进一步恶化。

2. 神经系统症状　昏迷是最常见的症状之一，可在出舱后立即出现，有的甚至在减压过程中即发生。轻者可仅表现为神志模糊或烦躁不安。

3. 循环功能障碍　患者口唇黏膜发绀，脉搏细数，心律失常。偶尔有右心扩大，心前区有杂音，皮下静脉怒张，严重者可出现心力衰竭。

4. 皮下及纵隔气肿　肺根部胸膜破裂时，大量气体进入皮下和纵隔，形成皮下和纵隔气肿。皮下气肿主要在颈胸部，可见局部肿胀，触诊有握雪感和捻发音。

（四）治疗

加压治疗是肺气压伤最有效的治疗方法，可消除肺气压伤的主要病因——气体栓塞。

若在减压过程中气体栓塞症状复发，应再增加压力，直至症状消失。另外，由于减压时胸膜腔内空气膨胀，可能导致呼吸、循环障碍，从而发生气胸，此时可在增加压力的同时，用注射器及时将胸膜腔内气抽出。但应注意，针头不能插入太深，以免损伤肺脏。在整个减压过程中，抽气应定期重复进行。如果只是单纯的气胸而无气泡栓塞表现，可不必再行加压治疗而只按气胸处理。

第四节　其他毒副作用

一、呼吸抑制

对于慢性肺部疾病患者，由于长期处于相对缺氧的状态，动脉血中的 PaO_2 下降，$PaCO_2$ 增高。呼吸中枢对二氧化碳浓度变化敏感性下降。这类患者主要是通过缺氧刺激外周化学感受器维持呼吸运动。当患者吸入的氧浓度过高时血液中 PaO_2 在短时间内升高，刺激呼吸的"缺氧"因素消失。患者会出现进行性呼吸困难甚至呼吸停止。

二、呼吸道干燥

患者持续吸入未经湿化的氧气，同时气体流动导致呼吸道水分蒸发增加。支气管黏膜因干燥刺激而产生损伤，导致分泌物黏稠、不易咳出，加重患者的呼吸困难。

三、晶状体后纤维组织增生

晶状体后纤维组织增生仅见于新生儿，并以早产儿多见。主要症状为视网膜血管收缩、视网膜纤维化，最后出现不可逆转的失明。

四、肺不张

在吸入高浓度氧气后，肺泡内氮气被大量置换，一旦支气管有阻塞时，其所属肺泡内的氧气被肺循环血液迅速吸收，引起吸入性肺不张。具体症状包括烦躁、呼吸及心率增快、血压上升，继而出现呼吸困难、发绀、昏迷。

五、超氧疗法相关毒副作用

超氧可以使机体合成有毒化合物，如过氧亚硝酸盐、羟基自由基、次氯酸根。空气中超氧浓度不同产生的毒性效应也不同。当超氧浓度为 $2.0 \sim 5.0$ ppmv，吸入 $10 \sim 20$ 分钟时会导致呼吸困难、支气管痉挛、胸骨后疼痛；而超氧浓度为 10.0ppmv 时吸入 4 小时可致人死亡，浓度为 50.0ppmv 时吸入数分钟即可致死。此外，在临床应用中，银屑病患者应用超氧疗法时有出现皮肤水肿的风险。口服血管紧张素转化酶抑制剂的患者，超氧自体回输过程中低血压发生概率增高，此类患者实施超氧自体输血疗法时，应全程监测血压。慢性肾衰竭合并糖尿病患者，超氧自体输血可能诱发高血钾。

六、二氧化碳麻醉

二氧化碳麻醉是指在过量的氧供应下，人体呼吸困难并出现二氧化碳潴留的状态，导致血二氧化碳水平过高，出现呼吸困难、头痛、头晕，甚至昏迷等症状；常见于慢性缺氧患者高浓度给氧时。慢性缺氧患者呼吸中枢的化学感受器对二氧化碳反应性差，呼吸主要靠低氧血症对颈动脉体、主动脉体化学感受器的刺激来维持。若吸入高浓度氧，使血氧迅速上升，解除了低氧对外周化学感受器的刺激，便会抑制患者呼吸，造成通气状况进一步恶化，二氧化碳水平上升，导致二氧化碳麻醉状态。此外，氧疗中患者或家属擅自调节吸氧装置，加大氧气流量，也可能导致二氧化碳麻醉的发生。

（刘　勇　李　萍）

第十二章 氧疗程序与方案

氧疗程序与方案是指一系列协助患者进行氧气治疗的行动。本章仅针对一般临床氧疗（鼻导管、面罩、经鼻高流量湿化氧疗、呼吸机、体外膜肺氧合器）进行阐述，用于指导临床工作者选择合适的氧疗方式、设备对患者进行氧气治疗。

一、确定氧疗

根据实验室检查结果及体格检查，评估患者意识、呼吸状况及缺氧程度、气道通畅情况；并评估患者基础疾病和有无高碳酸血症风险，确定是否有氧疗指征。危重或低氧血症患者、有低氧血症风险的患者及氧疗后可能受益的非低氧血症患者均符合急症氧疗指征。对于家庭氧疗等其他氧疗需求者应在医生指导下确定氧疗指征。

二、制订氧疗目标

针对不同病情阶段的患者制订个性化的氧疗目标（表 12-1），确定目标的过程中要考虑治疗的可及性并动态更新目标。

表 12-1 临床常见疾病及症状的氧疗目标

患者类型	常见疾病 / 症状	氧疗目标
低氧血症、无高碳酸血症风险	1. 未明确诊断的急性低氧血症 2. 哮喘急性发作 3. 肺炎 4. 肺部肿瘤 5. 肺间质纤维化或其他肺间质病 6. 气胸：如存在缺氧，则目标 SpO_2 为 100% 7. 存在低氧的胸腔积液：氧疗同时应进行引流 8. 肺栓塞 9. 急性心功能不全 10. 肺水肿：应首先考虑持续正压通气 / 无创机械通气 11. 术后继发的呼吸困难：应首先纠正原发病	SpO_2 达 94% ～ 96%
低氧血症伴高碳酸血症的风险	1. 慢性阻塞性肺疾病和其他导致限制性 / 气道阻塞的疾病 2. 囊性纤维化 3. 神经肌肉疾病、神经疾病和胸廓畸形：可能需通气支持 4. 病理性肥胖	SpO_2 达 88% ～ 92%

续表

患者类型	常见疾病 / 症状	氧疗目标
危重症患者	1. 休克：除氧疗外，应积极纠正原发病 2. 脓毒血症 3. 严重创伤 4. 醉酒 5. 过敏反应 6. 严重肺出血 7. 癫痫持续状态 8. 头部重创：如出现昏迷，应尽早进行通气支持 9. 一氧化碳中毒	SpO_2 达 94% ~ 96%，初始流量为 15L/min，直至得到血气测量结果后再调整
可能出现无低氧血症的疾病 / 症状	1. 急性心肌梗死：如不存在低氧，则氧疗的益处不确定，高浓度氧疗有增加心肌坏死面积的风险 2. 脑卒中 3. 过度通气：排除原发病，单纯恐惧、焦虑所致呼吸困难不易致低氧 4. 药物过量或中毒：呼吸抑制类药物易致低氧，首先应用解毒药物；应进行血气检查以排除高碳酸血症 5. 代谢性疾病或肾功能不全 6. 急性、亚急性引起肌肉无力的神经肌肉疾病 7. 妊娠和产科急症	需严密监测，无低氧血症时不宜立即氧疗

三、选择氧疗装置

氧疗装置包括鼻导管、面罩、经鼻高流量湿化氧疗装置、呼吸机、体外膜肺氧合器等，应遵循氧疗安全原则，根据氧疗目标选择合适的氧疗装置。

（一）鼻导管、面罩、经鼻高流量湿化氧疗装置

氧疗装置的一般选择原则：①氧流量需求在 1 ~ 5L/min 时，宜选择鼻导管给氧；②氧流量需求在 5 ~ 10L/min、不存在高碳酸血症风险时，宜选择普通面罩；③氧流量需求在 6 ~ 15L/min、不存在高碳酸血症风险时，宜选择储氧面罩；④氧流量需求在 2 ~ 15L/min、存在高碳酸血症风险时，宜选择文丘里面罩；⑤氧流量需求在 8 ~ 80L/min、pH ≥ 7.3 时，可选择经鼻高流量湿化氧疗装置，氧流量需求 ≥ 15L/min 者尤其适用。上述各氧疗装置的特点见表 12-2。

（二）机械通气

适用人群：各种病因导致的通气和（或）换气功能障碍的患者。

1. 有创机械通气　适用范围：任何疾病导致的通气和（或）氧合功能障碍。

相对禁忌证：机械通气无绝对禁忌证，存在下列相对禁忌证时，宜慎重使用。

（1）气胸及纵隔气肿未行引流者。

表 12-2　鼻导管、面罩、经鼻高流量湿化氧疗装置的特点

氧疗装置	提供氧流量	适用人群	优点	缺点
鼻导管	1～5L/min	无高碳酸血症风险的低氧血症患者	1. 简便、快捷、价廉 2. 满足大部分轻症患者需要 3. 耐受性相对好，不影响患者进食和语言表达	1. 吸入氧浓度不稳定，受潮气量、呼吸频率等因素影响 2. 不能提供高浓度氧 3. 长时间或 5L/min 流量以上时湿化不足，耐受性变差
普通面罩	5～10L/min	严重的单纯低氧血症患者。不宜用于伴高碳酸血症的低氧血症患者	1. 简便、经济 2. 能利用呼出气体的湿热提供较好的湿化，适用于缺氧严重而无 CO_2 潴留的患者	1. 幽闭感，影响进食和语言表达，有误吸风险 2. 氧流量＜5L/min 会导致 CO_2 重复吸入
储氧面罩	6～15L/min	需高浓度氧疗的患者（血氧饱和度低于 90%），不宜用于有高碳酸血症风险的患者	提供更高浓度氧，适用于严重缺氧的患者	1. 幽闭感，影响进食和语言表达，有误吸风险 2. 若氧流量不足，非重复呼吸面罩会增加吸气负荷 3. 部分重吸面罩可能导致 CO_2 重复吸入，加重 CO_2 潴留
文丘里面罩	2～15L/min	低氧血症伴高碳酸血症的患者	1. 精准给氧 2. 患者呼吸模式不影响吸入氧浓度 3. 基本无 CO_2 重复吸入	1. 费用高，湿化效果一般，吸入氧浓度有限 2. 氧流量与吸入氧浓度之间需匹配
经鼻高流量湿化氧疗装置	空氧混合气流量 8～80L/min，氧浓度 21%～100%	需高浓度氧疗的患者。高碳酸血症患者慎用	1. 精准给氧，良好湿化和温化，舒适性、依从性好 2. 应用范围广泛，效果、舒适度优于普通氧疗	需专门的设备和导管

（2）肺大疱及肺囊肿。

（3）呼吸道严重灼伤。

（4）严重肺出血。

（5）气管食管瘘。

2. 无创正压通气　适用于各种系统疾病导致的轻中度慢性或急性呼吸衰竭。禁忌证如下。

（1）意识障碍。

（2）呼吸微弱或停止、心搏停止。

（3）无力清洁气道或具有较高的误吸风险。

（4）严重的脏器功能不全。

（5）未经引流的气胸或纵隔气肿。

（6）严重腹胀、肠梗阻。

（7）上气道或颌面部损伤、术后、畸形致上呼吸道梗阻。

（8）不能配合无创正压通气或鼻（面）罩不适。

（9）近期食管、胃肠道手术或出血。

（10）其他。

（三）体外膜肺氧合循环辅助时机和指征

适用范围：心脏外科手术、暴发性心肌炎、心肌梗死、心搏骤停、急性呼吸窘迫综合征及心肺器官移植等。

1. 绝对禁忌证　体外膜肺氧合（ECMO）在各疾病中的绝对禁忌证有共同之处，总结如下。

（1）恶性肿瘤。

（2）心搏骤停前意识状态严重受损、不可逆性脑损伤、严重脑功能障碍或已明确脑死亡者。

（3）不考虑移植或置入长期心室辅助装置的不可逆心力衰竭；左心室血栓；严重的主动脉瓣关闭不全。

（4）严重的不可逆性多脏器损害。

（5）创伤性出血无法控制、消化道大出血、活动性颅内出血，急性脑出血或脑卒中。

（6）败血症或菌血症。

（7）无法实施全身抗凝。

（8）伴有其他无法治疗的终末期疾病。

2. 相对禁忌证　在各个疾病的运用中，ECMO 相对禁忌证的原则基本一致，总结如下。

（1）心脏术后依然合并不能矫治的先天和后天疾病者。

（2）心肺复苏时间超过 30（心脏外科术后患者）～ 60（体外心肺复苏患者）分钟者；长时间严重代谢性酸中毒，如乳酸＞ 10mmol/L 持续 10 小时以上。

（3）主动脉夹层伴心包积液。

（4）血管条件差（如严重外周动脉疾病、一般状况差、年龄＞ 65 岁、过度肥胖、体重指数＞ 30kg/m^2、截肢）等。

（5）长时间严重多器官功能障碍综合征。

（6）严重凝血障碍或存在抗凝禁忌证，如严重肝损伤。

（7）长期呼吸机支持，如气管插管＞ 7 天（针对肺移植患者）。

（8）ECMO 置管困难。

（9）肺移植等候患者处于致敏状态，预计需要较长时间才能等到合适的供肺。

四、制订方案

在确认患者适应证、禁忌证后，需要为患者制订合适的氧疗方案，包括选择合适的吸氧装置，选用适当的吸氧流量，并规定患者的吸氧时间和次数。

吸氧时间及次数因不同疾病而异。以下是针对一些常见疾病的吸氧建议。

1. 缺氧性疾病　这类疾病可能需要较长时间的吸氧治疗。但高浓度氧不能连续长时间吸入，一般应控制在 2 小时以内，纯氧则控制在 30 分钟以内可能比较安全。

2. 慢性阻塞性肺疾病低氧血症　为了取得较好的氧疗效果，建议低流量持续吸氧，即每日至少吸氧 15 小时。如果每日吸氧 24 小时，效果会更好。吸氧流量应控制在 0.5 ～ 3L/min，吸入氧浓度小于 35% 为宜。

3. 心绞痛　是由急性心肌缺氧引起的，心肌持续缺氧 30 分钟以上可能导致心肌梗死。因此，在心绞痛发作时，吸氧时间应保持在 30 分钟左右。日常氧疗可以选择 1 ～ 2L/min 的低流量。如有发作迹象，可以将流量上调至 2 ～ 3L/min，待症状缓解后再调低。

4. 哮喘　为了缓解哮喘症状，通常需要吸氧 10 ～ 15 分钟，这有助于提高肺泡内的氧浓度。

5. 亚健康状态　对于工作压力大或脑力透支导致的亚健康状态，每日吸氧 3 ～ 5 分钟可能有助于缓解不适。

6. 正常人群　一般不需要吸氧。但如果出现缺氧症状，如头晕、胸闷等，在医生的指导下进行吸氧治疗。具体吸氧频率可以根据个人的体质和症状来调整，一般建议 2 ～ 3 天吸氧一次。

五、监测氧疗进程

住院患者由临床医护人员记录氧疗相关事项，家庭氧疗者由社区工作人员或家庭照护者记录。

（一）氧疗记录单

氧疗记录单包括起始剂量、起始给氧方式、氧疗是否中断、目标血氧饱和度及氧疗剂量、给氧方式。其中氧疗起始剂量指开始氧疗治疗时，患者首次使用的氧流量或浓度。这一剂量通常是根据患者的具体病情、血氧饱和度及医生的建议来确定的。起始剂量的选择非常重要，因为它需要确保既能够满足患者当前的氧需求，又不会过高而导致不良反应。氧疗剂量是在氧疗过程中，根据患者的反应和病情变化进行调整的氧流量或浓度。随着治疗的进行，患者的氧需求可能会发生变化，因此需要根据实际情况适时调整氧疗剂量，以维持患者血氧饱和度的稳定。

（二）患者病情记录

氧疗过程中需要记录患者基础病情、氧疗期间病情变化、氧疗设备情况和氧疗副作用等。

1. 病情记录　氧疗过程中应注意观察患者病情并做好记录，包括：①观察患者的意识状态、心率、呼吸、发绀改善程度；②观察鼻腔黏膜情况，黏膜干燥时宜使用水基润滑剂涂抹；③观察管路连接情况，管道破损、断裂和可见污染时应立即更换，经鼻高流量管路存有积水时应立即清除；④观察并评价 SpO_2 或动脉血气分析结果，未达目标 SpO_2 范围、临床表现或动脉血气分析结果未改善或进一步恶化，应及时告知医生。

2.氧疗的副作用记录　当氧浓度高于 60%、持续时间超过 24 小时时，可出现氧疗副作用，如出现需及时记录。

（1）氧中毒：特点是肺实质的改变，表现为胸骨下不适、疼痛、灼热感，继而出现呼吸增快、恶心、呕吐、烦躁、断续的干咳。

（2）肺不张：吸入高浓度氧气后，肺泡内氮气被大量置换，一旦支气管发生阻塞，其所属肺泡内的氧气被肺循环血液迅速吸收，引起吸入性肺不张，表现为烦躁，呼吸、心率增快，血压上升，继而出现呼吸困难、发绀、昏迷。

（3）呼吸道干燥：氧气是一种干燥气体，吸入后可导致呼吸道黏膜干燥，分泌物黏稠，不易咳出，且有损纤毛运动。因此，氧气吸入前一定要先湿化再吸入，以此减轻刺激作用，并定期雾化吸入。

（4）晶状体后纤维组织增生：仅见于新生儿，以早产儿多见。早产儿常由于视网膜血管收缩，发生视网膜纤维化，最后出现不可逆转的失明。因此对于新生儿的氧疗，应控制吸氧浓度和吸氧时间。

（5）呼吸抑制：Ⅱ型呼吸衰竭者（PaO_2 降低、$PaCO_2$ 增高）氧疗过程中可能出现呼吸抑制。这是由于患者 $PaCO_2$ 长期处于高水平，呼吸中枢对二氧化碳的敏感性差，呼吸的调节主要依靠缺氧对外周化学感受器的刺激；吸入高浓度氧，解除了缺氧对呼吸的刺激作用，使呼吸中枢抑制加重，甚至呼吸停止。因此对Ⅱ型呼吸衰竭患者应给予低浓度、低流量（$1 \sim 2L/min$）持续吸氧，维持 PaO_2 在 8kPa 即可。

六、氧疗方案终止

对于大多数急性病，随着患者的康复，氧疗将会逐渐减少，一旦患者在呼吸空气时 SaO_2 维持在 94% ～ 98%（如患者此次急性起病前基础 SaO_2 水平低于 94% 者需回归至患者基线水平），氧疗将会终止。一些已经适应长期氧疗的慢性肺部疾病患者，应该逐步降低氧流量至其日常的维持量。

病情稳定的患者撤除氧疗时，需注意以下几点：①在终止氧疗前，病情稳定患者通过鼻导管给氧应逐渐减少至 2L/min；②对于有高碳酸血症和呼吸衰竭风险的患者，经鼻导管给氧的氧流量应该调至 1L/min，或者 24% 文丘里面罩 2L/min，维持最低的氧流量；③患者经过 2 次连续观察，在低流量吸氧的情况下临床状况稳定，血氧饱和度达到要求的范围，可以终止氧疗；④停止氧疗后血氧饱和度再次降低，要以最低流量重新开始氧疗，直至患者达到目标血氧饱和度范围，监测 5 分钟。如果血氧饱和度恢复到目标范围内，在这个水平继续氧疗，待患者临床症状好转后，再次尝试终止氧疗。

（陈　嘉　范苏华）

第十三章　氧疗操作规程

一、操作前准备

氧疗操作前准备包括患者评估与准备、环境评估及准备、用物准备和操作者准备四方面内容。

（一）患者评估与准备

患者信息的评估在不同氧疗环境大同小异，均应核对医嘱及患者信息，对患者整体情况进行评估，并告知患者操作的目的、方法、注意事项等。

1. 核对医嘱　氧疗操作前需核对患者姓名、性别、给氧方式、给氧目的、诊断、住院号、出生年月或身份证信息，确保对正确的患者实施正确的氧疗措施。

2. 评估　综合评估患者整体情况，包括患者病情、意识状态、治疗情况、心理状态及治疗配合程度。

3. 告知　操作前向患者及其家属详细解释氧疗的目的、方法、注意事项及配合要点，以及预期效果和可能的不适感，取得患者及其家属配合。

4. 患者准备　患者了解氧疗的目的、方法、注意事项及配合要点；协助患者取合适的体位，保持情绪稳定，愿意配合。

（二）环境评估及准备

在医疗机构中进行给氧，需评估供氧设备及环境的安全性，检查氧气供应系统；家庭氧疗需检查制氧装置的运行情况；确保室内环境光线充足，室温保持在 22～24℃，环境安静，远离火源、易燃物；特殊氧疗根据应用情境对环境及设施进行评估。

（三）用物准备

根据氧疗方式准备氧疗用物并检查物品的型号、完整性、有效期（一次性物品）。如住院患者进行普通氧疗需准备流量表、一次性鼻导管或面罩、湿化瓶（内装 1/3～1/2 的湿化液）、小药杯（内装温水）、纱布、弯盘、棉签、输氧卡、输氧标签、笔、剪刀。若为氧气瓶供氧，需额外备扳手并检查氧气瓶内压力。确保氧疗设备附近配备有急救设备，如急救箱、抢救药物和备用氧气瓶。

（四）操作者准备

操作者准备既包括操作者既往的知识与技能储备，也包括氧疗操作前的准备工作。

1. 自身准备和知识储备　在进行氧疗前，操作者需确保个人衣帽整洁，进行手卫生；根据患者病情，穿戴适当的个人防护装备，包括但不限于口罩、手套、护目镜，以保护自身同时也保护患者；熟悉氧疗相关的医疗知识和技能，包括理解氧疗的适应证、禁忌证及潜在风险，了解不同类型的氧疗设备及其操作方式，如鼻导管、面罩等。

2. 应急准备 掌握急救知识和技能，以应对患者在氧疗过程中可能出现的紧急情况；了解火灾等潜在风险的应急处理预案。

二、操作步骤

氧疗操作步骤主要包括核对患者信息、清洁检查、连接氧疗装置并调节氧流量、湿润、固定给氧装置、填写氧疗记录单、观察、停氧并填写患者病情记录和用物处理。

（一）核对患者信息

携用物至患者床旁，核对患者床号、姓名、腕带，并与患者沟通，取得患者配合。

（二）清洁检查

建议患者取卧位或头高位（＞20°），用湿棉签清洁患者双侧鼻腔并检查鼻腔有无分泌物堵塞及异常。

（三）连接氧疗装置并调节氧流量

将流量表连接于中心供氧装置或氧气瓶上，检查湿化瓶中液面是否超过湿化瓶入气口，如不足应更换湿化瓶或加入灭菌水，并将鼻导管与湿化瓶的出气口相连接。打开流量表开关，根据病情遵医嘱调节氧流量，确保全套装置无漏气。

（四）湿润

鼻导管前端放入小药杯中湿润，并检查鼻导管是否通畅。

（五）固定给氧装置

若采用鼻导管给氧或经鼻高流量氧疗，将鼻塞插入患者鼻孔1cm，动作轻柔，以免引起黏膜损伤；若采用面罩给氧，根据患者面部情况选择合适型号的面罩；接着将导管或固定带环绕患者耳部向下放置并调节松紧度，防止固定太紧引起头面部皮肤受损。

（六）填写氧疗记录单

记录给氧时间、氧流量、患者情况并签名，将输氧卡挂于床头合适位置。

（七）观察

主要的观察内容包括缺氧改善情况，注意观察患者的呼吸面色、神志等；氧气装置是否漏气及通畅；是否出现氧疗不良反应。

（八）停氧并填写患者病情记录

1. 根据医嘱和缺氧症状改善情况停氧，带用物至患者床前，核对床号、姓名，询问患者情况，解释停氧行为。

2. 拔出鼻导管，关流量表的开关，取下湿化瓶与流量表。

3. 用纱布擦净鼻部。停氧之后协助患者取舒适体位，记录停氧时间及缺氧改善情况。

（九）用物处理

将用过的一次性物品如鼻氧管、面罩、湿化罐、管路等按 GB 39707—2020《医疗废物处理处置污染控制标准》《医疗废物分类目录（2021年版）》的规定处理。如为氧气瓶供氧，应先关闭总开关，放出余气后，关闭流量开关，再卸表，并在氧气瓶上悬挂"空"或"满"的标志；如为中心供氧应关流量开关，取下流量表；如为经鼻高流量氧疗，应先关闭开关，拔除电源插头后，再用75%乙醇擦拭仪器表面，最后用经鼻高流量湿化氧疗装置连接自带的消毒回路进行仪器内部消毒即可。

三、注意事项

氧疗过程中需注意消防安全、治疗安全和规范管理。

（一）用氧安全与防护措施

严格遵守操作规程，注意用氧安全、切实做好"四防"，即防震、防火、防热、防油。氧气瓶搬运时要避免倾倒撞击。氧气瓶应放阴凉处，周围严禁烟火及易燃品，距明火至少5m，距暖气至少1m，以防引起燃烧。氧气表及螺旋口勿上油，也不用带油的手装、卸等。

（二）氧疗中断的注意事项

重点是要严密观察患者缺氧情况。停用氧气时，应先拔出导管，再关闭氧气开关。中途患者外出或因其他原因暂停氧疗或改变流量时，先分离鼻氧管与湿化瓶连接处，调节好流量再接上，以免短时间高流量氧气进入呼吸道而损伤肺部组织。

（三）氧气瓶的管理措施

使用氧气瓶时注意氧气勿用尽，压力表至少要保留0.5MPa（5kg/cm^2），以免灰尘进入瓶内再充气时引起爆炸；对未用完或已用尽的氧气瓶，应分别悬挂"满"或"空"的标志，以便及时调换，也便于急用时搬运，提高抢救速度。

（四）氧疗湿化要求

氧疗湿化需注重无菌原则，选用恰当的湿化装置和方法，具体如下。

1. 吸氧流量≥4L/min，或环境干燥、呼吸道分泌物多、黏稠不易排出，或吸氧流量＜4L/min但患者自觉上呼吸道干燥不适时，应给予湿化。

2. 吸氧流量＞15L/min、采用经鼻高流量湿化氧疗及经气管插管、气管切开等人工气道行氧疗者，宜使用加温湿化。

3. 湿化液应使用无菌蒸馏水或灭菌注射用水，并严格无菌操作。

4. 宜使用表面湿化装置，也可使用入水湿化装置。

5. 宜使用一次性湿化装置。

（陈　嘉　李桂荣）

第十四章　氧疗护理

由于每一类型氧疗护理各有其特殊性，在本章仅对一般临床氧疗护理进行叙述，其余详见各相应章节。

一、氧疗操作前的护理

氧疗操作前的护理应做好操作前评估，并根据患者的具体情况给予恰当的护理措施。

（一）评估

氧疗操作前评估主要包括评估患者呼吸状况、意识状态及心理状况、自理能力和其他特殊情况。

1. 评估患者呼吸状况　氧疗操作前，应评估患者是否存在异常呼吸状况，常见的异常呼吸包括频率异常、深度异常、节律异常、声音异常、形态异常和呼吸困难。

（1）频率异常：①呼吸过速（tachypnea），是指呼吸频率大于 24 次 / 分；②呼吸过缓（bradypnea），是指呼吸频率低于 12 次 / 分。

（2）深度异常：①深大呼吸，又称库斯莫尔呼吸（Kussmaul respiration），指一种深而大的呼吸；②浅快呼吸，是指一种浅表而不规则的呼吸，有时呈叹息样。

（3）节律异常：①潮式呼吸，又称陈 – 施呼吸（Cheyne–Stokes respiration），是指呼吸由浅慢逐渐变为深快，再由深快转为浅慢，经短暂呼吸暂停后，重复上述过程。其形态犹如潮水起伏。②比奥呼吸（Biot respiration），又称间停呼吸（intermittent respiration），是指有规律地呼吸几次后，突然停止呼吸，间隔短时间后又开始呼吸，反复交替。

（4）声音异常：①蝉鸣样（strident）呼吸，是指吸气时发出类似蝉鸣的声音；②鼾式（stertorous）呼吸，表现为呼吸时发出粗大的鼾声。

（5）形态异常：①胸式呼吸减弱，腹式呼吸增强，正常女性以胸式呼吸为主。由于肺、胸膜或胸壁的疾病，产生剧烈疼痛，使胸式呼吸减弱，腹式呼吸增强。②腹式呼吸减弱，胸式呼吸增强，由于腹部疾病使膈肌下降受限，造成腹式呼吸减弱，胸式呼吸增强。

（6）呼吸困难（dyspnea）：指患者主观上感到空气不足，客观上表现为呼吸费力，常表现为发绀、鼻翼扇动、端坐呼吸，辅助呼吸肌参与呼吸活动，造成呼吸频率、深度、节律的异常。

2. 评估患者意识状态及心理状况

（1）通过与患者进行交流，观察患者面色与精神状态、对外界刺激的反应及检查患者瞳孔对光反应等措施，评估患者目前意识状态，昏迷患者应评估是否存在自主呼吸。

（2）评估患者是否因存在异常呼吸情况而出现恐惧、焦虑等问题。

（3）评估患者对氧疗的接受程度，是否对氧疗存在抗拒或担忧氧疗效果、安全性等问题。

3. 评估患者自理能力　使用患者自理能力评估量表（Barthel 指数评定量表）对患者进行评估，依据患者自理能力等级采取相应的护理措施。

4. 特殊状况的评估　对于需要辅助通气的患者需要进行特殊的评估。

（1）机械通气：评估患者气管插管深度及固定情况；评估患者气道是否通畅；对患者进行适应性评估，包括评估呼吸功能、肺容量和氧合状况等。

（2）ECMO：评估患者生命体征、血气分析结果及是否有出凝血功能障碍；检查 ECMO 设备是否完好并处在备用状态。

（二）护理措施

氧疗操作前的护理措施主要包括氧疗环境管理、加强病情观察、为患者提供充足的营养、心理护理和健康教育。

1. 氧疗环境管理　保持氧疗操作环境整洁、舒适，室内空气流通，温湿度适宜，提供适宜患者休息的环境。

2. 加强病情观察　观察患者呼吸状况是否发生改变，有无异常呼吸状态。如患者正在进行药物治疗，应注意观察药物是否影响患者呼吸情况。

3. 为患者提供充足的营养　意识清醒者应给予营养丰富、易于吞咽的食物，对于出现异常意识状态的患者，应遵医嘱合理使用肠内、肠外营养。

4. 心理护理　给予患者心理护理，与患者建立并维持良好的护患关系，在与患者交谈中明确患者出现心理问题的原因，有针对性地选择合适的护理措施。稳定患者情绪，保持良好心态。

5. 健康教育　向患者及其家属讲解氧疗的作用机制和氧疗的重要性，使患者对氧疗有清晰的认识。如为昏迷或者其他意识障碍患者，应该着重向家属讲解注意事项，以防氧疗过程中出现异常情况无法及时处理。

二、氧疗操作中的护理

氧疗操作中的护理应做好操作中的评估，并根据患者的具体情况给予恰当的护理措施。

（一）评估

氧疗操作中的评估主要包括呼吸状况评估、氧气浓度评估与调节及受压部位评估与护理。

1. 呼吸状况评估　评估患者呼吸情况是否得到改善，是否出现异常呼吸。当氧浓度高于 60%、持续时间超过 24 小时时，可出现氧疗副作用，应评估患者有无胸骨后不适、疼痛，咳嗽及进行性呼吸困难等典型氧中毒表现。

2. 氧气浓度评估与调节　评估氧气浓度是否合适，及时依据患者血氧饱和度及临床表现，遵医嘱调节氧流量。

3. 受压部位评估与护理　对于需要长时间氧疗的患者，因氧气装置长期佩戴或特殊体位等原因，易出现压力性损伤，应评估患者受压部位。如，对于使用面罩给氧的患者，应评估患者鼻部受压情况；对于采用经鼻高流量治疗的患者，因采取俯卧位，应评估患者颜面部、髂嵴、膝关节部位的皮肤。

（二）护理措施

氧疗操作中的护理措施应做到充分告知、细心观察，确保患者的治疗安全。

1. 告知患者及其家属，在氧疗过程中不可自行调节流量。使用氧气瓶供氧，应注意"四防安全"，即防火、防热、防油、防震。

2. 确保呼吸道通畅，无痰液、呕吐物等堵塞呼吸道，对于无法自主咳痰的患者，应定期吸痰，保持呼吸道通畅。

3. 向患者及其家属讲解如何正确佩戴氧疗装置，应遵医移除氧疗装置，不可擅自移除。

4. 告知患者及其家属氧疗过程中如出现呼吸增快、尿量减少、恶心、呕吐等不适时，应及时告知医务人员。

5. 对于使用 ECMO 的患者，应注意使用过程中管路是否有脱出，观察并记录机器中有无凝血块，如有应及时告知医生；检测患者使用过程中体温，保持体温在 36 ～ 37℃；维持患者中心静脉压低于 8mmHg，左心房压低于 10mmHg。

6. 做好皮肤护理，对于能够改变体位的患者，应定时为患者翻身，并评估受压部位。对于无法采取体位变化，需要长时间氧疗的患者，可以选择合适的敷料对受压部位进行保护。

三、氧疗操作后的护理

氧疗操作后的护理应包括再次评估，并根据患者治疗后情况给予恰当的护理措施。

（一）评估

操作后应着重评估氧疗效果，氧疗效果主要从以下两方面评价。

1. 缺氧症状　患者由烦躁不安变为安静、心率变慢、血压上升、呼吸平稳、皮肤红润温暖、发绀消失，说明缺氧症状改善。

2. 实验室检查　实验室指标可作为氧疗监护的客观指标。观察氧疗后 PaO_2、$PaCO_2$、SaO_2 等。

除评估氧疗效果外，还应对患者局部皮肤进行评估，具体评估内容同氧疗操作中对于皮肤的评估。

（二）护理措施

氧疗操作后的护理措施除去常规的病情观察及处理外，还应注重患者生活习惯、呼吸训练和其他相关知识的宣教。

1. 对于出现异常呼吸状况的患者，除了接受氧疗外，还应积极改变不良生活习惯，如戒烟限酒，以促进康复。

2. 教会患者呼吸训练的方法，如缩唇呼吸、腹式呼吸等。

3. 积极宣传呼吸道及其他易引起缺氧症状疾病的预防保健知识。

4. 氧疗结束后，应及时对氧气装置进行清洁消毒，并定期更换。

5. 使用 ECMO 后，协助患者取舒适体位；对穿刺伤口进行护理；密切观察患者胸腔、纵隔引流、渗血和出血量等情况，术后 24 小时逐渐增加肝素入量，间隔 2 ～ 3 小时测定凝血功能，及时调整肝素用量。

6. 长期使用呼吸机的患者呼吸道黏膜脱水，分泌物稠厚不易排出，易引起感染，应在氧疗结束后定期评估，及时为患者清除呼吸道分泌物，保持呼吸道通畅。

（陈　嘉　柏素芬）

第十五章　氧疗医院感染防控

根据 WS/T 367—2012《医疗机构消毒技术规范》，氧疗用品一般属于中度危险性物品，需经过清洗消毒后才能重复使用。由于医疗机构氧疗用品污染是造成医院感染的一类重要危险因素，如何有效提高医院氧疗用品的消毒效果，减少医院感染的风险是临床工作中至关重要的问题。

第一节　一般临床氧疗医院感染防控

一般临床氧疗的院感防控包括鼻塞和鼻导管、面罩、头罩、机械通气和 ECMO 的院感防控。

一、临床常规吸氧装置的消毒

目前临床上常规吸氧可采用一次性吸氧装置，湿化瓶、湿化液、吸氧管均为一体式设计，无菌密封，医用级灭菌。一次性使用，优点在于使用过程中完全与外界环境隔离封闭，杜绝各种污染可能，避免因人工消毒不彻底导致的交叉感染，但相对成本较高。因此，掌握传统的氧疗用品的清洗消毒方法依然十分重要。

患者进行持续吸氧时，其使用的一次性双腔（单腔）鼻导管每日清洁 2 次，宜每周更换一次，患者的鼻腔则可用蘸有清水的棉签每日进行清洁。

呼吸机面罩可分为一次性和可重复使用面罩。对于一次性面罩确保一人一用，做好清洁，按厂家规定时间更换即可；而可重复使用的面罩则需做好终末消毒，一般可采用化学消毒法和热消毒法消毒，宜交由医疗机构消毒供应中心统一进行消毒和规范管理。

湿化瓶应盛装灭菌蒸馏水，每日进行更换。湿化瓶及内芯应先清洗再浸泡于 500mg/L 有效氯的消毒液内 30 分钟，然后再冲洗、晾干、备用。

流量表应每周或患者出院后再用 500mg/L 有效氯的消毒液擦拭，内侧用 75% 乙醇擦净，也可采用一次性消毒湿巾（含乙醇或季铵盐等消毒成分）进行擦拭。患者出院、转科、死亡等应做好终末消毒。

二、临床呼吸机的消毒

呼吸机管路螺纹较多、管径较长，使用后的呼吸管路常沾染血迹、分泌物、黏液，若清洗不彻底，可能导致疾病的交叉传播，导致发生医院获得性感染。因此，定期清洁呼吸机，正确有效地清洗消毒复用呼吸机管路是保障氧疗安全的有效措施。

（一）清洗消毒的基本要求

呼吸机清洗、消毒与常规医疗器械的要求基本一致。

1. 为保证患者安全，开展机械通气氧疗工作的医疗机构应当结合医院的实际情况制订切实可行的呼吸机及管路清洗消毒的管理制度。

2. 采用呼吸机进行氧疗工作的临床科室，应当加强使用后呼吸机清洗、消毒的质量监督检查工作，有效控制呼吸机相关感染的发生。

3. 从事呼吸机清洗消毒工作的医务人员，应当具备呼吸机清洗消毒方面的知识，接受相关的医院感染管理知识培训，严格遵守有关规章制度。

4. 开展呼吸机治疗工作的医疗机构可根据需要配备专用呼吸机清洗消毒机；暂时无清洗消毒机的医院可设置专门区域对呼吸机及管路进行清洗消毒。

（二）清洗消毒的原则

呼吸机彻底的清洗、消毒是杜绝医源性呼吸道感染的重要防线，其主要原则如下。

1. 呼吸机外置管路及附件应达到一人一用一消毒或灭菌。

2. 应彻底清除管道内的痰痂等污染物。消毒前尽可能将连接部分彻底拆卸，拆卸后应立即清洗、消毒。

3. 推荐在呼吸机吸气端安装过滤器；对于有呼吸道传染可能的情况（如结核、流感等），应在呼气端安装过滤器；吸气端及呼气端均安装过滤器的呼吸机内置管路一般不需要常规清洗消毒。

4. 手工清洗消毒时，在保证操作人员安全和环境安全的前提下，应遵循先彻底清洁，再消毒或灭菌的程序。

5. 传染病患者及特殊感染患者用过的呼吸机管路应单独清洗消毒，条件允许可使用一次性呼吸机管路。

6. 如临床怀疑使用呼吸机患者的感染与呼吸机管路相关时，应及时更换清洗、消毒处置管路及附件，必要时对呼吸机进行消毒。如高度怀疑医院暴发与呼吸机相关感染时应及时监测（建议采样部位：外表板、外管路、湿化罐、集水杯、流量传感器、吸气和呼气端细菌过滤器、呼吸机内部可拆卸的呼气管路等）。

7. 呼吸机各部件消毒后，应干燥后才可保存备用，保存时间根据消毒方法而定。

8. 医院使用的消毒剂、消毒器械或者其他消毒设备，必须符合《消毒管理办法》的规定。

9. 消毒处理过程中应避免物品再次污染，用化学消毒剂消毒后的呼吸机管路在使用前应用无菌蒸馏水彻底冲洗干净，彻底干燥后才可保存备用。

（三）呼吸机外表面和外置管路的清洗和消毒

1. 呼吸机的外表面（包括界面、键盘、支臂架、电源线、高压气源管路等）用湿润的纱布擦拭即可（每日一次）。污染严重和呼吸机用毕消毒时，需用75%乙醇或一次性消毒湿巾（含乙醇或季铵盐等消毒成分）擦拭，触摸屏式操作面板，用湿润的纱布擦拭即可（每日一次），切勿使液体进入呼吸机内部。

2. 使用清洗消毒机清洗消毒的方法、步骤及要点

（1）医务人员在清洗消毒前应穿戴必要的防护用品，如口罩、帽子、防护镜、手套等。

（2）将呼吸机外置回路的部件完全拆卸，各部件按清洗消毒机厂商操作说明所述方法放置，若呼吸机外置回路上有血渍、痰痂等污物，可预先加酶浸泡，再清洗。

（3）正确放置呼吸机外置回路后，按照清洗消毒机厂家的说明选择适宜的程序进行清洗消毒。清洗消毒机的最低温度至少应达到 85～90℃，维持时间至少 5 分钟。

（4）呼吸机回路清洗、消毒、烘干自动完成后，装入清洁袋内干燥保存备用。

3. 手工清洗消毒方法、步骤及要点

（1）医务人员在清洗消毒前应穿戴必要的防护用品，如口罩、帽子、手套、防溅屏、防护镜等。

（2）彻底地拆卸呼吸外置回路的各处连接，仔细检查管道内有无痰痂、血渍及其他污物残留。

（3）管路消毒前应按要求清洗干净，管路中如有痰痂或血渍等污染物，需要在专用的水槽中用含酶液浸泡后使用专用刷彻底清洁干净。

（4）将洗净的管路及附件浸泡在有效的消毒液中，浸泡时要将其全部浸泡在消毒液中，管路不应有死弯，中空物品腔内不应有气泡存在，或单独封装进行环氧乙烷消毒。

（5）消毒方法或消毒液的选择应根据各医院的具体情况选择，且各消毒液浸泡的时间应根据各消毒液的说明书来调整。

（6）呼吸机外置回路消毒完成后，干燥保存备用，保存时间根据消毒方法而定。

（四）呼吸机内置回路的清洗消毒

呼吸机内置回路应由工程师定期保养维修，时间按各厂商的要求而定，定期更换呼吸机的皮囊、皮垫、细菌过滤器等，呼吸机每工作 1000 小时，应进行全面检修及消耗品的更换，并将每一次更换的消耗名称和更换时间进行登记，建立档案，以备核查。

（五）其他特殊部件的清洗消毒

其他特殊部件的清洗消毒主要包括空气过滤网、可拆卸的呼气管路、可拆卸的呼吸机流量传感器、细菌过滤器、供气模块滤网、冷却风扇过滤器、防尘网等部件的清洗消毒。

1. 呼吸机主机或空气压缩机的空气过滤网需定期清洗以防灰尘堆积造成细菌繁殖。

2. 呼吸机内部可拆卸的呼气管路应根据各厂商提供的方法进行清洗消毒。

3. 各种可拆卸的呼吸机流量传感器应根据厂家的要求进行更换、清洗消毒。

4. 呼吸机吸入端或呼出端的细菌过滤器、供气模块滤网、冷却风扇过滤器、防尘网等部件可根据使用要求或按需进行清洗更换。

（六）呼吸机使用中的感染控制

呼吸机使用过程中应勤观察，及时添加或者更换用物。

1. 呼吸机湿化罐内应加入无菌蒸馏水或注射用水，使用过程中应适时添加保持一定水位，湿化罐中的湿化液 24 小时彻底更换一次，湿化罐及滤纸应每周更换。

2. 应及时倾倒呼吸机管道内积水，清除集水杯中的冷凝水。冷凝水应按污物处理；集

水杯应垂直向下放置并位于管路最低处，以防止冷凝水倒流至气管插管或呼吸机内。

3. 一般患者在吸气端使用细菌过滤器，特殊感染及传染病患者建议在吸气端和呼气端均使用细菌过滤器。

三、ECMO 系统的院感防控

感染是 ECMO 使用期间常见的并发症。目前国内外各 ECMO 中心对于感染的防控尚缺乏统一的标准。2024 年，中国心胸血管麻醉学会体外生命支持分会联合浙江省 ICU 质量控制中心，制定了《成人体外膜氧合辅助期间感染防控专家共识》。根据该专家共识，在使用 ECMO 期间，院感防控要点如下。

1. ECMO 上机前建议充分评估操作环境并严格遵守最大范围的无菌屏障措施。体外心肺复苏上机时建议使用机械胸外按压装置。不建议在皮肤准备过程中使用备皮刀。

2. ECMO 上机时建议首选超声引导下经皮穿刺置管，外科切开置管可作为后备方案。

3. 建议对 ECMO 患者尽可能使用单间隔离，专人护理。

4. 不建议 ECMO 患者上机时常规预防性使用抗生素，预防性使用抗生素应遵循外科手术 I 类切口管理要求。

5. 建议对 ECMO 置管处及连接处进行每日感染评估，采用无菌敷贴进行密封，并按需换药，及时清理患者的排泄物。

6. 建议对 ECMO 辅助的患者使用氯己定对管路及插管部位进行消毒，定期口腔护理和全身擦浴。

7. 建议在 ECMO 辅助期间按需送检血液培养，不建议每日常规抽取血培养，可根据临床情况增加其他部位如气道、尿路、导管等培养频率。

8.ECMO 辅助期间，建议避免使用长期的静脉通路，尽早移除中心静脉导管和其他侵入性设备。

9.ECMO 辅助期间建议尽量减少管路完整性的破坏，如需连接，应使用无针连接。

10.ECMO 辅助期间建议关注压力性损伤导致的皮肤软组织感染。

11. 当怀疑或确诊血流感染时，建议尽早使用抗生素，并结合当地的细菌学制订抗感染方案。积极评估感染性心内膜炎的可能性。

12.ECMO 辅助患者一旦病情稳定，建议尽早对其实施浅镇静策略。

13.ECMO 辅助期间建议遵循呼吸机相关性肺炎（VAP）集束化干预策略。

14. 对 ECMO 辅助患者建议尽早开通肠内营养，并使用专门的肠内营养通道，每 4 小时评估胃潴留情况。

15. 建议每日评估患者撤机的可能性，符合撤除标准时应尽早撤除 ECMO。

第二节　高压氧治疗医院感染防控

高压氧治疗有其特殊性（群体性治疗），高压氧科的院感防控尤为重要。国家及各省市的规范性文件均对高压氧科（室）的院感防控提出要求。

一、高压氧科（室）常规消毒

高压氧科（室）常规消毒涉及医护人员的管理、不同区域的清洁与消毒、诊疗用物清洁消毒要求和不同情况下消毒液浓度选择四个方面的内容。

（一）医护人员的管理

医护人员的管理是落实好高压氧科（室）消毒工作的重要环节。

1. 加强医护人员的感染防控意识，提高医护人员对高压氧科（室）感染管理重要性的认识，建立相应的管理制度。

2. 高压氧科医护人员应做好职业防护，按照防护要求配备防护用品：一次性工作帽、一次性外科口罩和工作服（白大衣）、一次性乳胶手套（必要时）、速干手消毒剂（75%乙醇）。

3. 正确佩戴口罩，一次性外科口罩每 4 小时进行更换，污染时随时更换。

4. 医护人员接触普通患者前后常规 7 步洗手法洗手或者用速干手消毒剂洗手，接触传染病患者时戴手套。

（二）清洁与消毒

高压氧科（室）的清洁消毒要求根据各区域的清洁情况不同而有差别。

1. 按照清洁区、半污染区、污染区进行消毒隔离。

2. 值班室等清洁区平面每天用消毒液擦拭一次。

3. 地面清洁区每天用消毒液擦地一次。

4. 办公室、治疗操作台等半清洁区每天上、下午上班前、下班后各用消毒液擦拭一次。

5. 治疗大厅和舱内等污染区平面，每次治疗结束用消毒液擦拭一次。

6. 治疗大厅每天进舱后和治疗结束出舱后用消毒液各擦地一次。

7. 抹布、拖把做到一用一丢弃 / 消毒。

8. 使用 1 人多次吸氧面罩，每次用后及时清洗，保持清洁。

9. 每舱次治疗结束后鼓风机通风 15 分钟，消毒液擦拭平面，消毒拖把浸消毒液拖地面，待地面干燥后循环风紫外线空气消毒机消毒 30 分钟备用。

10. 舱内使用的痰盂、便盆、垃圾桶每舱次用消毒液浸泡后进行清洗。

11. 医疗区内备黄色垃圾篓，所有帽子、口罩、手套换下直接放入黄色垃圾篓。

12. 氧舱体表应定期清洁，内壁应定期用消毒液擦抹。

13. 每季度进行舱内空气培养。

（三）诊疗用物清洁消毒要求

诊疗用物清洁消毒与一般诊疗区域的要求基本一致。

1. 血压计和听诊器可在清洁的基础上用 75% 乙醇擦拭消毒，血压计袖带若无污染，每周清洗一次。若被血液、体液污染，应用 500 ～ 1000mg/L 的含氯消毒剂浸泡 30 分钟后，再清洗，晾干备用。传染患者袖带可专人固定使用。

2.病历夹每周用消毒液擦洗一次。

3.各种推车担架每周用消毒液擦洗一次。

（四）消毒液浓度选择

高压氧科（室）消毒液浓度的选择一般根据使用区域进行调节。

1.清洁区平面用 1 ∶ 200 浓度的 84 消毒液。

2.半污染区和污染区平面用 1 ∶ 100 浓度的 84 消毒液。

3.所有医疗区域地面用 1 ∶ 100 浓度的 84 消毒液。

4.排泄物、血渍、呕吐物、痰盂、便盆、卫生间等用 1 ∶ 50 浓度的 84 消毒液。

二、特殊疾病高压氧治疗消毒

气性坏疽、破伤风、艾滋病、梅毒、多重耐药菌及其他感染性或传染性疾病高压氧治疗的消毒措施较常规消毒更严格。

（一）气性坏疽、破伤风和其他不明原因传染病防控

此类患者应该单独舱室，严禁与其他患者同舱治疗。患者出舱后，舱室必须进行严格终末消毒处理（遵循 WS/T 367—2012《医疗机构消毒技术规范》）。

1.空气消毒：3% 过氧化氢或者过氧乙酸熏蒸，3% 过氧化氢按照 $20ml/m^3$ 气溶胶喷雾，过氧乙酸按照 $1g/m^3$ 加热熏蒸，湿度 70%～90%，密闭 24 小时；5% 过氧乙酸溶液按照 $2.5ml/m^3$ 气溶胶喷雾，湿度为 20%～40%。

2.舱室内壁、地板、椅子、桌子等物体表面，用 1000mg/L 含氯消毒液擦拭消毒。

3.患者尽量选用一次性诊疗器械、器具及其他物品，使用后应进行双层医疗垃圾袋密闭包装，焚烧处理。必须重复使用的医疗器械应先消毒后清洗，再灭菌。消毒可采用含氯消毒剂 1000～2000mg/L 浸泡 30～45 分钟，有明显污染物时应采用含氯消毒剂 5000～10 000mg/L 浸泡消毒 ≥ 60 分钟，然后按规定清洗、灭菌。

4.所用敷料、一次性医疗用品等应遵循《医疗废物管理条例》的要求，及时装入双层黄色医疗废物袋中密闭运送焚烧处理。

5.使用在有效期内的过氧乙酸、含氯消毒剂等。

6.患者应固定专用治疗、护理用具，如听诊器、血压计、体温计、输液用品等。

7.舱室经彻底清洁消毒后，做空气培养，3 次阴性方可供他人使用。

8.医护人员应做好职业防护，防护和隔离应遵循 WS/T 311—2023《医院隔离技术标准》的要求，接触患者时应戴一次性手套，手卫生应遵循 WS/T 313—2019《医务人员手卫生规范》的要求。

（二）艾滋病、梅毒的感染防控

艾滋病、梅毒的感染防控基本与其他临床科室一致，并根据高压氧舱的特点制订防控措施。

1.建立科室感染管理制度，加强院感知识培训，增强医护人员自我防护意识。

2.高压氧科（室）设立工作人员、患者双通道，规范管理不交叉；严格划分清洁区、半污染区、污染区。为避免医院内交叉感染发生，高压氧科（室）严格实行传染病患者单独开舱治疗，每一名患者建一份档案存档。艾滋病、梅毒等患者在治疗期间专舱治疗，患者所用物品不与其他患者混用，严格执行一人一舱一消毒。

3. 做好个人防护，正确佩戴口罩。在工作中如果患者的血液、体液有可能污染工作服时应穿隔离衣；接触患者的血液、体液、排泄物时戴乳胶手套，当处理血液、体液、分泌物、排泄物等时有可能溅出，特别是气管插管应戴防渗透性能的口罩、护目镜；使用后的注射器针头严禁传递，避免回套针帽。

4. 正确处理污染物品，所用过的一次性医疗物品、生活垃圾用两层黄色医用垃圾袋密封标识，由专人密闭运送至指定医疗废物暂存地。被血液污染的衣物先用 84 消毒液浸泡，然后再清洗。

（三）多重耐药菌的感染防控

多重耐药菌的感染防控主要参考院感防控要求，根据高压氧舱的特点制订防控措施。

1. 多重耐药菌感染为接触隔离管理。宜单独开舱治疗，无条件的医院可采取床单位隔离同舱治疗或同种病原体感染患者同舱治疗。

2. 接触隔离患者的体液（血液、组织液等）、分泌物、排泄物等物质时，应戴一次性医用橡胶检查手套，手上有伤口时应戴双层手套；接触污染物品后、离开前应摘除手套，洗手和（或）手消毒。

3. 舱室内壁、地板、椅子、桌子等物体表面，用 1000mg/L 含氯消毒液擦拭消毒。

4. 每舱次治疗结束后鼓风机通风 15 分钟，用消毒液擦拭平面，消毒拖把浸消毒液拖地面，待地面干燥后循环风紫外线空气消毒机消毒 30 分钟（注意关闭舱门）备用。

（四）其他

其他特殊感染按照国家相关医院感染与消毒管理规定执行。

（傅　蕾　黄　旭）

第十六章　氧疗安全管理

氧疗过程中存在许多潜在不安全因素，在临床实践过程中有许多惨痛教训，必须引起医务人员的高度重视。氧疗的安全管理是一项系统工程，应从制度、设备、操作规程、消防等多方面加强管理，方可杜绝各类事故的发生。

第一节　燃烧三要素

燃烧是指可燃物与氧化剂作用发生的放热反应，通常伴有火焰、发光和（或）发烟现象。燃烧的发生和发展必须具备三个必要条件，即可燃物、助燃物和火种，通常称其为燃烧三要素。

一、可燃物

可燃物是能与空气中的氧或其他氧化剂起燃烧反应的物质，是进行燃烧反应最基本的物质，如氢气、汽油、煤炭、纸张等。其按化学组成可划分为无机可燃物和有机可燃物；按所处状态又可划分为可燃固体、可燃液体和可燃气体，一般气体比较容易燃烧，其次是液体，最后是固体。

可燃物是燃烧过程的物质基础，所以在氧疗过程中应注意可燃物质的使用，如尽量用不易燃或不燃的材料，避免使用有引起火灾、爆炸危险性的材料，以提高耐火性能；使用过程中采用通风方法以降低可燃气体、蒸气和粉尘在空气中的浓度；凡是能发生相互作用的物品，要分开存放等。

二、助燃物

助燃物是能与可燃物发生氧化反应的物质，能帮助、支持可燃物的燃烧，助燃物的实质是氧化剂。普通的燃烧在空气中进行，助燃物是空气中的氧气。需指出的是，其他氧化剂如氟、氯等也可作为助燃物。

氧气是氧疗过程中最重要的助燃物，物质燃烧的速度、强度与氧浓度、氧分压关系密切。在正常条件下空气中氧含量21%，若氧的浓度低于21%燃烧速度降低，当氧的浓度达16%时火将趋于熄灭，当氧浓度低于13%时火即熄灭。

助燃气体中氧浓度高于空气的燃烧称为富氧燃烧，研究表明，气体中氧浓度＞25%时燃烧明显加剧，氧浓度＞30%可引起爆炸性燃烧。因此在与氧疗有关的生活生产中，严格按照氧气的使用规范，安全氧疗、严格管理至关重要。

三、火种

火种供给可燃物与助燃物发生燃烧反应的能量，是能使物质开始燃烧的外部热源，在具备可燃物及助燃物的条件下，必须出现火种才能燃烧。

火种可分为直接火源和间接火源。直接火源主要包括：①明火（生产、生活的炉火、灯火、焊接火、吸烟火等）；②电弧、电火花（电气设备、电气线路、电器开关）；③静电火花（物体静电放电、人体衣物静电）。间接火源主要包括：①高温（高温加热、烘烤、机械设备发热等）；②自燃起火（在既无明火又无外来热源的情况下，物质本身自行发热、燃烧起火，如黄磷自燃）。氧疗过程中常见火种有明火、电弧、电火花、静电火花、高温发热等。

燃烧发生时，上述三个条件必须同时具备，还须保证可燃物与助燃物混合浓度处于一定范围内，且引火能量必须超过一定值。因此，燃烧发生的充要条件为，具备足够数量或浓度的可燃物、具备足够数量或浓度的助燃物、具备足够能量的火种。

第二节　氧疗安全事故分析

一、火灾、爆炸

常见的与氧疗相关的火灾、爆炸事故的主要原因有以下几点。

1. 氧疗装置布局不合理、安装不规范，维护欠规范。

2. 氧疗人员未经过专业系统培训，各项规章制度和操作规范未严格执行。

3. 氧疗过程中使用火柴、打火机、爆竹、吸烟等明火，使用氧气瓶未做到"四防"，即防震、防火、防油、防热，氧疗电器设备短路起火。

4. 氧气泄漏、排氧管道阻塞、面罩佩戴不严等使周围环境氧浓度过高。

5. 氧疗期间使用油漆、涂料及某些易燃物质如油脂、酒精等。

二、误吸、误伤

常见的与氧疗相关的误吸、误伤事故的原因主要有以下几点。

1. 氧疗装置固定不妥当或因老化脱落，造成人员损伤。

2. 湿化装置安装不合理、液面过高，液体误入气道。

3. 患者不遵从医嘱或不慎导致氧疗装置倾斜或倒置导致意外损伤。

三、无效吸氧

1. 吸氧装置问题，如氧源压力过低、吸氧管道连接不紧密或吸氧管不通畅等，导致氧疗过程中吸氧浓度不能达到目标氧浓度的要求。

2. 患者因素，如患者躁动、遵医行为差，导致吸氧管道脱出；患者气道内分泌物过多，导致管道堵塞不通畅；患者由于躁动、肺水肿、心力衰竭等导致氧消耗过多或氧利用障碍。

四、氧中毒

1. 长时间吸入高浓度、高压力、高流量氧气导致动脉血氧分压过高。
2. 对氧疗认识不足，未严格把控氧疗的适应证、禁忌证及氧疗停止指标。
3. 氧疗时未进行监护，未监测血气分析，未及时调节氧浓度及流量。
4. 患者未按照医护人员要求，自行调节氧气流量。

五、二氧化碳麻醉

患者动脉血中二氧化碳分压超过 80mmHg，出现神经反应迟钝、头痛、精神错乱、昏睡甚至昏迷、抽搐的中枢神经症状，称为二氧化碳麻醉。常见的与氧疗相关的二氧化碳麻醉的原因主要有以下几点。

1. 氧疗方式未根据疾病类型、病情调整。
2. 长期缺氧和二氧化碳潴留并存的患者执行高浓度吸氧。
3. 氧疗过程中监测不足，未监测动脉血气分析。
4. 氧疗后无病情观察、记录及健康宣教。

六、肺组织损伤

1. 氧疗时高氧环境导致吸入性肺不张，引起生理性分流与缺氧。
2. 高氧环境可能改变肺微环境，间接促进细菌生长，加重肺损伤的发生。
3. 氧疗时操作不规范，氧气调节错误导致大量氧气冲入肺内。
4. 高压氧减压过程中，患者突发屏气或剧烈咳嗽，导致肺内压突然增高，引起肺泡膨胀破裂，损伤肺组织。

七、气道黏膜损伤

1. 氧疗操作流程不规范，鼻导管放置过深，造成直接损伤。
2. 氧疗时未注意加温、加湿，氧气未经过充分湿化，导致黏膜损伤。
3. 氧疗时未调节好氧流量，长时间氧流量过大或高浓度氧疗。
4. 鼻窦炎患者鼻腔不够通畅或完全堵塞，高压氧治疗易出现黏膜损伤。加压时，气体难以进入鼻窦腔内，导致窦腔相对负压，使黏膜肿胀、充血；减压时，气体难以从鼻窦腔排出，窦腔气体急剧膨胀，压迫鼻腔黏膜。

八、皮肤压力性损伤

氧疗设备的压力或压力联合剪切力常导致吸氧装置下方和周围皮肤局部损伤，引起皮肤局部水肿、红斑或破溃等。

1. 氧疗前皮肤风险评估不足，未制定高风险患者氧疗的预防及管理计划。

2. 无结构化、多角度的监管措施，未将皮肤检查及记录的责任明确分配。

3. 氧疗设备选择不合理、佩戴不准确，未保持设备下皮肤清洁、干燥。

4. 氧疗操作不规范，未严格把握氧疗指征及终止时机，氧疗时间过长。

5. 未对医护人员及家属进行专业化培训及系统性宣教，氧疗认识不足。

九、氧疗相关感染

1. 氧疗前未设立感染管理小组，未明确各小组成员职责。

2. 未按照国家发布的感染管理条例（如《医疗废物管理条例》、WS/T 367—2012《医疗机构消毒技术规范》和 WS/T 311—2023《医院隔离技术标准》）制订感染防控方案，未履行空气净化与消毒、环境表面消毒、医疗废物处理、终末处理等感染防控规范。

3. 氧疗活动中未实施标准的感染预防措施，人员管理及个人防护不足。

4. 未对氧疗相关人员进行感染机制、原理、防控制度与措施的定期培训。

5. 未对患者进行咳嗽礼仪、氧疗注意事项等方面的健康教育。

十、其他相关事故

其他常见的事故还包括潜水氧疗减压病、高压氧中耳气压伤等。

（一）潜水氧疗减压病

1. 潜水时间过长、上浮速度过快或减压结束后 12 小时内再度潜水。

2. 未制订潜水计划、潜水应急程序及未在限制的潜水深度内潜水。

3. 潜水时未使用氧气罐或携带氧气不足。

4. 未进行规范潜水培训及无足够潜水经验。

（二）高压氧中耳气压伤

1. 上呼吸道感染、鼻炎引起咽鼓管黏膜充血、水肿致咽鼓管不通畅或堵塞。

2. 工作人员未严格按照高压氧程序操作，加压、减压速度过快。

3. 加减压时患者自行调节耳咽管方式不当，导致鼓膜两侧压力失衡。

第三节　氧疗事故预防

氧疗过程中可能出现各种意外状况，因此预防至关重要。

一、火灾、爆炸的预防

1. 制订用氧安全管理制度，严格遵循技术规范，保证用氧合理和安全。

2. 强化培训所有接触和使用氧气的人员，确保人人掌握用氧方法，完善突发事件应急预案等安全管理要求，以保证安全用氧。

3. 定期检查维修：吸氧装置属于急救物品，要做好定点放置、专人管理、定时检查。

4. 做好安全教育：用氧过程中，医护人员、患者及其家属都要进行防火、防油、防热、防震"四防"的安全教育，患者及其家属需在医护人员的指导下，正确使用的氧疗装置，掌握用氧的安全知识。

5. 氧气瓶使用规范：氧气瓶禁止与油污接触，操作者不能穿油污过多的工作服，不要用油污过多的手、油手套和油工具接触氧气瓶及其附件；氧气瓶内氧气切勿用空，以防外界空气及灰尘进入氧气瓶内，再灌入氧气时引起意外事件。

6. 空气加压氧舱使用规范：采用一切必要的手段控制舱内氧浓度在23%以下；进舱人员应一律更换全棉服装和被褥，各种强电一律不准进舱，切实防止将各类火种及易燃易爆物品带入舱内；空调装置及其控制设备应置于舱外，舱内外传声系统应采用无火花型设备，生物电监测设备及其他必要的电器电压应小于24V，且有良好的接地装置。

二、误吸、误伤

1. 尽量避免将病床摆放在供氧装置下方，氧气装置安装完毕后，应再次检查确认牢固，以防因装置老化或固定不牢而意外脱落；使用氧气瓶时应尽量放置在角落并妥善固定，以防瓶体倾倒，导致患者误伤。

2. 湿化瓶内湿化水应保持在 1/3 ～ 1/2 满，对于有床旁活动需求的患者，根据患者的活动情况，指导其变换体位时注意是否牵拉吸氧管，下床活动前分离鼻导管，避免湿化瓶过度倾斜或倒置，导致患者误吸。

三、无效吸氧

1. 氧疗前应仔细观察患者的氧气装置、管道连接是否出现漏气等现象，检查吸氧管的通畅性，保证氧疗效果。

2. 及时吸痰或用纤维支气管镜清理呼吸道分泌物，合并感染者应合理使用抗生素。

3. 躁动者应合理使用镇痛、镇静药物并适当约束，避免患者拔除氧疗装置。

4. 积极治疗原发疾病，避免氧消耗过多或氧利用障碍。

四、氧中毒

1. 严格掌握吸氧指征、停氧指征，选择适当的给氧时机、给氧方式。

2. 氧疗时需结合血氧饱和度或血气分析结果，动态观察氧疗效果。

3. 严格控制吸氧浓度，一般吸氧浓度不超过45%，根据氧疗效果及时调整吸氧流量、浓度和时间，避免长时间高流量、高浓度吸氧。

4. 给氧过程中加强巡视，向患者宣教用氧安全，告诫勿自行调节氧流量。

五、二氧化碳麻醉

1. 对缺氧并二氧化碳潴留者，应以低流量、低浓度持续给氧，以纠正低氧血症、不升高二氧化碳分压为原则。

2. 加强病情观察，根据疾病类型和动脉血气分析结果动态调整用氧浓度，且应注意避免患者及其家属擅自调大吸氧流量。

六、肺组织损伤

1. 瞬间大流量、高气压氧气冲入肺内可造成肺组织损伤，导致患者突然呛咳、咳嗽，严重者可造成气胸。在给患者吸氧时，一定先调节好氧流量，再把吸氧管的鼻塞放至患者的鼻腔，吸氧过程中如需改变氧流量，也务必把吸氧管脱开后再调节，避免氧疗过程中的肺组织损伤。

2. 合并肺部感染者，及时、合理使用抗生素，严格掌握氧疗的适应证及停止指征，避免长时间、高浓度氧疗。

3. 高压氧治疗时，避免降压幅度和速度超过安全范围。

七、气道黏膜损伤

1. 保持室内适宜的温度，及时补充湿化瓶内的灭菌水，根据病情调节氧流量，吸氧浓度一般控制在45%以下，保证吸入的氧气充分湿化。

2. 过度通气的患者多补充水分，张口呼吸的患者可用湿纱布覆盖口腔。

3. 必要时可给予超声雾化吸入或使用高流量湿化仪适当加温、加湿。

4. 急性鼻窦炎列为高压氧相对不安全因素，在非急性期行高压氧治疗前，常规使用麻黄碱滴鼻剂以收缩血管，减轻黏膜肿胀。

八、皮肤压力性损伤

1. 任何使用医疗器械进行氧疗的患者都应被视为压力性损伤的高风险人群，建议制订高风险患者预防及管理计划，包括评估频率、评估策略等。

2. 正确选择氧疗设施并合理佩戴，注意皮肤清洁及妥善保护。

3. 明确氧疗指征及终止时机，避免过度氧疗而增加损伤率。

4. 定期对医护人员进行氧疗使用注意事项、并发症、皮肤保护等相关内容的培训，向氧疗设备使用者提供压力性损伤的健康教育。

九、氧疗相关感染

1. 医护人员应遵循病房的操作要求，执行标准防护措施，加强医院消毒灭菌效果的监督监测、强化医务人员手卫生依从性。

2. 加强医源性传播因素的监测和管理，如消毒产品的管理、无菌管理等。

3. 加强重点部门、重点环节、高危人群与主要感染部位的医院感染管理。如患者出现新型冠状病毒感染，应戴防护口罩、戴手套、戴护目镜或面屏；如遇有分泌物喷溅可穿隔离衣。

4. 应监督和指导患者实施正确的咳嗽礼仪：禁止随地吐痰，咳嗽或打喷嚏时用纸巾、手肘等遮住口鼻；避免用手直接接触眼睛、鼻或口。

十、其他相关事故

（一）潜水氧疗减压病

高气压作业人员在每次工作之前的预防工作十分重要，应对减压程序反复确认，正确选择减压方法和减压方案是防止减压病的根本措施。

1. 潜水之前，潜水医师必须了解潜水作业的内容、潜水深度、水底停留时间、劳动强度和水文情况；了解潜水设备和装具的情况及潜水员的技术水平、潜水经历、潜水疾病史、健康状况和精神状态。根据这些因素，选择正确的减压方法和减压方案，制订周密的医学保障计划。

2. 潜水过程中，如发生特殊情况，应及时更改或调整减压方法和减压方案。此外，要做好潜水供气（高压管路系统、装备检查、检修、保养、配气）及潜水技术保证等工作。

3. 高气压作业人员要养成良好的卫生习惯，建立合理生活制度。工作前应充分休息，防止过度疲劳，不饮酒、少饮水。工作时应预防受寒和受潮，工作后应立即脱下潮湿的工作服，饮热茶，洗热水浴，在温暖的室内休息 0.5 小时以上，以促进血液循环，排出体内多余的氮。

4. 作业人员应补充营养，保证高热量、高蛋白饮食，并适当增加维生素。

5. 对高气压作业人员，应做好就业前、在岗期间和离岗的健康检查。尤其应每年进行骨关节、四肢大关节检查，直到停止作业后 4 年为止。

6. 患有听觉器官、心血管系统、消化系统、呼吸系统、神经系统、皮肤疾病者及重病后、体力衰弱、骨折者，不宜在高气压环境中作业。

7. 常压及高压下预吸氧、潜水前运动、药物（如抗凝药物、他汀类）、潜水习服等可能对潜水减压病具有一定的预防作用。

（二）高压氧中耳气压伤

中耳气压伤是高压氧治疗最容易出现的不良反应，应做好预防工作。

1. 加强健康教育及心理护理　高压氧舱封闭的环境，易给患者造成恐惧、紧张心理，进舱前的心理护理和入舱知识宣教可以减少不良反应。

2. 去除诱因　充分开启咽鼓管，确保咽鼓管通畅。进舱前先排除患者近期有上呼吸道感染等影响咽鼓管通畅的疾病。对患者进行调压动作示教如吞咽、打哈欠、捏鼻鼓气等。对于咽鼓管不通畅者，进舱前用呋麻合剂或萘甲唑啉滴鼻。急诊可配合医生行鼓膜穿刺、鼓膜切开等。

3. 控制好加减压速度　加减压速度应缓慢均匀，不可时快时慢。加压开始，嘱患者配合咀嚼，加强吞咽动作及捏鼻鼓气，随时询问患者有无耳痛，边加压边观察，根据患者咽鼓管开张情况调节加压速度，一旦发现患者不适应即减慢或暂停，如咽鼓管开张不成功则需减压出舱。

4. 加压阶段吸氧　可使得腭帆张肌、腭帆提肌、咽鼓管咽肌充分收缩，有利于咽鼓管口打开，因此，可以预防中耳气压伤。

5. 昏迷患者中耳气压伤的预防　昏迷患者因不能自行进行咽鼓管调压，高压氧治疗时发生中耳气压伤的风险更高。高压氧治疗可以采用手掌鱼际肌密封外耳拔鼓膜法预防中耳气压伤。对有吞咽反射的浅昏迷患者，应使患者头后仰、诱导吞咽动作，促使咽鼓管开放。

第四节　氧疗安全应急预案

氧疗和药物治疗是同样重要的常用治疗手段，为提高氧疗各级人员处理氧疗突发应急事件的水平和能力，在氧疗事件发生时果断处理，可有效防止氧疗安全事故扩大化。提高氧疗安全，应制定应急预案及处理措施。

一、氧疗时火灾、爆炸

临床氧疗发生火灾、爆炸事故时影响往往较为严重，应积极做好应急预案。

（一）一般临床氧疗火灾、爆炸

一般临床氧疗火灾、爆炸应做到早发现，及时准确早期处理，降低火灾、爆炸的损伤，尽可能减少人员伤亡。

1. 事故第一发现人立即迅速关闭氧气阀门、切断电源，立即以大声呼叫方式向现场人员报警，并对初起火灾扑救。

2. 接到呼救人员应及时组织在岗人员穿戴好个人防护用品、就近原则用灭火器材灭火，并立即汇报部门领导，如主任、护士长、行政总值班、院长，报告事故发生地点、种类、事故危害程度等。

3. 各级管理人员接到报告后应在第一时间内赶到现场组织指挥灭火，采用一切可行的办法阻止火势扩大；发生较大火情，难以扑灭或可能发生爆炸的，应及时拨打"119"报告火警。

4. 必须坚持"先人后物"的原则，迅速组织事故区人员撤离。落实火灾危险区域隔离措施，仓库内物品迅速转移，切断火势蔓延的途径。

5. 在组织人员撤离现场过程中，指挥员应保持镇定，一旦发现自己被火围困，应迅速判明火势，选择最安全可靠路线尽快离开危险区。

6. 氧气瓶爆炸事故发生后，由于气瓶爆炸的发生具有突发性，且破坏威力巨大，事故抢险专业人员应迅速赶赴现场进行抢险救援。造成人员伤亡的，要立即报告公安机关，维持现场秩序。总指挥应立即启动一级响应，向消防、公安、交通等部门请求救援。

7. 消防队到达现场后，向消防人员介绍燃烧物料名称、数量、危险性、有无毒性等情况，积极配合消防队灭火。

8. 采取隔离和疏散措施，全力救助重伤如呼吸心搏骤停者，立即给予胸外心脏按压或人工呼吸，直到患者清醒或医院、医疗组接手为止。

9. 当事故得到有效控制，伤亡人员全部救出或转移，设备、设施处于受控状态，环境有害因素得到有效监测和处置达标时，由应急总指挥宣布事故救援工作结束，并转入现场恢复、障碍消除等工作。

（二）高压氧舱内发生火灾、爆炸

高压氧舱内火灾、爆炸事故相关工作人员需反应迅速，尽快扑灭舱内明火，并尽快减压出舱。

1.舱外人员操作步骤

（1）迅速打开氧舱排气阀和应急泄气阀。

（2）如发生火灾，迅速关闭舱内供氧、供气阀门和电源。启动水喷淋灭火系统，打开应急的舱内面罩呼吸系统，通过面罩向舱内人员供氧，以防舱内人员缺氧；并立即向上级汇报。

（3）打开舱门，救出舱内人员，组织抢救。

2.舱内人员操作步骤

（1）舱内发现烟火，应立即用舱内灭火器把它消灭在萌芽状态，同时向舱外人员报警。

（2）停止吸氧，配合舱外打开舱内泄气阀。

（3）舱内人员一定要冷静处事，不要挤在舱门口，避免开门时受阻或受伤。

3.若患者生命体征变化立即启动抢救程序

（1）患者在高压氧舱内出现生命体征变化时，舱内医护人员在舱门打开前，应立即采取紧急抢救措施，执行舱内抢救程序，高级别医师或科主任应立即到场指导抢救工作。

（2）舱内抢救程序：建立有效的呼吸通路，进行人工辅助呼吸。建立有效的心脏循环，胸外按压。同时进行心电监护。利用舱内吸痰器，及时吸出呼吸道分泌物，保证气道通畅。开放静脉，以便随时应用血管活性药物对症支持治疗。

二、氧疗时误吸、误伤

氧疗时出现误吸、误伤需要早发现、及时处理，总结事故原因，并预防再次发生。

1.氧疗时发生误吸，医务人员要根据患者具体情况进行抢救处理，同时呼叫其他医务人员，报告科主任、护士长。

2.在抢救过程中要观察误吸患者面色、呼吸、意识等情况，应迅速备好负压吸引器、吸痰管、生理盐水、开口器、喉镜等抢救物品。

3.误吸患者如意识清醒，立即予以拍背、鼓励咳嗽；当患者处于昏迷状态时，立即使患者处于仰卧位，头偏向一侧，医务人员按压腹部，同时用负压吸引器进行吸引。

4.医师对误伤患者应进行必要的体格检查、辅助检查及伤情判断和救治措施；对于不需要做特殊处理的患者，需注意观察，避免二次损伤。

5.监测生命体征和血氧饱和度，如出现严重呼吸困难、发绀、意识障碍等，使用简易呼吸器维持呼吸，同时紧急气管插管或呼吸机辅助呼吸。

6.当呼吸心搏停止时，应立即进行胸外心脏按压、气管插管、人工呼吸、加压给氧、心电监护等心肺复苏抢救措施，并给予抢救用药。

7. 病情平稳后，分析误吸、误伤的原因，制定有效的预防措施，防止再次损伤。发生误伤后，医护人员应将发生误伤的经过、目前的伤情、治疗措施、预后等情况告知家属，并做好解释工作。

8. 准确、及时书写护理记录，认真交接班，上报安全不良事件。

三、无效吸氧

1. 吸氧过程中，护士应密切观察患者吸氧反应，一旦发现患者出现呼吸困难、发绀、三凹征、烦躁等症状时，应立即报告医生。

2. 立即检查吸氧装置是否通畅，是否存在吸氧管道脱出，并保持呼吸道通畅，清理口鼻呼吸道分泌物，根据病情、指脉氧情况等调节氧流量，可采用鼻导管、面罩给氧，必要时呼吸机辅助呼吸。

3. 对急性呼吸衰竭的患者立即将其头偏向一侧，颈部后仰，抬起下颌，必要时插入口咽通气管、建立人工气道或心肺复苏，及时纠正缺氧。

4. 立即心电监护，评估血压、脉搏、灌注状态、呼吸频率、血气分析等，评估患者的意识状态及无效吸氧的原因，并处理可能的原因。

5. 建立静脉通道，纠正酸中毒、给予营养支持及病因治疗。

6. 进行有效的气管内负压吸引，监测和记录出入液量，保持电解质平衡。

7. 无效吸氧解除后，加强气道护理，注意湿化，注意患者及其家属的心理护理。

四、氧中毒

氧中毒时应立即停止给氧或脱离高氧环境，并进行相应的处理。

1. 出现惊厥时，应防止跌倒、摔伤或舌咬伤，必要时可适当使用止痉剂；离开高压氧环境仍有惊厥者，进行抗惊厥治疗。

2. 若因氧气泄漏吸入过量氧气，应迅速脱离现场至空气新鲜处，保持呼吸道通畅，并按照氧气泄漏应急预案处理。

3. 若呼吸心搏停止，应立即进行心肺复苏、气管插管等抢救，并及时报告科主任、护士长，上报不良事件。

五、二氧化碳麻醉

发生二氧化碳麻醉时应立即保持呼吸道通畅、严密观察病情、合理氧疗及给予对症支持治疗等。

1. 立即保持呼吸道通畅：清醒患者取半坐卧位或端坐位，昏迷患者取仰卧位，头后仰、托起下颌并将口打开，清除气道内分泌物及异物，必要时建立人工气道。

2. 急查动脉血气分析，根据患者病情、疾病类型及血气分析结果，选用无创机械通气或有创机械通气。

3. 合理氧疗：确定吸氧浓度的原则是保证氧分压迅速提高到 60mmHg 或脉搏血氧饱

和度达 90% 以上的前提下，尽量降低吸氧浓度。

4. 建立静脉通道，加强病因治疗，处理并发症，如肺水肿、脑水肿。

5. 给予对症支持治疗，保证充足的营养及热量供给，加强液体管理。

6. 严密观察病情，包括呼吸频率及节律、缺氧和 CO_2 潴留情况、血压、意识及出入液量等。

六、肺组织损伤

临床工作中医护人员应提高早期辨别肺组织损伤的能力，及时做出恰当的处理。

1. 氧疗过程中，护士应密切观察，若出现持续咳嗽、呼吸急促、咯血等立即通知医生，由医生根据患者症状明确是否存在急性肺组织损伤。

2. 立即根据患者症状对症处理。呼吸急促且缺氧者，可戴面罩吸氧；如呼吸停止，立即予以机械通气；咯血者，可应用止血药物；咳嗽剧烈者，尽量消除咳嗽，减轻肺组织损伤；气胸者，可予以胸腔闭式穿刺抽气或胸腔闭式引流。

3. 合理使用抗生素。

4. 严密观察病情，包括呼吸频率及节律、血压、意识等，并做好记录。

七、气道黏膜损伤

氧疗过程中需密切观察病情，判断损伤程度和原因，做出相应的处理。

1. 氧疗过程中，护士应密切观察病情，仔细观察口鼻腔黏膜情况，若患者出现胸闷、咳嗽、喘鸣等症状，立即检查氧疗的湿化及温度，并立即通知医生，由医生明确是否存在气道黏膜损伤、损伤程度及可能的原因。

2. 根据损伤程度，积极对症处理。如胸闷、喘鸣，可予以超声雾化或支气管扩张剂；若出现缺氧者，可立即调高氧流量及浓度，必要时予以机械通气。

3. 若存在明确的黏膜损伤原因，针对原因处理。湿化不足者，可采用经鼻高流量湿化仪，适当加温、加湿；氧疗操作不当者，应规范氧疗操作流程；合并感染者，适当使用抗感染治疗；若高压氧导致鼻腔黏膜损伤，用麻黄碱滴鼻，保持鼻窦开口通畅，并暂停高压氧治疗。

4. 严密观察病情，包括呼吸频率及节律、血压、意识等；加强气道护理，及时清理呼吸道分泌物，避免黏膜损伤，防治并发症。

八、皮肤压力性损伤

对于长时间氧疗、意识障碍、严重认知功能障碍和运动障碍等高危患者需谨防皮肤压力性损伤。

1. 氧疗过程中，护士应定期观察皮肤情况，尤其是氧疗设备直接压迫的皮肤。

2. 若发现压力性损伤，立即报告医师及护士长，进行病情初步判断，并立即局部减压，如使用敷料减压、保持皮肤清洁，必要时根据患者病情终止氧疗或更换氧疗方式。

3. 根据压力性损伤严重程度，积极对症处理。若患者出现皮肤发红、压痕，立即局部按摩；若出现皮肤破损，根据损伤的分期及渗出液量治疗；对怀疑或已有感染的创面，定期消毒换药。

4. 全面营养评估，制订个性化的营养护理计划；评估患者疼痛情况，加强疼痛管理；定期压力性损伤评估及愈合监测。

5. 做好相关护理记录，严格床旁交接，并上报皮肤压力性损伤不良事件。

九、氧疗相关感染

氧疗相关感染应早发现早处理，找出感染源，避免感染人群进一步扩大。

1. 出现氧疗相关感染时立即报告科主任。若确诊为院内感染，按相关规定及流程报告院感科。

2. 院感科接到报告后，应及时到达现场进行调查处理，采取有效措施，并将调查证实发生的医院感染事件报告院领导。主管院长接到报告后，迅速组织人员开展感染控制及流行病学调查工作，并从人、财、物等方面予以保证，将受到感染人群缩小到最小范围。

3. 医务科组织专家进行会诊，协助查找感染源及传播途径，隔离相关患者，防止感染源的传播及感染范围的扩大。护理部协调护理人员，协助做好各项消毒、隔离及患者安置工作。检验科负责各种病原学检测。药剂科负责应急药品的准备和发放工作。

4. 感染管理科负责查找感染源，对感染患者、接触者、可疑传染源、环境、物品、医务人员及陪护人员等进行病原学检查。制订和组织落实有效的控制措施：包括对患者做适当的治疗，进行正确的消毒隔离处理，必要时隔离患者甚至暂停接收新患者，制订防范措施。

十、其他

其他氧疗相关应急预案还包括潜水氧疗减压病的应急预案和高压氧中耳气压伤的应急预案。

（一）潜水氧疗减压病

潜水氧疗减压病的处理核心是再加压治疗。

1. 潜水员出水后密切观察，若出现皮疹、关节疼痛、呼吸困难、偏瘫等应考虑减压病，立即予以吸氧治疗，并立即电话联系就近具备高压氧舱的医疗机构。

2. 若患者出现呼吸、循环衰竭，立即保持呼吸道通畅、稳定血流动力学。

3. 明确减压病患者，尽早实施高压氧舱内再加压治疗，对于重症患者，可能需要24小时内行2～3次再加压治疗，然后改行常规高压氧治疗。

4. 建立静脉通道，维持电解质平衡，体温控制、镇痛等对症处理。

5. 严密观察病情，注意呼吸、血压、意识等。

（二）高压氧中耳气压伤

高压氧中耳气压伤应以预防为主，舱内出现症状时应及时处理。

1. 高压氧中耳气压伤以预防为主，舱内治疗时患者出现耳闷、耳痛、听力下降等，报告陪舱人员及操舱人员，并立即做调压动作，如吞咽、咀嚼动作。

2. 操舱人员放慢升压速度，给予适应期，若耳痛剧烈，采取适当减压，待症状缓解后再继续升压；若仍无缓解，则减压出舱。

3. 出舱后由耳鼻喉科评估病情严重程度及鼓膜情况。鼓膜未破者，若仅有充血反应，无须特殊治疗，若中耳腔内有明显渗出液或出血，则考虑行鼓膜穿刺术，促进痊愈；鼓膜已破者，可用抗生素预防感染。

第五节　氧疗安全使用与管理

本节根据现行指南及操作规范制定氧疗安全与管理规范，以期进一步规范氧疗实践，为患者提供更为安全、精准的氧疗。

一、一般临床氧疗

1. 氧气归为药品，严格执行氧疗处方制度，处方中应标明"目标血氧饱和度"具体范围，避免无严格的医嘱或无医嘱氧疗。

2. 临床氧疗需按照科学有效的临床路径实施、严格执行操作规程、合理使用氧疗设备，确保氧疗过程规范化、精准化。

3. 氧疗的操作者为经过培训的医护人员，禁止家属或患者自行给氧，注意氧疗安全，做好防震、防热、防火、防油。

4. 严格执行氧疗指征：①危重或低氧血症患者；②有低氧血症风险的患者；③氧疗后可能受益的非低氧血症患者（如一氧化碳中毒）。

5. 临床氧疗应具体化、个体化，为患者制定"氧疗目标"，以保证氧疗效果和患者安全：重症患者推荐的目标 SaO_2 为 94% ~ 98%，合并高碳酸血症患者推荐目标 SaO_2 为 88% ~ 92%；目前不存在任何文献或指南推荐目标 SaO_2 为 100%，临床中应避免 SaO_2 达到 100%。

6. 根据患者需求选择合适的氧疗装置及流量。①大容量高浓度氧面罩：用于高剂量氧疗（10 ~ 15L/min）；②鼻导管（2 ~ 6L/min）或简易面罩：用于中剂量氧疗（5 ~ 10L/min）；③28% 文丘里面罩：用于明确诊断或可疑为慢性阻塞性肺疾病患者；④气管切开术面罩：用于气管切开患者或既往喉切除术患者。

7. 选择恰当的氧疗湿化。短期院前氧疗时可以不进行湿化，住院后需要 > 24 小时高流量吸氧或出现上气道干燥不适时需要给予湿化。

8. 临床氧疗过程中需严密监测。常用的监测指标为 SaO_2、PaO_2 和 SpO_2，精准、及时监测呼吸频率、脉搏、血压、体温、精神状态等，必要时适当调整吸入氧浓度，以保证目标氧疗水平。

9. 临床氧疗应执行规范化氧疗终止及撤离制度。

10. 氧疗过程中认真观察及记录，注意氧疗的并发症，严防高氧血症或低氧血症。

二、超氧疗法

1. 超氧气体按照药品管理，任何程序均须由合格的技术人员操作，严格控制气体质量、气体浓度、使用方法、使用耗材等。

2. 超氧疗法属较高风险的医疗行为，应该由医务人员科学严谨地实施，制订规范的治疗频率、疗程、剂量处方等，严禁将任何气体直接注入血管。

3. 所有与患者组织或体液接触的设备必须是无菌的，接触超氧气体的容器和管路均应选用抗氧化材料或玻璃器皿，超氧气体必须通过抗菌消毒过滤器过滤后使用。

4. 超氧疗法中心应获得医疗卫生许可，并遵守下列要求：①医生需培训合格并拥有超氧疗法经验。②使用合格的设备，产生超氧气体的设备必须根据制造商的建议定期进行校准或调整，避免程序应用不当或浓度不准确。③治疗室须有通风系统和抢救药品及设备。

5. 行超氧疗法前应有知情同意书，由患者及负责执行超氧疗法的医生签署，同时要与患者建立必要的心理沟通。

6. 利用指标对患者进行氧化应激状态分类，如丙二醛、过氧化氢酶等。如果制订的方法无法衡量患者的氧化应激程度，则由医生根据患者的临床状态、适应证及禁忌证，评估患者是否可以接受超氧疗法。

7. 超氧疗法应遵守循序渐进的原则，从低剂量逐渐增加。

8. 执行严格的操作流程，治疗前应检查血常规、肝功能、肾功能、凝血功能、甲状腺功能，治疗过程中常规监测血压、体温、脉搏、血氧、呼吸频率等，急救设施和药品处于备用状态，治疗后需至少留观 15 分钟。

9. 必须做好操作人员的职业防护，一旦发现泄漏，操作人员应立即关闭超氧源，并立即离开直至风险解除。

10. 医疗机构应定期检查管路情况，按厂家要求定期更换零配件和管材，长期未用的设备可使用氧气冲洗清洁管道，并做全面维护检测，以确保各项指标满足使用要求。

三、高压氧治疗

高压氧治疗存在氧舱燃烧、爆炸等不安全因素，高压氧的安全使用与管理是一项系统工程，应从氧舱设备、人员要求、制度、消防、操作等多方面加强管理。本部分根据《医疗技术临床应用管理办法》、TSG 24—2015《氧舱安全技术监察规程》等行政法规、部门规章的规定，建立高压氧治疗安全使用和管理制度，保障医疗安全和氧舱设备使用安全。

（一）氧舱管理

1. 高压氧舱属于第三类医疗器械，应符合 TSG 24—2015《氧舱安全技术监察规程》的设备安全技术规范的要求。

2. 氧舱实行封闭式管理，根据需求在舱外设置候诊室、诊疗室、医护办公室、更衣室、卫生间等。

3. 氧舱材料要求必须具有阻燃、防爆、无毒、防静电、耐电压、抗氧化、无特殊异味、抗应力强、抗疲劳性能好、能持续承受高压的特性。

4. 氧舱电器设备要求氧舱应采用冷光源外照明，进舱电压不应大于 24V。氧舱设备应有可靠的接地装置，接地电阻不大于 4Ω。设备维修除事故救援等特殊目的外，不得在氧舱负荷运行时进行任何维修工作。

5. 按照国家有关规定做好医用氧舱的定期检验工作，定期检验分为年度检验和全面检验，医用氧舱设备大修为 10 年 1 次。

（二）人员要求

《医用高压氧舱管理与应用规范》（2018）及《特种设备安全监察条例》（2009）对氧舱工作人员做出以下要求。

1. 从事医用高压氧治疗的医护人员须取得《医师执业证书》或《护士执业证书》及省级以上医疗机构认定的《医用高压氧舱上岗合格证》。

2. 14 人以上大型空气加压氧舱须至少配备 2 名医师、3 名护士和 1 名技术人员。

3. 从事高压氧舱维护保养管理人员必须取得特种设备作业人员 R3（高压氧舱）证书。

（三）制度管理

高压氧相关的制度管理包括人员职责和各项管理制度、治疗相关医疗文件和各类应急预案。

1. 医疗机构应建立健全各级各类人员职责和各项管理制度，包括各级各类人员职责；进舱须知、陪舱制度；氧气库房、空压机房、储气罐间、配电箱间、氧舱维修保养、消毒隔离及氧舱应急演练等。

2. 建立健全医用高压氧治疗技术的各种医疗文件。高压氧治疗前应向患者或其家属告知高压氧治疗目的、治疗注意事项、治疗的风险及预防措施。

3. 制定氧舱内并发症（包括氧中毒、气压伤、减压病等）处置和设备故障应急预案。

（四）消防管理

消防安全是高压氧治疗开展的重要前提条件和安全管理的重要内容。

1. 建立健全氧舱消防管理制度，设立安全消防员，并对消防工作进行定期检查，完善消防设施并定期更换。

2. 定期组织消防安全及氧舱紧急情况应急处理演习，至少 6 个月一次。

（五）操作管理

1. 操作人员遵守医用高压氧治疗技术诊疗常规和操作规程，严防意外事件、舱内交叉感染。

2. 医务人员应严格遵守高压氧治疗适应证、禁忌证，凡需要高压氧治疗的患者必须经过相关检查（包括血压、心电图、胸部 X 线检查等），并由高压氧科会诊明确高压氧治疗时机、模式、疗程等方可进行高压氧治疗。

3. 进舱人员严禁将火柴、打火机、手机、香烟、酒精、电动玩具等带入舱内，不宜穿易产生静电火花的服装，如尼龙、腈纶、丙纶、毛织品等入舱，以防火灾。

4. 进舱人员掌握预防各种气压伤的基本知识，在加压过程中应做好耳咽管的调压动作，首次进舱治疗的患者及陪舱人员，可使用呋麻滴鼻液或加强吞咽动作，促使耳咽管开启。

5. 患者进舱前排空大小便、放空引流管中的液体、排空痰液，服从医护人员指导，进舱后不得随意搬弄舱内阀门、开关、按钮等设施。

6. 医务人员需对患者进行进舱前、舱中、出舱后个体化宣教及指导。

四、家庭氧疗

家庭氧疗是临床氧疗的延伸，因此其安全使用与管理的原则也与临床氧疗有相似之处。

1. 由临床医生或社区全科医生，确认家庭氧疗的指征，排除家庭氧疗的禁忌证，明确患者氧疗目标、氧疗时间、氧疗方式、氧疗装置、氧流量与浓度等。

2. 目前建议接受家庭氧疗患者的初始吸氧流量从 1L/min 开始，每次按照 1L/min 的速度递增来滴定式调节吸氧流量。通常血氧饱和度建议控制在 94% ～ 98%，慢性阻塞性肺疾病患者的血氧饱和度建议控制在 88% ～ 92%。

3. 家庭氧疗前，使用者需掌握鼻导管、面罩等吸氧器具，制氧机等供氧装置，湿化瓶及湿化水箱等湿化装置的安全使用方法及保养方法，若机器出现故障报警异常，应停止使用，及时通知厂家检修。

4. 家庭氧疗应做好吸氧装置的消毒工作，氧疗室内保持空气流通、清洁，避免高温、高湿。定期更换和消毒氧疗装置，防止氧疗相关感染。

5. 家庭氧疗应做好监测工作，建议家庭氧疗患者常规购买脉搏血氧仪，但不应单独用于评估长期家庭氧疗。动脉血气分析是判断患者氧合和通气功能的金标准，家庭氧疗以开始前动脉血气结果作为基线，稳定期患者应至少相隔 3 周再次测量动脉血气，病情变化时应及时监测。

6. 家庭氧疗应做好气道管理工作，有条件者应配有雾化机和吸痰器，保证痰液得到稀释并充分引流。对于年老体弱的患者，照护人员需密切关注其咳痰情况，注意多拍背排痰。

7. 家庭氧疗应密切观察氧疗效果，注意吸氧的不良反应，如有不适或者氧浓度无法满足患者需求，出现紧急情况及时到医院就诊。

8. 家庭氧疗需同时注意呼吸道的湿化，吸入的氧气注意加温、加湿，并建议患者及其共同居住者戒烟，以防止干冷、有害的气体刺激呼吸道。

9. 家庭氧疗应做好安全措施，家中应安装烟雾探测器并备用灭火器。吸氧时，应避免接触火源。使用氧气瓶时，应轻拿稳放，注意防震、防火，以免发生爆炸。

10. 健康教育与管理对家庭氧疗患者非常重要，可提高患者对氧疗的积极性和依从性。社区全科医师要为家庭氧疗患者建立健康管理档案，根据其病情制订针对性的个体化氧疗方案、生活指导、康复计划及随访。

五、其他特殊氧疗

（一）航空航天氧疗

1. 航空航天氧气系统、检漏仪、测试设备应符合 GB/T 8982—2009《医用及航空呼吸用氧》的相关规定。

2. 航空氧气泄漏将形成危险的富氧环境，进入装有氧气瓶的特定区域人员应了解富氧环境的潜在危险，可使用氧气探测器来确定氧气的水平，若为高读数应立即离开并通风，离开富氧区后至少应在 15 分钟内不吸烟。

3. 氧气维修或氧气部件拆卸和安装期间应警惕潜在的火源，维修系统时压力积聚过快，应确保每个氧气瓶内的压力平稳增加。

4. 飞机和氧气维修设备应接地，在驾驶舱、工作区和驾驶室中张贴警告提示，警告在充氧过程中禁止操作电气开关、手机，如果雷雨期间有闪电的危险，停止所有氧疗操作。

5. 氧气阀打开或关闭过快可能导致高氧气流产生摩擦热，应缓慢打开氧气瓶的手动阀，并将其转到全开位置。拆卸或安装氧气部件时，确保所有氧气瓶阀都已关闭。

6. 避免使用不相容、易燃、含油的材料，在氧气系统操作前后，必须使用经批准的清洁剂清洁氧气部件及其周围区域，避免徒手触摸连接端或氧气组件内部，并停止所有燃油和液压系统的加油和维护工作。

7. 在氧气系统上工作时，只能使用经批准用于氧气使用的设备，按照空中客车文件中规定的正确程序，保持设备清洁，并小心、安全地工作，谨防未经授权的程序，以避免人身伤害和设备损坏。

8. 特别注意氧气系统的慢漏，每次更换氧气瓶时，注意查看上一次氧气瓶安装时间，如果两次间隔时间过短，排除机组特殊情况下使用的原因，则很可能是氧气系统存在漏气。

9. 不同件号的氧气瓶有差异，如果拆下和装上的氧气瓶材料不同，需要填写飞机载重平衡的变更记录。

10. 飞机机组人员、设备维护人员应定期学习航空用氧相关制度、氧疗安全规定，强化安全意识，认真落实脱脂规定，制定氧疗安全事故预防措施、减压病防治措施等相关制度，定期组织氧疗应急处置演练、氧气系统设备检查维护，禁止带压维修。

（二）潜水氧疗

1. 潜水氧疗需符合 GB/T 40074—2021《饱和潜水系统通用要求》《中华人民共和国潜水条例》等规章制度。

2. 潜水员必须获得相应的资质和培训，具备潜水员证书、良好的身体状况和技能，选择适当潜水设备及氧气系统，佩戴合规的安全装备，并进行必要的清洁、设备检查及维护，确保设备正常。

3. 根据潜水通用规则选择适当的潜水供氧方式，如氦氧潜水、饱和潜水、高氧潜水、低氧潜水等，以适应不同潜水深度、潜水人群的供氧需求，并遵守潜水减压程序。

4. 潜水时通常以氧分压 30kPa 作为最低极限值。对于长时间暴露，如饱和潜水时，通常将氧分压维持在 44 ～ 48kPa。为防止氧中毒，呼吸气体中的氧分压不应超过 0.14MPa。

5. 潜水前制订详细的潜水计划，包括供氧设备、供氧时间，制订氧中毒、低氧、氮中毒、减压病、氧气中断、供氧设备异常等安全及应急措施，并进行应急演练。

6. 潜水前应掌握氧气瓶的使用和管理，规范检查氧气瓶，确保氧气瓶的压力正常、氧气充足。

7. 潜水过程中必须配备足够的氧气供应，建立有效的氧气监测系统，监测氧气、氮气和二氧化碳的压力和温度，避免压力过高或过低。

8. 潜水员严格遵守安全操作规程，根据氧气浓度计算安全潜水极限深度，并在潜水极限范围内潜水。根据潜水深度和时间合理使用氧气，随时检查氧气供应情况，避免氧气耗尽，密切关注有无氧中毒、低氧反应，及时报告任何异常。

9. 使用高浓度的氧气时，注意接触到高氧的部件如主气源、备用气源、压力表和气瓶的氧化速度。氧浓度＞22%时使用专用的高氧气瓶，严格禁止将普通气瓶和高氧气瓶混用。

10. 使用低氧分压气体的开放系统潜水时，计算出其低氧区间，在安全区域内潜水并随时关注氧分压，慎防缺氧。

（三）高原氧疗

1. 高原用氧的时间和流量应视患者身体缺氧程度而定，在不同海拔下，所需补氧量并非固定不变，具体吸氧量和时间应根据海拔、缺氧状态等实际情况进行综合考量。

2. 高原日常用氧应服从卫生员的监督、指导，不可盲目、随意、滥用氧气，注意用氧不良反应，谨防氧中毒，注意评价用氧效果，以能维持血氧饱和度的最低氧流量为宜，当氧流量超过 4L/min 仍不能有效提高血氧饱和度时，应及时就医。

3. 急性高原反应时，根据高原反应类型、严重程度制订用氧方案，以确保有效吸氧。慢性高原反应时，根据高原病症状、血红蛋白浓度和常驻海拔来确定用氧方案。

4. 高压氧预处理可提高机体血氧弥散度，激发机体的内源性保护机制，减少机体损伤，因此可采用高压氧预处理预防高原病。

5. 高原氧疗应进行加温、湿化，避免干燥刺激鼻咽部位黏膜，引起鼻出血、咽部不适、咳嗽等，氧疗装置应专人专用，并定期更换、消毒，防止交叉感染。

6. 高原用氧应使用高原专用血氧仪监测血氧饱和度，高原血氧仪需适应高原地区"高强光、低气压、低氧、低温"等特殊环境特点。

7. 高原氧疗应使用高原专用制氧仪器设备及专用型空气滤器，安装堵塞报警指示器对滤器性能进行监控，并及时维护和保养。

8. 高原氧疗应注意当地大气压力及温度对氧疗设备元器件的影响，提高设备的高原环境适应能力，确保高原环境下的正常使用。

9. 液氧罐在高原地区使用时，注意高原环境对氧气质量、耗损速度、液氧储存时间的影响，确定氧气耗尽时间。使用氧气钢瓶吸氧时，要注意操作流程，注意防震、防火、防热、防油，不与易燃气体钢瓶混装、并放，不靠近明火或电气设备，使用专用氧气减压阀。

10. 高海拔地区对室内环境进行供氧时，氧浓度不能超过不同海拔下的安全富氧浓度上限值，避免带来火灾危险。

（四）实验用氧

1. 实验前制定用氧安全管理制度，以规范氧气在使用、储存、处置等环节的管理，配备必要的防护用品，减少实验用氧的不良事件。

2. 实验用氧机构需建立规范的教育培训制度及标准化操作规程、落实实验用氧规范培训，保证使用人员充分了解危险气体的危险特性、注意事项、应急处置措施等，并定期组织应急演练。

3. 实验用氧场所应建立实验用氧预警系统，紧急关闭、排风联动系统，提高事故应急反应和救助能力。

4. 实验用氧应建立规范的实验室、供气室，实验室设计或改造应提前做好存储空间安全设计，安装气体监控报警装置，安装防爆灯具、防爆柜、防爆风机等，降低实验室内的安全风险。

5. 规范实验用氧的采购管理，选择信誉好、规模大及技术、安全和售后服务有保障的气体供应商，气体供应商必须使用危险化学品运输车辆运输氧气，且须加强送货人员安全培训，并确保氧气压力、纯度达标，保证采购氧气的质量与运输安全。

6. 制订储存氧气的管理规范，储存罐的搬运安全、存放安全、管路连接安全、使用安全、定期检验等方面的管理方案，气体钢瓶须分类分处存放，严禁与可燃性气体钢瓶混放，避免氧气长期在实验室存储。

7. 落实实验氧气的日常使用管理，使用前应严格检查钢瓶漆色、标识是否正确清晰，钢瓶箍、胶圈、手轮等安全附件是否配备齐全；使用时应检查钢瓶总阀、减压表接口、管路接口是否漏气；使用后应及时清退，消除危险源。

8. 实验用氧应列入重点危险源风险管控范畴，包括氧气存量、存储位置、负责人、联系方式、硬件条件等信息，并开展专项检查，及时发现、排除安全隐患，做好安全管理。

9. 做好实验用氧的定期安全检查工作，检查内容包括氧气是否使用规范，气体钢瓶是否符合要求、安全附件是否配备齐全、气体管路是否整齐规范、气体管路标识是否清晰、是否定期检验漏气、是否有氧气操作规程、人员是否经过培训、如何应急处置等。

10. 设置专门安全管理人员进行氧气安全管理、安全效果评估，并落实系统的用气安全教育，增强实验用氧的安全意识和安全素质。

六、特殊人群氧疗

特殊人群氧疗的安全使用与管理包括儿童、老年人和孕产妇等重点人群。

（一）儿童氧疗

1. 临床医生在氧疗决策前，应密切结合患儿病情特点和实验室资料进行分析，掌握氧疗相关知识，并根据基础疾病选择吸氧浓度和时间，注意氧疗的并发症及注意事项，同时积极处理原发疾病。

2. 根据患儿的年龄、疾病状态、氧浓度需求及对吸氧装置的耐受性选择合适的吸氧方式，如鼻导管、面罩、氧帐等，常规给氧方法仍难以纠正的低氧血症可使用无创正压通气给氧或有创给氧。

3. 氧疗过程中应严格遵守操作规程，注意用氧安全，切实做好"四防"，氧源的周围严禁有烟火及易燃品，并注意避免儿童私自使用氧源。

4. 儿童氧疗时尽可能保持舒适的体位，尽可能使氧气加温、加湿，防止干燥的分泌物阻塞呼吸道，促进纤毛运动，清理分泌物，提高氧疗舒适度及配合度。

5. 氧疗时防止污染和导管堵塞，鼻塞、湿化加温装置、呼吸机管道系统等应定时更换和清洗消毒，以防止患儿交叉感染。

6. 儿童低氧血症的临床症状是不典型的，单一或联合症状和体征都不能有效预测低氧，因此需要监测血氧饱和度，但儿童患者不建议常规使用有创动脉血气分析，推荐使用无创的脉氧仪进行监测，同时至少 4 小时监测 1 次体温、脉率、呼吸频率。

7. 儿童氧疗建议将 $SpO_2 < 90\%$ 作为开始指标，$SpO_2 \geq 90\%$ 作为治疗目标，同时根据不同疾病类型、严重程度及相关指南推荐调整。

8. 儿童肺活量较小，呼吸通气量也较成人偏小，故临床上对儿童吸氧量及供氧压力的要求，也与成人有所不同。但儿童对医用氧的需求与成人医用氧一致。

9. 对于合并有血流动力学异常的严重心肺疾病或有早产史的患儿，停止给氧后要严加监护；对于早产儿或低出生体重儿、合并支气管肺发育不良或有明显血流动力学异常的先天性心脏病患者，由于其易发展为重症，因此必须给予特别关注，临床医生在决定给氧或停止氧疗时尤其应慎重。

10. 应做好儿童氧疗安全教育：氧疗期间尽量使患儿安静、避免烦吵，防止患儿抓、拽氧气管，勿随意调节氧流量，勿随意停止吸氧，保持鼻腔清洁，保持管道通畅，防止打折、挤压，如有异常及时通知医护人员，避免擅自处理。

（二）老年人氧疗

1. 老年人长期氧疗应由医生制定包含氧浓度、氧流量、用氧装置、用氧疗程等氧疗处方后实施，并密切观察氧疗的副作用及疗效，切勿盲目加大氧流量而引起氧中毒。

2. 老年人氧疗应详细记录患者用氧开始的时间、给氧方式、氧流量、生命体征、血氧饱和度、症状等情况，用氧后密切观察患者用氧情况、心理状态、舒适度及呼吸、意识及缺氧程度改善情况。

3. 规范老年人氧疗设备及管路管理，尽量采用一次性耗材，非一次性氧疗系统应经常定时更换和清洗消毒，保持吸氧管路通畅，防止污染和导管堵塞。

4. 根据老年人疾病类型、血气分析及耐受程度采用合理吸氧装置，选择大小合适的氧气面罩，注意鼻腔黏膜及皮肤有无损伤，注意气道湿化，注意防止交叉感染。

5. 需长期氧疗的老年低氧血症患者，以及患有慢性阻塞性肺疾病及肺源性心脏病的老年患者，一般将吸氧流量设定为 1 ~ 2L/min，尽可能长时间用氧，尤其注意夜间用氧，以防止夜间缺氧状况加剧。

6. 老年人氧疗时低氧血症及高碳酸血症发生率均高，推荐常规使用无创的脉氧仪进行监测，警惕静默型低氧血症，规律监测体温、脉率、血压、呼吸频率，定期检查肺功能、血气分析、血红蛋白含量等。

7.慢性呼吸系统疾病需长期氧疗的老年患者，应注意预防感冒，注意饮食，加强锻炼，同时兼顾合并疾病的治疗，学会练习深呼吸、腹式呼吸及缩唇呼吸，增强用氧疗效。

8.加强医护人员对老年人氧疗安全知识的培训，规范医护人员用氧操作，制定突发用氧故障应急处理流程并定期演练，提高对老年人氧疗安全的警觉性。

9.老年人氧疗应设置用氧安全警示标识、四防标识等，建立氧气设备管理、患者用氧管理、安全用氧健康宣教等安全用氧质量评价体系，定期进行用氧安全检查，保障用氧安全。

10.加强老年人氧疗安全健康教育，宣教内容包括氧疗的作用，氧疗方法，氧疗副作用，氧疗注意事项，湿化液及氧疗装置的使用，氧疗效果的观察方法等，提高老年人的氧疗安全知识及依从性。

（三）孕产妇氧疗

1.孕产妇氧疗由医生根据孕产妇、胎儿健康情况制定氧疗压力、浓度、频率、时间、吸氧方法等氧疗处方后实施，避免无医嘱氧疗。

2.建立孕产妇保健系统，定期监测孕妇的健康情况和胎儿生长发育情况，筛查缺氧高危孕产妇，做好产前保健，加强随访、监护，制定孕期、围生期及生产期的氧疗方案。

3.医护人员应建立规范氧疗的理念，制定突发用氧故障应急处理流程，操作前告知患者用氧目的和注意事项，提高氧疗依从性。

4.医护人员应熟悉氧疗对胎儿及孕产妇的副作用，落实氧疗副作用的监测工作，定期监测孕产妇的血氧饱和度，监测胎心、体温、脉率、血压、呼吸频率，定期检查血气分析、血红蛋白含量等，注意胎动情况，定期检查胎儿发育情况。

5.孕产妇掌握胎心监测、胎儿缺氧的表现等知识，初步判断胎儿供氧情况，若发现胎动异常，应及时就医。

6.根据孕产妇基础情况、孕产程及耐受程度采用合理吸氧装置，注意设备的安全和清洁，注意气道湿化，防止交叉感染。

7.孕产妇氧疗是阶段性的，当孕妇供氧不足、胎儿宫内发育迟缓等问题缓解后应及时停止吸氧，避免孕妇体内血氧含量浓度过高，且避免长时间连续吸氧。

8.加强孕产妇氧疗安全教育管理，包括氧疗的作用、氧疗的方法、氧疗副作用、氧疗注意事项、氧疗装置的使用、氧疗效果观察方法等。

（阳柏凤　黄芳玲）

第十七章　氧疗未来

目前，氧疗临床运用愈加规范、合理及个体化，随着医学的不断发展将有越来越多的氧疗新技术问世，氧疗将在更多的疾病领域得到更深层次的运用。

一、氧疗新技术及发展

近年来涌现的氧疗新技术主要包括高流量氧疗、富氧环境、氧气浓缩技术、混合气体氧疗、体外膜肺氧合技术、氧气再生技术、便携式氧疗设备、智能氧疗系统、氧疗与其他治疗手段的整合。

1. 高流量氧疗　是一种新兴的氧疗技术，它通过高流量的氧气输送，提供更高浓度的氧气给患者，从而改善患者氧合和呼吸功能。相比传统的低流量氧疗，高流量氧疗可以更快地提高患者的氧合水平，减轻呼吸困难，减少二氧化碳潴留，从而改善患者的生命质量。此外，高流量氧疗还可以用于各种临床情况，包括急性呼吸窘迫综合征、重症肺炎等，为患者提供更有效的治疗手段。

2. 富氧环境　是指通过提高环境中的氧气浓度，使人体能够吸入更多的氧气。这种方法可以有效改善人体的缺氧状况，对治疗慢性阻塞性肺疾病、哮喘等疾病有很好的效果。

3. 氧气浓缩技术　是一种通过物理或化学方法提高氧气浓度的方法。这种方法可以有效解决在高原地区或高海拔地区人体缺氧的问题，同时也为一些需要大量氧气的患者提供了更好的治疗方法。

4. 混合气体氧疗　是指使用含有一定氧浓度的混合气体对患者进行氧疗。常用的混合气体主要由氧气与氦气、氢气、二氧化碳等气体按一定比例组成。例如，高压混合氧（氧气 95%、二氧化碳 5%）用于断指（趾）再植具有满意的疗效；氦氧混合气体用于改善缓解期慢性阻塞性肺疾病患者缺氧症状；氢氧混合气体吸入用于新型冠状病毒感染（COVID-19）的治疗。

5. 体外膜肺氧合（ECMO）技术　原理是血液通过静脉导管引出，经过动力泵驱动进入氧合器氧合后注入患者动脉或静脉系统，起到部分心肺替代作用，维持人体脏器组织氧合血供。ECMO 系统主要由静脉导管、动脉导管、连接管、动力泵（人工心脏）、氧合器（人工肺）、供氧管、监测系统等组成。ECMO 主要分为两种方式：V-V 转流与 V-A 转流。该技术主要用于各种原因引起的严重心、肺功能衰竭。

6. 氧气再生技术　是一种利用生物工程技术进行氧气生产和再生的方法。通过培养一些能够产生氧气的微生物，可以将这些微生物用于生产氧气，以满足人类对氧气的需求。

这种方法不仅可以有效满足人类对氧气的需求，而且可以减少对环境的污染。目前氧气再生技术仍在探索阶段，有待进一步研究和开发。

7. 便携式氧疗设备　是一种便于携带的氧气治疗设备，可为一些需要长期吸氧的患者提供方便。这种设备一般采用压缩氧气作为氧气源，通过调节设备的压力和流量，可以控制患者吸入的氧气浓度和流量，如便携式制氧机、小型氧气瓶等。便携式氧疗设备轻便、易携带、操作简单，已经成为许多家庭和医院必备的医疗设备之一。

8. 智能氧疗系统　是一种基于计算机技术的氧气治疗系统。这种系统可以通过监测患者的呼吸和血氧饱和度等生理参数，自动调节氧气流量和浓度，以达到最佳的治疗效果。智能氧疗系统具有高度的智能化和自动化，可以为医生和患者提供更加精准和便捷的医疗服务。

9. 氧疗与其他治疗手段的整合　随着对氧疗的深入研究，人们开始意识到氧疗与其他治疗手段的整合可能会带来更好的治疗效果。例如，氧疗与运动疗法相结合可以帮助患者更好地恢复呼吸功能和肺部功能；氧疗与药物治疗相结合可以提高药物的吸收效率，加快治疗效果，如化疗联合高压氧可提高胃癌的近期疾病控制率，增强患者免疫力。这种整合性治疗手段的出现为患者提供了更多的选择，同时也为医疗界带来了新的治疗思路和方法。

二、氧疗的应用前景

氧疗在医疗中的应用已经非常广泛，尤其在现代医疗技术不断发展的情况下，氧疗的应用前景更是十分广阔，包括危重病治疗、呼吸系统疾病治疗、神经系统疾病治疗、心血管疾病治疗、肿瘤治疗、新生儿氧疗、高原适应、康复医疗和美容护肤等方面。

1. 危重病治疗　危重病患者常出现低氧血症，及时的氧疗可以有效改善患者的缺氧症状，为后续治疗争取时间。目前，氧疗技术已经广泛应用于各种危重病的治疗，如严重烧伤、休克、心肺复苏术等。

2. 呼吸系统疾病治疗　氧疗是呼吸系统疾病治疗的常用方法之一。对于慢性阻塞性肺疾病、肺源性心脏病等慢性呼吸系统疾病，长期氧疗可以改善患者的生活质量和预后。

3. 神经系统疾病治疗　脑缺氧和缺血是神经系统疾病常见的病理过程，及时的氧疗可以有效改善患者的缺氧症状，减轻脑损伤。目前，氧疗已经应用于脑梗死、脑出血等神经系统疾病的治疗。

4. 心血管疾病　氧疗在心血管疾病治疗中也有着广泛的应用。对于急性心肌梗死、心力衰竭等心血管疾病，及时的氧疗可以有效改善患者的缺氧症状，减轻心脏负担。

5. 肿瘤治疗　研究表明，肿瘤细胞对缺氧环境比较敏感，而适当的氧疗可以提高肿瘤细胞对放疗和化疗的敏感性，从而提高治疗效果。

6. 新生儿氧疗　新生儿疾病是氧疗的又一重要应用领域。对于新生儿窒息、新生儿肺炎等常见新生儿疾病，及时的氧疗可以有效改善患儿的缺氧症状，降低死亡率。

7. 高原适应　在高原地区，由于空气稀薄，氧气含量较低，人们容易出现高原反应。适当的氧疗可以帮助人们更好地适应高原环境，减轻高原反应的症状。

8.**康复医疗**　是氧疗的重要应用领域之一。对于长期卧床、有慢性疾病等需要康复的患者，适当的氧疗可有效改善患者的缺氧症状，促进康复。

9.**美容护肤**　氧疗在美容护肤领域的应用也逐渐受到关注。通过吸氧，可以促进皮肤新陈代谢，减少自由基对皮肤的损害，从而达到美白、抗衰老的效果。此外，一些美容机构还采用高压氧来辅助解决皮肤问题，如痤疮、皮炎等。

（彭争荣　柏素芬　陈　慧）

第三篇　临床氧疗

第十八章　一般临床氧疗

一般临床氧疗是应用最广泛的氧疗方式，各类缺氧性疾病可根据患者的缺氧类型选用不同的一般临床氧疗种类。在临床工作中容易出现一般临床氧疗超指征使用的情况，不利于患者的科学管理。本章将详细介绍各类型一般临床氧疗方式的特点、适用范围及其注意事项。

第一节　一般临床氧疗方式

一般临床氧疗方式主要包括鼻塞和鼻导管吸氧法、面罩吸氧法、经气管导管吸氧法、电子脉冲吸氧法、机械通气给氧法、氧帐、高流量吸氧、局部用氧。

一、鼻塞和鼻导管吸氧法

鼻塞和鼻导管吸氧法是临床氧疗常用的吸氧方式，二者各有优势。

（一）鼻塞吸氧法

鼻塞吸氧法分单孔、双孔两种。单孔鼻塞选用适宜的型号塞于一侧鼻前庭内，并与鼻腔紧密接触（另一侧鼻孔开放），吸气时只进氧气，故吸氧浓度较稳定。双孔鼻塞为两个较细小的鼻塞同时置于双侧鼻孔，鼻塞周围尚留有空隙，能同时呼吸空气，患者较舒适，但吸氧浓度不够稳定。

（二）鼻导管吸氧法

鼻导管吸氧法是将一导管经鼻孔插入鼻腔顶端软腭后部，插入长度是鼻尖到耳垂的2/3，吸氧浓度恒定，但时间长后会有不适感且易被分泌物堵塞。鼻塞、鼻导管吸氧法一般只适宜低流量供氧，若流量比较大就会因流量和冲击力大让人无法耐受，同时容易导致气道黏膜干燥。

二、面罩吸氧法

面罩吸氧法是将面罩置于患者的口鼻部，氧气自面罩底部输入，呼出的气体从面罩两侧的小孔排出的给氧方法，常分为普通面罩、储氧面罩、文丘里面罩。

（一）普通面罩

普通面罩无单向皮瓣和储氧袋，氧气输入孔位于底部，面罩侧面有小孔，因此氧气供应中断，空气可以从侧孔进入，患者不会窒息。呼出的气体也由侧孔排出。

（二）储氧面罩

储氧面罩由储氧袋和面罩组成。部分重复呼吸和无重复呼吸储氧面罩在普通面罩下附加体积 600～1000ml 的储气囊，当储气囊充满时，氧气体积分数可以达到 60% 以上。部分重复呼吸面罩在面罩与储气囊之间无单向阀，导致患者重复吸入部分呼出气体。在密闭较好的部分重复呼吸面罩，氧流量为 6～10L/min 时，吸入氧气体积分数可达 35%～60%。无重复呼吸面罩在面罩与储气囊之间有单向阀，从而避免吸气相重复吸入呼出气体。为保证面罩内的呼出气体能够被冲刷出去，氧流量至少要 6L/min。储氧面罩给氧体积分数高于普通面罩，不适用于有二氧化碳潴留风险的慢性阻塞性肺疾病患者。

（三）文丘里面罩

文丘里面罩的作用原理为氧气经狭窄的孔道进入面罩，产生喷射气流使面罩周围产生负压，与大气的压力差促使一定量的空气流入面罩。随着供氧流速的增加，进入面罩内的空气流速也相应增加，且喷射入面罩的气流通常大于患者吸气时的最高流速要求，因此吸氧体积分数恒定。此外，高流速的气体不断冲刷面罩内部，呼出气中的二氧化碳难以在面罩潴留，故无重复呼吸。使用文丘里面罩时，首先设定患者的吸入氧体积分数，其次根据患者的呼吸情况决定面罩提供的气体流量，最后调节氧源的给氧流量。

三、经气管导管吸氧法

经气管导管吸氧法是指用一较细导管经鼻腔插入气管内的供氧方法，也称气管内氧疗。由于用导管直接向气管内供氧，故可显著提高疗效，只需较低流量的供氧即可达到较高的效果，且耗氧量很小。

四、电子脉冲吸氧法

电子脉冲吸氧法是近年开展的一种新方法，它通过电子脉冲装置实现吸气期自动送氧，而呼气期又自动停止送氧。这比较符合呼吸的生理状态，同时大大节省了氧气。

五、机械通气给氧法

机械通气给氧法是指用各种人工呼吸机进行机械通气时，利用呼吸机上的供氧装置进行氧疗，可将氧气输送到患者的肺部，以确保他们得到足够的氧气供应。可根据病情需要调节供氧浓度（21%～100%）。氧疗的氧源一般多用氧气钢瓶，并安装有压力表指示瓶内的储氧量，供氧时安装流量表，根据需要调节氧流量。多数大型医院现在采用中心供氧，开关设在墙壁上，更为方便。

六、氧帐

氧帐系围绕头部至全身的供氧装置。其尺寸差别较大，不同尺寸的氧帐需要不同的氧气流量来使帐内的二氧化碳浓度维持在较低的水平。通常，需要调节氧流量使帐内的二氧化碳浓度保持在 1% 以下。由于患者完全在帐内，护理、治疗、看管甚至逗玩都需要频繁地打开氧帐，因此氧帐内的氧浓度不容易维持稳定。

七、高流量吸氧

经鼻高流量湿化氧疗装置包括鼻导管吸氧系统（加温湿化器、封闭式呼吸管路、双端鼻塞导管）和空氧混合器（能输送流量最高达 60L/min 的空气、氧气混合气体，氧体积分数、流量可调，具有主动加温、加湿功能）。经鼻高流量湿化氧疗装置带来的高流量气体可产生一定水平的呼气末正压，冲刷上呼吸道生理无效腔，并且恒温恒湿的气体可维持气道清除功能，并降低患者上气道阻力和呼吸功等，起到改善患者换气与部分通气功能的作用。

八、局部用氧

局部用氧是通过连续扩散或加压系统在损伤组织局部施用氧气的方法，即给伤口局部吸氧。临床使用方法包括局部连续常压氧治疗、专用于下肢局部的小气室"高压氧"、释氧敷料（能够在伤口上释放氧气，供组织吸收的可分解敷料和凝胶敷料）及携氧喷剂（血红蛋白喷剂能携带氧气在伤口中释放、弥散）等。其中局部连续常压氧治疗因其资源可得性、方法便利性、氧浓度和流量可控性（99%～100% 的氧浓度和 3～15ml/h 的低流量）、安全性及成本效益良好等优势，成为目前在国内外研究和应用最多的局部用氧方法。

第二节　一般临床氧疗注意事项

一般临床氧疗和其他药品使用一样，需注意适应证与禁忌证、氧气浓度及使用时间、使用过程中的临床症状变化等，此外还需要注意定期检查和维护氧疗相关设备。

一、严格适应证

严格掌握氧疗适应证和禁忌证，保证安全有效供氧。氧疗主要适用于缺氧性疾病，如呼吸衰竭、慢性阻塞性肺疾病等。英国胸科协会（British thoracic society，BTS）急症氧疗指南推荐以下 3 类成年患者在入院前和医院内的氧疗：①危重或低氧血症患者；②有低氧血症风险的患者；③氧疗后可能受益的非低氧血症（如一氧化碳中毒）患者。

澳大利亚－新西兰胸科协会急症氧疗指南强调临床氧疗是用来改善低氧，而不是缓解非低氧血症的呼吸困难。该指南提出：①慢性阻塞性肺通气功能障碍及其他与慢性呼吸衰竭相关的情况［如肥胖低通气综合征、支气管扩张、囊性纤维化、神经肌肉疾病、胸廓畸形（如脊柱后凸、侧弯）］，如果 $SpO_2 < 88\%$ 推荐氧疗；②其他急性情况下，如果 $SpO_2 < 92\%$

推荐氧疗。

2005 年我国卫生部委托中华医学会组织儿科学、围产医学、新生儿重症监护、眼科等专业的专家制定了首个中国氧疗指南——《早产儿治疗用氧和视网膜病变防治指南》。这是首个针对特殊人群的氧疗规范。为了规范治疗，降低早产儿视网膜病变的发生率，指南规定了给氧的指征、方式和注意事项，并特别提到治疗的目标是维持动脉血氧分压（PaO_2）在 50 ～ 80mmHg（1mmHg=0.133kPa），或经皮血氧饱和度（$TcSO_2$）在 90% ～ 95%。

在氧疗过程中，需注意患者是否存在二氧化碳潴留或通气不足的情况，如已发生二氧化碳潴留或通气不足，应避免过度氧疗。

二、密切观察氧疗效果

在氧疗过程中，记录患者起始氧疗剂量、起始给氧方式、氧疗是连续还是按需、目标血氧饱和度及氧疗剂量和给氧方式的调整。氧疗效果用血氧饱和度、呼吸频率、心率的监测和近距离观察患者症状，如呼吸困难、发绀等是否减轻来判断，进一步的观察指标有动脉血气分析。BTS 急症氧疗指南首次建议把血氧饱和度作为心率、呼吸、血压和脉搏之外的"第五个生命指征"。我国《急诊氧气治疗专家共识》推荐使用筛查二氧化碳潴留的"ESCAPE"工具：

E: bronchi ectasia 支气管扩张；

S: spinal disease 脊柱畸形或截瘫；

C: chest disease 胸壁疾病；

A: airway obstructed disease，气道阻塞性疾病（COPD 哮喘、肺纤维化）；

P: paralysis 瘫痪（神经肌肉接头疾病、药物过量）；

E: elevated body weight（体重增加、肥胖）。

根据是否存在二氧化碳潴留的高危因素制定不同的氧疗目标。根据不同疾病选择合理的氧疗目标。有二氧化碳潴留风险的患者，SpO_2 推荐目标为 88% ～ 93%，对于无二氧化碳潴留风险的患者，SpO_2 推荐目标为 94% ～ 98%。氧疗开始后应当每 5 ～ 10 分钟评估患者 SpO_2 变化情况，若 SpO_2 未能上升至目标范围，应当积极寻找原因并行血气分析检查，全面评估患者情况。

三、保持呼吸道通畅

呼吸道通畅是氧疗的重要前提。对于存在痰液、分泌物阻塞呼吸道的患者，应及时清除呼吸道分泌物，保持呼吸道通畅。

四、注意氧疗浓度和时间

长时间的高浓度吸氧可能导致氧中毒，高氧血症是医源性的，可被控制和避免，临床实际操作时要求医生给氧前根据患者具体情况设定氧疗目标，氧疗的医嘱不仅包括氧流量，还应附上目标和允许的 SaO_2 范围。目前尚无指南或共识要求目标 SaO_2 达到 100%，除非患者特殊需要，应尽量避免 SaO_2 监护达到 100%。因此，应合理控制氧疗浓度和时间。对于需要长期氧疗的患者，应制订个体化的氧疗方案，并定期评估其效果和安全性。

氧疗的终止（BTS 指南）：在大多数急性疾病中，随着患者的康复氧疗将会逐渐减少，一旦患者在呼吸空气时 SpO_2 维持在 94%～98%（如患者此次急性起病前基础 SaO_2 水平低于 94%，需回归至患者基线水平），氧疗将会终止。一些已经建立长期氧疗的慢性肺部疾病患者，应该逐步降低氧流量至其日常的维持量。病情稳定的通过鼻导管吸氧患者终止氧疗前，要逐渐减少流量至 2L/min。对于有高碳酸血症和呼吸衰竭风险的患者，经鼻导管给氧氧流量应该调至 1L/min，或者 24% 文丘里面罩 2L/min，维持最低的氧流量。一旦患者经过 2 次连续观察，在低流量吸氧的情况下临床状况稳定，血氧饱和度达到要求的范围，则可以终止氧疗。停止氧疗后如血氧饱和度再次降低，要以最低流量重新开始氧疗，直至患者达到目标血氧饱和度范围并监测 5 分钟。如果血氧饱和度恢复到目标范围内，则在这个水平继续氧疗，待患者临床稳定后再次尝试终止氧疗。

五、定期检查氧疗设备

为确保氧疗设备的完好和无漏气，应定期检查设备的工作状态。对于存在问题的设备，应及时维修或更换。

六、注意氧气流量和湿化

适宜的氧气流量和湿化对于保证氧疗效果十分重要。过高的氧气流量可能导致黏膜干燥、气道损伤等不良反应，而过低的氧气流量则可能影响治疗效果。因此，应根据患者的具体情况选择适宜的氧气流量，并注意湿化氧气。

七、严格消毒吸氧装置

为避免交叉感染，应对吸氧装置进行严格的消毒处理。对于长期使用吸氧装置的患者，应定期更换吸氧管等配件，并使用消毒剂对设备进行彻底消毒。同时，对于多人使用的吸氧装置，应确保一人一用一消毒。

（赖　晨　陈　慧）

第十九章 超氧疗法

超氧，又称臭氧，于 19 世纪中期被瑞士科学家 Schonbein 发现并命名。因为其密度高且极易溶于水的特性曾被广泛用于生态及工业领域，后又发现其强氧化性，对多种病原体等都具有杀灭效果，1915 年开始有国家陆续将超氧用于治疗严重感染伤口。随着对超氧的了解和认知逐渐加深，超氧被拓展应用于椎间盘突出、疼痛、缺血 - 再灌注损伤和糖尿病足等疾病的治疗。

超氧疗法是指以医用氧气、水或油为载体，将定量的超氧经静脉 / 皮下注射、肠道灌注或直接接触等方式作用于人体，起到改善局部炎症和氧供，缓解疼痛作用的治疗方法。

一、超氧的理化性质

超氧是一种具有刺激性气味的气体，由 3 个氧原子组成，分子量为 48.00，是氧的同素异形体。超氧的化学性质很不稳定，其在水中的溶解度极高（常温常态常压下超氧在水中的溶解度比氧气高约 13 倍），在含有杂质的水溶液中又会立即分解成氧分子，在蒸馏水中半衰期也仅有 25 分钟。此外，超氧可以和烯烃类、芳香类、核蛋白等有机物发生化学反应，具有极强的氧化特性。

二、主要临床应用方式

（一）全身疗法

1. 超氧自血疗法　抽取 100 ～ 150ml 静脉血至含抗凝剂的无菌容器中，然后向容器注入同体积的超氧混合气（浓度从 20 ～ 30μg/ml 开始，后根据需要逐渐增加浓度），轻柔缓慢混匀 5 分钟（避免产生泡沫），最后将充分超氧化的血液回输到患者静脉中。每日一次或两日一次，10 ～ 15 次为一个疗程。

2. 超氧混合气直肠吹入　常配合超氧自血疗法使用。

（二）局部疗法

超氧疗法除了全身使用以外，还可局部使用。临床常用的局部使用方法包括皮下注射、关节及椎间盘等腔隙内注射、硬膜外腔注射及肌内注射等。

1. 皮下注射：超氧浓度为 15 ～ 20μg/ml，在疼痛部位或病灶区四周选择注射点，形成 0.5 ～ 1cm 的小皮丘，每个注射点之间距离为 1cm，每次间隔 1 天，疗程为 3 ～ 5 天。

2. 关节腔内注入：宜在 X 线或超声引导下进行，超氧浓度不超过 30μg/ml，容量以大关节 10 ～ 20ml/ 部位（肩、膝、髋）、中关节 5 ～ 10ml/ 部位（骶髂、踝）、小关节 1 ～ 5ml/

部位（肘、腕等），每次间隔 3 ～ 7 天，疗程 14 ～ 28 天。

3. 椎间盘注射：在影像学引导下进行，常用浓度为 10 ～ 25μg/ml。腰椎间盘注射容量为 5 ～ 10ml/ 节，颈椎间盘为 3 ～ 5ml/ 节。

4. 硬膜外腔注射：通过椎间隙或骶骨裂孔直接穿刺至硬膜外腔注射，单次注射浓度 20μg/ml，容量 5 ～ 10ml。

5. 肌内注射：注射深度一般为 2 ～ 4cm，单次治疗 15 ～ 20μg/ml，5 ～ 10ml。

6. 超氧熏蒸疗法和局部涂抹超氧化油 / 膏等。

三、治疗原理

超氧在临床上的应用已近百年，超氧疗法以创伤小、疗效明确、操作简单、安全性较高等优势，在多种疾病的治疗中发挥了重要的作用。随着对超氧疗法研究的深入，超氧疗法的治疗原理也逐渐清晰。

（一）镇痛作用

超氧通过灭活损伤部位的致炎因子，减少对感觉神经末梢的刺激，从而产生镇痛作用。同时，超氧可诱发内啡肽系统的激活，抑制外周信号向中枢的传递。通过多年临床研究发现，超氧疗法在多种疾病的治疗起着重要作用。

在运动系统疾病中，膝关节腔内单纯注射超氧或复合注射超氧均能缓解骨关节炎患者的关节疼痛，改善关节功能，且其短期疗效十分显著。在跖筋膜炎的治疗中，超氧注射疗法相较于针灸治疗效果更佳，与糖皮质激素和利多卡因治疗相比，其起效虽慢，但缓解疼痛及改善功能的作用持续时间更长。超氧同样可以用于慢性肱骨外上髁炎和复杂性区域疼痛综合征的治疗，局部超氧可有效缓解其疼痛症状。在幻肢痛患者口服镇痛药物和局部神经阻滞无效后给予触痛点超氧注射，可以看到患者有明显的症状改善。此外，超氧疗法经过国内外多项临床验证证实是治疗腰椎间盘突出安全有效的治疗手段，其适应证广泛，主要适用于有腰痛，但无明显的运动功能障碍，且临床非手术治疗后无效的患者。在作用上，超氧疗法可明显减轻疼痛，并改善功能障碍，且效果优于激光髓核减压治疗，与开放手术切除椎间盘的作用基本相似，但有创伤小、复发率低、并发症少、安全性高且恢复时间更短等优点。

研究表明，不同的超氧使用方式处理带状疱疹患者的后神经痛均取得了明确有效的效果。其中，超声引导下颈椎背根神经节周围超氧注射治疗可以显著缓解病程少于 3 个月的带状疱疹后神经痛。超氧水外用湿敷治疗也能够明显缓解患者的神经痛，且无明显不良反应。而超氧自血疗法联合药物治疗相较于其他单一应用药物而言，对带状疱疹后神经痛患者的疼痛治疗更加安全有效。使用椎间孔注射超氧能够明显增强加巴喷丁的镇痛作用。CT 引导下神经节超氧注射能够缓解难治性三叉神经痛的疼痛，且其术后 6 个月、1 年、2 年疼痛缓解率分别达到了 86.87%、84.46%、83.30%。

癌性疼痛是指由肿瘤侵犯或压迫骨骼、组织、中枢神经或外周神经等导致的疼痛，还包括肿瘤局部坏死、溃疡、继发感染等引起的疼痛，以及化疗引发的周围神经痛等。近年来，超氧疗法被报道可用来缓解癌性疼痛，作为肿瘤药物治疗的辅助治疗手段。

（二）抑制炎症和抗感染作用

超氧疗法一方面可通过氧化特定的蛋白质和脂质来破坏细菌生物膜，从而使细菌灭活；另一方面可改变血液中血小板的聚合方式，促进血栓的解体，调节血管的通透性，促进创口的愈合，减少感染的发生。此外，超氧可通过促进细胞释放特定的生长因子［如血小板衍生生长因子（PDGF）、转化生长因子（TGF）-β 和 IL-8］，抑制前列腺素合成、减少缓激肽释放等抑制炎症的发生发展。糖尿病足是糖尿病慢性并发症之一，特点是伤口愈合延迟、胶原沉积极低，以及伤口内源性生长因子的表达降低。有临床研究证实超氧疗法可以提高难治性糖尿病足患者保肢率。超氧疗法在口腔疾病中的应用也十分广泛，超氧疗法可缩小口腔溃疡体积，缓解疼痛，缩短病程。同时，超氧疗法适用于多种口腔手术后疼痛与水肿的治疗。超氧既可以杀死口腔内的细菌、真菌和病毒，抑制挥发性硫化合物的产生，减少口臭，也可以抑制龋齿、牙龈炎、牙周炎和根管治疗术后口腔微生物引起的细菌感染，加强术后伤口愈合。

（三）抗氧化和抗血栓作用

研究发现，超氧可通过抑制血尿素氮、肌酐、丙二醛和促进血红素加氧酶、超氧化物歧化酶的表达，加速过氧化氢酶的生成，促使机体主动清除微环境中过量产生的自由基和过氧化物；通过阻断黄嘌呤/黄嘌呤氧化酶通路，减少活性氧的生成和氧自由基的释放，抑制氧化应激；通过维持线粒体功能和细胞的氧化还原平衡等途径对机体起保护作用。此外，超氧在直接接触受损细胞后，会被迅速还原为氧气，为受损细胞营造一个富氧环境。因此，超氧具有改善组织缺氧及清除氧自由基的作用。

已知超氧疗法在多种脏器的缺血 - 再灌注损伤治疗中起到了重要的保护作用，同时临床研究也证实超氧作为一种辅助治疗，可以通过减少红细胞凝集抑制血小板聚集，增强抗血栓作用，提高静脉血栓的治愈率，缩短患者病程。

四、治疗原则

治疗时首先应避免因技术操作对患者造成伤害，同时对患者进行生命体征监测；其次，从低浓度低剂量开始使用，逐步提高（感染伤口则从高浓度开始，根据患者病情逐渐降低）；最后，根据个体差异和耐受程度等进行个体化调整，选择适合患者的最佳浓度和剂量进行治疗。

五、超氧自血疗法操作流程

超氧自血疗法是主要的超氧全身使用方式，在操作前应做好充分的准备工作，操作过程应按步骤有序进行。

（一）环境及物品准备

1. 选择符合卫生标准的专用治疗室，室内分区明确，配备完善的手卫生设施。

2. 室内环境清洁干燥、通风良好，室温控制在 24 ～ 26℃，湿度维持在 50% ～ 60%。

3. 确保治疗室符合医院感染管理标准，治疗室内空气达到Ⅳ类环境标准，即空气中的细菌菌落数≤ 4.0 CFU/（5min·直径 9mm 平皿）。

4. 校验仪器设备以确保其正常运行，准备好治疗所需的耗材。

（二）患者准备

1. 治疗前进行必要的血液检查（包括血常规、出凝血时间、血糖、血脂、甲状腺功能和传染病筛查等）。

2. 治疗前 1 小时进食饮水，避免空腹治疗；③操作前核对患者信息，操作过程中监测患者生命体征。

（三）操作过程

1. 检查各设备之间的连接状况，让患者取坐位或仰卧位，消毒穿刺部位（首选上肢浅静脉），在血管超声辅助下进行穿刺并固定。

2. 根据患者体重计算采血量（1.2 ～ 1.3ml/kg），建议最多不超过 200ml。

3. 与抗凝剂按 4 : 1 比例混合，采血过程中轻摇血袋。

4. 注入与采集血同体积的超氧气体，浓度为 10 ～ 40μg/ml，从低浓度开始，随治疗次数逐渐增加，轻摇血袋使气体与血液充分混合，可观察到血液颜色从暗红色逐渐转变为鲜红色。

5. 通过回输通路将混合好的血液回输，同时观察患者反应，遵循先慢后快原则，控制回输速度（5 ～ 10ml/min）。

6. 回输结束后用生理盐水冲管，拔针后按压并留观 15 分钟。

7. 按医疗废物处理规范处理操作用物，洗手并记录。

六、护理注意事项

超氧疗法需保证治疗的安全性和有效性。

（一）安全准备

使用前进行细致的仪器安全检查，确保设备正常高效运行。同时患者需进行必要的检查和评估，严格遵守适应证和禁忌证，确保治疗安全。

（二）环境控制

应时刻保持治疗环境的清洁、干燥和适宜的温度，避免在潮湿、灰尘多或光照强烈的环境中使用治疗仪。

（三）个体化与规范化操作

对于首次治疗或老年患者可适当减慢回输速度。执行该项操作的医务人员均需接受专业培训，严格规范每一步操作，避免任何不当操作可能带来的风险。

（四）清洁、消毒与灭菌

严格执行手卫生，耗材遵循一人一用一弃原则，避免交叉感染。整个操作过程均应遵循无菌操作原则，操作后及时对治疗仪进行彻底清洁和消毒。

（五）医患沟通与交流

治疗前告知患者治疗目的、过程及可能的风险，鼓励患者积极配合治疗，同时尽量减轻患者的紧张情绪。治疗后指导患者穿刺部位的皮肤护理，避免感染，同时督促患者清淡饮食，忌辛辣生冷，避免剧烈运动等。

（六）病情观察、记录与报告

密切监测患者病情变化，完整记录患者的治疗过程、效果和出现的问题；若患者出现任何不适，应立即停止治疗并处理。

七、不良反应

1. 过敏反应　可出现泛发性红斑皮疹、眩晕、瘙痒等现象，可行抗过敏治疗。

2. 局部皮肤反应　部分患者在局部超氧注射区域出现短暂的皮下气肿、热、微痛等症状，尤其是在高浓度高剂量超氧注射时，多数情况下可以自愈。

3. 消化系统症状　患者可出现腹胀和便秘等症状，多见于经直肠注入超氧。

4. 呼吸系统症状　超氧可直接损伤呼吸道，引起肺组织代谢改变，最常见的临床症状为咳嗽、气短和胸痛等，严重时可发生气管支气管炎或吸入性肺炎。

5. 动脉栓塞　非常小剂量的超氧气体误入动脉也会出现动脉栓塞，导致器官缺血坏死，因此，应严格避免任何形态的超氧直接注入血管。

6. 中枢神经系统症状　多见于椎间盘内注射和硬膜外腔注射。超氧进入脑脊液中，患者可出现头痛、呕吐、视神经盘水肿及意识障碍，严重时可危及生命；超氧在硬膜外腔聚集，则可能造成脊髓受压、颅内压升高，导致脊髓缺血、截瘫等并发症。

（傅　蕾　匡栩源）

第二十章　高压氧治疗

第一节　高压氧治疗设备

高压氧治疗设备（高压氧舱）属于《医疗器械分类目录》中的物理治疗及康复设备，管理分类为第三类医疗器械。高压氧治疗设备分为空气加压氧舱和氧气加压氧舱。

一、医用空气加压氧舱

医用空气加压氧舱是目前主流使用的高压氧舱类型。

（一）医用空气加压氧舱的组成

医用空气加压氧舱是采用空气为压力介质，用于进行治疗的载人压力容器，其工作压力不大于 0.3MPa。

医用空气加压氧舱包括舱体、压力调节系统、呼吸气系统、电气系统、舱内环境调节系统、消防系统和安全附件与安全保护装置及仪表等。

1.舱体　包括筒体、封头、舱门、隔舱封头、递物筒、观察（照明）窗、舱内管道等受压元（部）件，以及装饰材料、纺织品、座椅（床）、地板等舱内物料。

2.压力调节系统　包括气体压缩设备、配套压力容器、气体净化装置、配套管道等。

3.呼吸气系统　包括呼吸气体供应装置、呼吸装置（含排放装置）、加湿装置、配套管道等。

4.电气系统　包括电源开关、电流过载保护装置、隔离变压器、供电电缆（线）、应急电源装置、继电器、接触器、配电柜（板）、通信对讲装置、视频监控装置、照明装置（含应急照明装置）、电连接器（含生物电装置）、控制台等。

5.舱内环境调节系统　包括空气调节装置、制冷（热）装置、温度控制装置、风扇驱动电机、散热器、加湿装置、配套管道等。

6.消防系统　包括水喷淋消防系统（含启动气源、储水罐、配套管道、控制阀门、喷头等）和其他消防器材等。

7.安全附件与安全保护装置及仪表　包括安全阀、应急排放装置、安全联锁保护装置、接地装置，以及呼吸气体浓度、压力和氧舱工作压力、湿度、温度等运行参数自动测定、显示、记录、报警装置及仪表。

（二）常见医用空气加压氧舱

医用空气加压氧舱按照治疗人数可分为单人舱和多人舱。

1. 单人医用空气加压氧舱

（1）单人医用空气加压氧舱就是额定进舱人数为 1 人的医用空气加压氧舱。优点是建造成本及运行成本较低，患者独立治疗，可避免交叉感染；缺点是舱内空间小，不能实现医护人员进舱陪护及应急救治。

（2）常见单人医用空气加压氧舱舱体有金属和有机玻璃两种。

1）金属舱体的优点：①金属有较高的力学性能，强度高，可达到较高的工作压力；②金属舱体的成型工艺简单，可满足不同的规格尺寸；③金属舱体的使用年限长，一般为 20 年；④金属舱体制作成本低，维护保养成本低。

2）金属舱体的缺点：①金属舱体需要设置照明窗和观察窗；②美观程度低，体验舒适度低。

3）有机玻璃舱体的优点：①舱体为透明的有机玻璃，不需要设置照明窗和观察窗；②整体美观程度高，体验舒适度高。

4）有机玻璃舱体的缺点：①有机玻璃圆筒加工工艺复杂，筒体厚度及直径都受到限制，不易达到较高的工作压力，直径增大时，因为筒体厚度受限，一般达到 0.15MPa 已是不易，常见的有机玻璃筒体直径不大于 900mm，厚度不大于 20mm；②有机玻璃筒体的使用年限为 10 年或加压 5000 次必须更换；③有机玻璃筒体的制作成本高，维护保养成本高。

2. 多人医用空气加压氧舱　是目前使用广泛的空气加压氧舱类型。

（1）国家标准对多人医用空气加压氧舱的要求：GB/T 12130—2020《氧舱》规定，多人医用氧舱应至少设置一个过渡舱和一个主舱，主舱是配有必要的医疗设施，供患者进行治疗的舱室；过渡舱是在主舱处于高于大气压的状态下，能使人员在同等气压下出入主舱的舱室。

（2）舱群的定义：TSG 24—2015《氧舱安全技术监察规程》界定的氧舱舱群是指下列情况之一。① 2 台以上（含 2 台）的氧舱安装在同一房间内，使用同一套压力调节系统、呼吸气系统，由一个控制台进行氧舱控制和操作的；② 2 台以上（含 2 台）的氧舱由过渡舱连接，构成一组可以单台独立运行或者多台同时运行的。

（3）多人舱的优缺点：可同时进行多人治疗，在主舱处于高于大气压的状态下安排人员利用过渡舱进出主舱，多人舱内空间大，配套多种急救及监护设施，医护人员可以在舱内进行急救及陪护。

（4）缺点包括系统复杂，设备建造成本及运行成本高；由于多种病患集中在一起治疗，有交叉感染的风险，使用单位应按照《医用高压氧舱安全管理与应用规范》的要求，做好卫生宣教和隔离消毒工作。

3. 单人舱与多人舱的购置选择　医疗单位在购置高压氧舱时需要结合医疗单位自身需求与各类型氧舱的优缺点综合考虑，选择最合适的氧舱类型。

（1）如何选择单人舱：如果医院的规模小，高压氧治疗没有得到广泛认可，前来高压氧治疗相关疾病的患者很少，建议选择单人舱。

单人舱有金属材料和有机玻璃材料两种，相较于有机玻璃材料的单人舱，金属材料单人舱的最高工作压力更高，价格相对低一些，但是有机玻璃材料的单人舱可给予患者更好的体验感，在透明的舱体内可以减少恐惧感。

（2）如何选择多人舱：综合性医院宜选择多人舱。选择多人舱，需要考虑额定进舱人数、工作压力、舱体内截面最大尺寸和空间等因素。

1）根据额定进舱人数选择舱型。按照 GB/T 12130—2020《氧舱》的要求，单个治疗舱室额定进舱人数不得超过 18 人；过渡舱额定进舱人数一般不超过 6 人，如果用户考虑额定进舱人数超过 24 人（18 人 +6 人 =24 人）时，应选用三个舱室以上的舱群；不超过 24 人，可以选择两个或者两个以上舱室。

2）根据治疗需要确定氧舱的工作压力。常规高压氧治疗的工作压力不大于 0.3MPa。

3）根据治疗需要确定舱体的尺寸。不宜移动的 ICU 患者需要进舱治疗时，应选择宽度大于 900mm 的进出舱门，舱门形式宜选择平移门，舱内外地坪在一个水平面上，ICU 床可平推进入氧舱，舱内空间除了满足人均舱容大于 3m³ 的要求，还应可放置 ICU 病床，且在 ICU 床四周有足够的空间进行医疗操作。

4）根据患者体验感选择舱体的截面形式。常见氧舱舱体的截面有圆形、圆形平底和方形三种形式。圆形截面是传统的氧舱截面形式，舱体受压时应力分布均匀，舱体制造工艺简单，耗材少，产品价格低。但舱体门框以下的空间（约占舱体容积的 15%）需要放置在氧舱大厅地平面以下，氧舱大厅下方需要下挖地下室，土建要求高。圆形平底截面不是压力容器标准规范推荐的截面形式，因其结构形式在承压时应力分布不均匀，所以其底板需要进行加强，制造工艺相对于圆形舱更为复杂，耗材高，产品价格也高。平底结构使得在舱体下方不需要下挖地下室，土建简单。方形舱截面是压力容器标准规范推荐的截面形式，其对称的结构形式在承压时应力分布均匀受力好。相较于同直径的圆形舱、平底圆舱，方舱内部空间大 21% 以上，更安全舒适；方舱内部与普通住宅房间一样，可以消除病患在氧舱内部的恐惧感，更有利于治疗效果；但是方舱的制造工艺最为复杂，耗材最大，产品价格也最高。

二、医用氧气加压氧舱

医用氧气加压氧舱是采用氧气为加压介质，用于进行治疗的载人压力容器，额定进舱人数为 1 人，其工作压力不大于 0.2MPa。医用氧气加压氧舱分为成人氧舱和婴幼儿氧舱。

婴幼儿氧舱适用于婴幼儿的治疗，筒体采用透明的有机玻璃，外径应不小于 500mm。成人氧舱适用于成人治疗，成人舱的筒体有金属和有机玻璃两种，有机玻璃筒体的外径应不小于 650mm，金属筒体的内径应不小于 800mm。

医用氧气加压氧舱的系统配置比医用空气加压氧舱简单，但由于加压介质为氧气，危险性较高，需要采取更多的安全措施，至少包含以下几项：

1. 设置加湿装置，稳压时应能使舱内相对湿度达到 70% 以上。

2. 进舱电压应不高于 24V，进舱电气设备应只限于通信设备（婴幼儿氧舱可不设）、监测传感元件和生理监护传感元件。进舱电气设备总功率不超过 0.5W。

3. 舱内应设置静电接地通道，使人体或氧舱内抗静电织物可通过静电接地线经通道与舱外具有良好导电性能的接地装置导通，静电接地线应采用挠性铜芯线，截面积应不小于 1mm^2。

4. 进舱电线（缆）应采用铜芯线，中间不得有接头。舱内电线（缆）敷设应采用暗装方式，带有保护套管，管口处应设有防磨塞，舱内电线（缆）与舱内电器的连接点应采用焊接形式并裹以绝缘材料。

5. 应急呼叫装置的舱内按钮应采用无电气触点式按钮，在控制台上应设置声光信号发生装置，在按动舱内按钮时应持续发出声光报警信号，声光信号应只能由操作人员在控制台上切断。

6. 氧舱设置的保护接地装置接地电阻值应不大于 4Ω，舱体与保护接地装置之间宜用镀锌扁（圆）钢可靠连接，在舱体及保护接地装置的连接处应附有接地符号标记。

7. 除采用自然光照明外，氧舱照明应采用冷光源外照明且工作时照明所用窗玻璃外表面温度应不大于其设计温度。

8. 管道元件应采用紫铜或不锈钢材料，也可采用软管，软管材料宜选用聚四氟乙烯、聚乙烯、聚氯乙烯、聚氨酯或橡胶，密封垫片应采用铜质或聚四氟乙烯材料。

9. 管道元件在安装前应进行脱脂、吹扫和清洗处理。

三、软体高压氧舱

随着科技的发展，新型复合材料的应用更为广泛，软体高压氧舱就是采用高强度环保复合材料做舱体，配套相应的压力调节系统及呼吸气系统，可用于医疗、急救及转运等。

1. 高原病的治疗：高海拔地区，高原病常见，高原医疗单位、高原部队驻地、高原登山队等都适合配备软体高压氧舱。

2. 软体高压氧舱适用于运动员、高强度作业等人群的体能恢复。

3. 软体高压氧舱适用于急救，可配置在移动救护车、急救直升机上面，用于治疗和转运。

4. 软体高压氧舱也适用于康复和保健场合。相对于硬体高压氧舱，软体高压氧舱的优势在于体积小、重量轻，便于携带，更适用于急救场所。软体高压氧舱的劣势在于使用压力低，设备进出不方便。

第二节　高压氧治疗程序

整个高压氧治疗过程可分为三个阶段（即加压、稳压、减压）。第一、三阶段是保证第二阶段顺利治疗的基础，没有这两个阶段，治疗目的就无法达到。

一、加压阶段

由常压到所需要治疗压力的过程，称为加压阶段。这个过程所需要的时间称为"加压时间"。如果中间暂停加压后，又将继续加到规定压力时，暂停时间应计入"加压时间"内。加压过程必须注意加压速度，加压太快时，咽鼓管口开张不良，易造成中耳气压伤。一般要求 7kPa 以下加压速度宜慢，每分钟升压 3 ~ 4kPa，升至 7kPa 以上时，每分钟升压可增快为 6 ~ 10kPa。

二、稳压阶段

当压力升到所需的治疗压力后，应稳定保持一定时间，到减压前这段时间称稳压阶段。其是保证高压氧治疗疗效的最重要阶段。

（一）供氧

稳压阶段供氧分为氧气加压直接吸氧法、空气加压面罩吸氧法、空气加压面罩吸混合氧法三种。

1. 氧气加压直接吸氧法（单人氧舱、婴儿氧舱） 即患儿吸 80% 以上浓度的氧，在加压阶段开始时氧浓度即可达到 75%，稳压阶段达到 80% 以上。

2. 空气加压面罩吸氧法 吸入氧浓度在 95% 以上（面罩达不到完全密闭，可进入一部分空气）。其优点是吸氧方便、灵活、易操作，所以临床上多采用这种疗法。

3. 空气加压面罩吸混合氧法 通过高压氧混合装置，配制成 O_2 和 $\leq 3\%CO_2$ 的混合气体。其优点是压力低于 0.2MPa，治疗时间短（15 分钟）。节省氧气，节省时间，部分患者不需再服扩张血管药物，此方法适用于久病体弱的老年人。

（二）使用压力

很多疾病的治疗压力多选在 0.2 ~ 0.25MPa，特殊疾病如一氧化碳中毒、气性坏疽、破伤风、气栓症、心肺脑复苏时可选用 0.3MPa 进行治疗。根据某些疾病（减压病、气栓病等）的特点，可以使用更高压力 0.5 ~ 0.7MPa，这些疾病的治疗只有在加压舱内进行。

（三）治疗时间、方法与次数

治疗时间应根据病情而定，一次高压氧治疗的时间多为 1.5 ~ 2.5 小时。空气加压氧舱稳压阶段采用间隔供氧，通常吸纯氧 30 分钟，吸空气 5 ~ 10 分钟，再吸纯氧 30 分钟。在 0.2MPa 吸氧不超过 5 小时，0.25MPa 吸氧不超过 4 小时，尚属安全用氧范围。

根据临床实际需要，国内一般疾病治疗多以 10 次为 1 个疗程，每阶段为 2 ~ 3 个疗程。慢性病可根据病情评估是否延长治疗。

三、减压阶段

舱内吸氧结束后，必须把患者从高压环境安全地降至常压环境出舱，此过程称为减压阶段。临床上应根据不同的疾病选择相应的减压方案。

（一）工作压力

因治疗疾病的不同，使用的压力大小也不同。对采用 0.2 ~ 0.3MPa 交替进行多次达到治疗目的者，压力应按最高压力选用减压方案。

（二）计算高压下工作时间

高压下工作时间＝加压时间＋高压下停留时间，然后选用安全的减压方案。

（三）减压方法

在高压氧治疗过程中，机体内氮储备明显增加，如减压过快，氮气脱饱和过程超过安全过饱和系数，氮就以气泡形式从液体中分离出来，栓塞血管、压迫组织而造成减压病症状。0.22MPa以下为安全方案，无论高压下停留的时间长短、减压速度快慢都不会引起减压病。0.22MPa以上的压力，减压时一定选择安全的减压方案。

1. 均匀减压法（即等速减压法）　以均等速度进行缓慢限额减压，可使机体内保持一定的压差，有利于气体从机体内排出。

2. 阶梯减压法　即减压至某一压力时，根据要求进行一定时间的停留，再减压，再停留，逐渐进行，形成阶梯状，故称阶梯减压法。

3. 减压时的注意事项　应严格按照减压方案进行减压，注意观察舱内患者情况，并告知减压过程中的有关事项，保持正常呼吸，严禁屏气，以防肺气压伤。

第三节　高压氧治疗方案

高压氧治疗方案的选择主要根据临床需要和患者的状况综合考虑，确定治疗压力、加压时间和方式、吸氧时间、中间休息时间，以及每日高压氧治疗的频次和总次数。

一、成人常规高压氧治疗方案

成人常规高压氧治疗方案，详见表20-1。

表20-1　成人常规高压氧治疗方案

方式	舱压（MPa）	加压时间（min）	稳压时间（min）	吸氧方式	减压至第一停留站或常压时间（min）	停留站压力（MPa）/停留时间（min）
空气加压面罩或头套吸氧	0.15～0.22	15～20	70～100	O₂ 30～45min×2 间歇10min 或 O₂ 20～30min×3 间歇5min×2	匀速减至常压20～30 或阶段减压：10	0.1 0.13/5
	0.25	15～20	70～100	O₂ 30～45min×2 间歇10min 或 O₂ 20～30min×3 间歇5min×2	10	0.13/10
	0.28	20	70	O₂ 30min×2 间歇10min 或 20min×3 间歇5min×2	10～15	0.16/5 0.13/15
	0.3	20	70	O₂ 30min×2 间歇10min 或 20min×3 间歇5min×2	10～15	0.16/5 0.13/15

方式	舱压（MPa）	加压时间（min）	稳压时间（min）	吸氧方式	减压至第一停留站或常压时间（min）	停留站压力（MPa）/停留时间（min）
氧气加压	0.15～0.22	10～15	60～80	O_2	匀速减至常压：20～30 或阶段减压：10	0.1 0.13/5
	0.25	10～20	60	O_2	10	0.13/10
	0.3	20	40～50	O_2	10～15	0.16/5 0.13/15

注：（1）表中舱压系指绝对压力。

（2）氧气加压方式洗舱后的氧浓度大于 75%。

（3）第一停留站后移至第二站或出舱，于数分钟完成。

（4）洗舱方法：①常压洗舱法。患者入舱后，合上舱门，使舱门与舱体端盖处留有 1mm 门缝，然后打开供氧阀，流量为 15～20L/min，如此洗舱 5～10min 后（舱内氧浓度可升至 75%），将供氧流量调小，并将舱门关严拧紧，开始加压，待达到稳压时，舱内氧浓度将超过 80%。②高压洗舱法。当表压升到 0.02MPa 时，应进行舱内换气"洗舱"。其方法是打开输出阀，流量为 15～20L/min，保持输入和排出流量相等，氧浓度达 75% 后关闭输出阀继续加压。

二、特殊情况下高压氧治疗方案

在一些特殊人群、特殊情形和特殊环境下的高压氧治疗需更加注意安全性和有效性，高压氧的治疗方案需要相应调整。

（一）特殊人群

对婴幼儿，老年体弱、伴有严重基础病、生命体征不平稳的患者，高压氧治疗建议选择低压力治疗方案，推荐压力 0.05～0.1MPa（表压），吸氧时间为 20 分钟或 25 分钟，休息 5 分钟，再吸 20 分钟或 25 分钟，每天一次，总疗程根据病情需要确定。

（二）急救

对于需要通过高压氧解决外周组织的急性缺血缺氧性疾病、创伤、创面等，或需要通过高压氧置换有害气体的临床急症，如危兆皮瓣、急性一氧化碳中毒、创面、断指（肢）再植等，建议压力为 0.14MPa（表压）或 0.15MPa（表压），吸氧时间为 30 分钟，休息 5 分钟，再吸 30 分钟；如果病情需要吸氧时间可再增加 30 分钟。对于极特殊情况，根据临床需要，也可把压力提高到 0.18MPa（表压）或 0.2MPa（表压），高压氧治疗的次数可增加到每日 2～3 次，总疗程根据病情需要决定。

（三）高海拔地区

高海拔地区的高压氧治疗方案依据患者的病情参照平原地区常规方案制定，治疗压力按照表压的压力，而不是绝对压调整达到内地的标准。减压过程应采用阶段减压法，减压停留站点及停留站压力选择应依据不同海拔（大气压）及稳压治疗停留的舱压来确定，方案制定应遵循稳压治疗压力（绝对压）/减压后停留站压力（绝对压）≤ 2.25 的原则，根据不同海拔与治疗压力选择停留站点（1～3个），每站停留时间为5～10分钟。

（四）疗程及间隔时间

高压氧治疗疗程及时间主要根据患者治疗后的生理指标变化、反应和心理承受程度等做出选择。一般建议10～30次后应休息数天。压力大、吸氧时间长的高压氧治疗，疗程时间可以缩短，中间休息时间要适度延长。如非特别需要，两次高压氧治疗间隔建议6小时以上。

第四节　高压氧操作规程

氧舱操作的基本程序是加压、稳压、减压，因舱型、设施设备配置、加压介质不同，治疗的对象与操作的规程有所区别。

多人空气加压氧舱系指可同时治疗多个患者的加压氧舱，加压介质采用压缩空气。通过吸氧装置（主要为面罩）等供氧。多人舱有大小的不同，舱内容纳4～50人。大型多人舱常由治疗舱、抢救舱、过渡舱等联合组成一个舱体群。

一、加压前准备

在临床工作中，做好每舱高压氧治疗加压前准备对确保高压氧治疗安全至关重要。

（一）设备检查

设备检查是保证开舱的必要条件，主要检查如下内容。

1. 检查压缩空气气源，储量满足治疗的需要，供气管路上的阀门处于正常位置，无泄漏现象。

2. 检查氧气气源，供氧压力应高于舱压0.55～0.90MPa。

3. 检查舱门是否密封，有机玻璃观察窗、递物筒是否完好。舱内辅助设施如供氧装置、负压装置、急救药品及器械是否齐备。舱内、外紧急排气阀门、紧急呼救装置是否正常。

4. 控制台检查

（1）打开操纵台上的总电源开关，接通所需使用的各种仪器、仪表电源（舱内照明、监视器、测氧仪、对讲机、音箱、空调等），逐一检查各系统。

（2）配有微机控制系统的氧舱，检查其通电后的工作情况，输入治疗方案程序准备运行。

（3）校准测氧仪。

（4）检查所有供、排气阀门是否关闭。

（5）检查应急电源状况。

5. 根据季节、温度的变化，提前开启空调，将舱内温度调整在夏天24～28℃，冬天18～22℃。

（二）进舱人员的准备

高压氧治疗进舱前需对进舱的患者和陪舱的医护人员进行必要的检查和告知。

1. 严格检查进舱人员，严禁带火柴、打火机、电动玩具、手机及酒精等易发生明火或火花的"火种",以及一切易燃、易爆的物品进舱。防止手表、助听器、钢笔等受压易损物品入舱。不得穿着化纤类能引起静电火花的服装进舱。

2. 嘱进舱人员排空大小便后入舱。告知进舱人员正确的捏鼻鼓气动作方法及时机。

3. 对首次进舱者可向鼻腔内滴入 1% 麻黄碱液,以利于收缩鼻黏膜血管,改善鼻腔通气,疏通耳咽管,防止中耳气压伤的发生。

4. 向患者和陪舱人员介绍氧气面罩的正常使用方法和吸氧时的注意事项。

5. 关闭舱门,通知患者准备加压。

6. 危重患者还需做好以下准备

(1)必须对入舱监护人员仔细交代注意事项和进行安全检查。

(2)备好需用的药物、器械。

(3)为患者备好一级供氧和开放式输液设备。

(4)备好负压吸引装置。

(5)患者带导管入舱时,检查导管是否通畅,并妥善固定。加压前关闭各种引流管。

(6)躁动患者上好约束带。

二、操作流程

国内现有各类氧舱,无论舱体上装有电动还是气动遥控或电脑控制操纵系统,都必须装有手动控制系统,以确保安全。微机控制者,在电脑内输入编号、吸氧人数、陪护人数等,选择治疗方案,点击"开始"。这里主要叙述手动控制操作流程,其空调、照明、通信等设备的操作不予详细叙述,操作者可按有关说明资料使用。

(一)加压

加压阶段舱内压力不断上升,温度升高,且容易发生气压伤特别是中耳气压伤,因此加压阶段应做好以下操作。

1. 加压前通知舱内人员准备加压并告知加压注意事项(包括耳咽管调压、引流管、输液、气管插管 / 套管的气囊管理及生命体征观察等)。应严格掌握加压速度,加压初始阶段应缓慢加压,在表压为 0.1 ~ 0.15MPa 时,总加压时间不得少于 15 分钟。

2. 加压过程中,应经常询问舱内人员的感觉及中耳调压情况,如舱内人员反映耳闷耳痛不适,应减慢加压速度或暂停加压或适当减压,嘱患者反复做中耳调压,如上述措施不能解决耳部疼痛,则考虑减压出舱,并通知医生做好对症处理。

3. 注意调节舱内温度。

(二)稳压

从加压结束到减压开始的这段时间,舱压维持不变,称为稳压阶段。

1. 保持舱内稳定,如有升高或降低时,应及时排气或补气。

2. 监测舱内氧浓度。如氧浓度增高过快应立即加强通风换气,查明原因并排除。舱内通风换气的目的:①降低舱内空气中的氧浓度,严格控制舱内空气中的氧浓度在 23% 以内。②置换出舱内人体排出的废气,以净化舱内空气。

（三）吸氧

高压氧治疗过程中吸氧是核心环节，此过程中需制定合适的吸氧方案，观察患者吸氧情况，确保舱内氧浓度未超标，并谨防氧中毒的发生。

1. 打开供氧调节阀，通知患者戴面罩吸氧。根据患者不同的病情，空气加压氧舱采用以下几种吸氧方案。

（1）稳压吸氧方案：升压结束后压力稳定，开始吸氧。稳压吸氧阶段中间休息 5 分钟。具体方案：

$$在稳压阶段吸氧 30 分钟 \rightarrow 吸空气 5 分钟 \rightarrow 吸氧 30 分钟$$

（2）加压阶段吸氧方案：升压 5 分钟后开始吸氧，稳压中间休息 5 分钟，减压 10 分钟后停止吸氧。具体方案：

$$吸空气 5 分钟 \rightarrow 吸氧 40 分钟 \rightarrow 吸空气 5 分钟 \rightarrow 吸氧 40 分钟 \rightarrow 吸空气 10 分钟$$

（3）急救吸氧方案：治疗加压开始至减压结束全程吸氧。

2. 患者吸氧后，根据舱内氧浓度及舱压等情况，采用通风换气方法使舱内氧浓度控制在 23% 以内，并维持舱内空气洁净新鲜和适宜温度。

3. 通过监控电视、观察窗等随时掌握舱内患者吸氧情况，并通过通信系统询问和指导患者治疗。

4. 严格掌握吸氧程序和吸氧间歇时间。

（四）减压

减压阶段舱内压力不断下降，温度降低，容易发生气压伤特别是肺气压伤，因此减压阶段应做好以下操作。

1. 通知舱内人员准备减压并告知减压注意事项（包括耳咽管调压、引流管、输液、气管插管／套管的气囊管理及生命体征观察等），摘掉吸氧装具，严格按规定减压方案操作，表压 ≥ 0.12MPa，总减压时间不少于 30 分钟。减压阶段应严格监测舱内氧浓度。

2. 减压期间要求舱内人员保持安静，不要站立、走动或活动躯体，注意保暖。

3. 停止吸氧时告知舱内人员收拾好吸氧面罩，关闭氧气气源。

4. 减压期间要求舱内人员保持安静，自由呼吸，不要屏气，以防肺气压伤。

5. 注意调节舱内温度。保持舱内温度稳定的办法是在减压的同时打开制热装置，告知舱内人员穿好衣服保暖。

6. 舱内如出现雾气，应放慢减压速度或暂停减压，雾气便可消失。

7. 减压结束后通知患者准备出舱，交代出舱后注意事项。

（五）出舱后的整理

高压氧治疗出舱后需进行患者的问询和处理以及氧舱清洁、消毒和设备操作等处理。

1. 出舱后询问患者在舱内的吸氧情况及设备使用情况，以及治疗中有无不良反应并交代下次治疗时间。通知疗程结束的患者到医生处复诊。

2. 打扫舱内卫生，清理舱内物品。用紫外线灯或电子灭菌灯进行空气消毒。

3. 关闭压缩空气与氧气气源，排空各系统压力。

4. 关闭控制台总电源及各种电器的分电源开关。

5. 如实填写操舱记录。

三、过渡舱的使用

大、中型氧舱都应设置过渡舱。过渡舱是为医务人员在应急情况下临时进出治疗舱或手术抢救舱而设，为舱内抢救、治疗、观察和人员调换，以及大型医疗器械送入治疗舱等提供了方便。

使用时，人员、设备由舱外先进入过渡舱内，关上舱门，然后对过渡舱加压；当过渡舱压力与治疗舱或手术抢救舱内压力相等时，打开舱间门上的"平衡阀"，即可打开两舱之间的舱门，人员及设备即可进入治疗舱或手术抢救舱。反之，治疗舱内人员欲出舱时，应先关闭过渡舱门，加压，待两舱间压力相等时，打开舱间门上的"平衡阀"，待两舱压力完全相等时即可打开舱间门，人员进入过渡舱，关闭治疗舱或手术抢救舱门后，按相应减压方案将过渡舱减压。

四、递物筒操作程序

递物筒是在不影响氧舱治疗的前提下实现舱内外物品传递的有效设施，所有的氧舱工作人员都需熟练递物筒的操作程序。

（一）舱内向舱外传递物品

舱内向舱外传递的物品主要是不可或者不适宜放在舱内的物品，如电子产品等。

1. 由舱外操作人员关闭并锁紧外盖，关闭压力平衡阀。

2. 通知舱内人员打开递物筒内盖压力平衡阀，以便向筒内充气加压。

3. 当递物筒内压力与舱内一致时，即可松开闭锁装置，打开内门。

4. 放入物品，关闭并锁紧内盖，关闭其平衡阀，并通知舱外人员"内盖已关闭"。

5. 舱外操作人员先打开外盖压力平衡阀，进行减压。当递物筒压力表指针回零时，即可松开闭锁装置，打开外盖，取出物品。

6. 关闭外盖及平衡阀。

7. 由于递物筒外盖是外开式结构，在开盖操作时必须注意安全。①必须在筒内压力彻底解除后，方可松开闭锁装置。②操作人员应站在递物筒开口一侧操作，以防筒内压力骤降而造成伤害。

（二）舱外向舱内传递物品

舱外向舱内传递的物品主要是治疗中所需的耗材、药品或者食品。

1. 通知舱内人员确认关好递物筒内盖及平衡阀并已经锁紧。

2. 舱外人员打开递物筒外盖上的平衡阀排气。当递物筒内压与舱外环境压力达到平衡时，即可打开递物筒外盖，放入物品，然后关闭锁紧外盖及平衡阀，并通知舱内人员"外盖已关闭"。

3. 舱内人员打开内盖上的平衡阀向递物筒内加压，当压力平衡后，即可打开内盖，取出物品。

4. 关闭内盖及平衡阀。

第五节　高压氧治疗护理

高压氧治疗护理的任务是缓解患者治疗期间恐惧、焦虑与紧张等负面情绪，加强对患者病情、护理风险、意外事件的评估和干预防控，消除或改善潜在护理问题，为患者的治疗安全和吸氧效果提供保障。

一、治疗前的护理

高压氧治疗前的护理主要包括治疗环境确认、患者治疗评估、安全宣教、心理护理、饮食护理、管道护理和跌倒坠床预防。

（一）治疗环境

保持高压氧舱环境清洁、整齐、宽敞、明亮，物品摆设整齐舒适，并向患者及其家属介绍氧舱治疗环境（严禁吸烟、做好"四防"）、工作人员、相应配套设施（如灭火器、饮水机、更衣室、储物柜、厕所等）、氧舱内紧急呼叫装置及递物筒的使用方法和注意事项。

（二）治疗评估

护理人员应详细了解患者病情，查看询问病史资料，杜绝有高压氧治疗绝对禁忌证的患者入舱；评估有相对禁忌证的患者是否可以入舱治疗，如体温＞38.5℃、心率＜50次/分，血压＞160/100mmHg；对于需要高压氧治疗而病情严重者，治疗前做好各种预见性护理问题及应急处理措施，确保患者舱内治疗安全并签订高压氧治疗知情同意书。

（三）安全宣教

为确保患者治疗安全，减轻患者治疗过程中的不适症状，每次进舱前均需要进行安全宣教。

1. 向患者及其家属介绍高压氧治疗的基本知识如治疗原理、基本方法、注意事项、治疗压力和治疗时间，以及可能出现的不适反应及预防措施等。

2. 对于首次进舱治疗的患者及其家属，治疗前常规以1%呋麻滴鼻液滴鼻，宣教滴鼻的方法及时机，向患者及其家属示教在舱内治疗时怎样打开咽鼓管预防中耳气压伤的动作，如吞口水、打哈欠、咀嚼糖果、捏鼻鼓气等。

3. 禁穿化纤类衣服或覆盖化纤类被子，以棉质衣物为宜；严禁携带打火机、手机、手表、助听器、汽车钥匙、真空杯、电动玩具及各种化妆品和易燃易爆、易损物品等入舱，以免产生火灾。

4. 进舱前排空大小便，需要使用便盆或接尿器的患者，可带入舱备用；提醒患者备好衣被，舱内治疗过程中注意保暖；维护好舱内清洁卫生。

5. 指导患者按排舱座位进舱入座，正确使用氧气连接装置及佩戴吸氧面罩，一级供氧患者嘱吸氧面罩勿戴太严密，平静正常呼吸即可；二级供氧患者需扣紧戴严面罩，嘱主动呼吸配合吸氧。

（四）心理护理

高压氧治疗是在特殊密闭的高气压氧舱中进行的，尤其对缺乏高压氧知识的患者及其家属，因环境的变化容易产生生理和心理上的压力。心理护理可对患者进行心理支持、疏导以消除患者不良情绪，提高患者治疗的依从性和吸氧治疗效果。

1. 紧张恐惧心理　建立良好的护患关系，做好安全解释工作，帮助其正确认识到高压氧治疗是一种安全、无毒、有效的治疗方法，同时可安排经验丰富的患者与首次治疗患者座位相邻，增加患者的安全感。

2. 怀疑抵触心理　向患者及其家属介绍治疗过程，使其对治疗有更深的认识，同时告知潜在不适症状及应对措施，让患者做好心理准备，提升依从性。

3. 压抑幽闭心理　优化治疗环境，合理控制舱内湿度与温度，提升舒适感；告知患者治疗过程中有实时监控，可随时通话和观察治疗情况；告知有关治疗的特点，包括气流声等噪声的特点，必要时允许一名家属陪同入舱。

（五）饮食护理

高压氧治疗时患者新陈代谢活跃，能量消耗较多，需补充足够的营养物质和能量以利患者恢复，所以治疗期间膳食结构需合理多样，宜食高钙、高蛋白、高热量、高维生素易消化食物，不食用易胀气和刺激性食物，如葱、蒜及大豆等，以免出现腹痛、腹泻等不适；入舱前 1～2 小时进食，不可过饱或空腹，以防呕吐或治疗中低血糖的发生；可根据需要准备些水果、糖果、饼干、水等入舱。

（六）管道护理

对治疗患者携带入舱的各种管道（如胃管、尿管及各种引流管）应妥善固定，避免搬运或翻身时将管道牵拉脱落，并密切观察引流是否畅通，有无移位、扭曲或受压。治疗前排空引流袋，治疗期间可全程夹闭管道或加压过程中夹闭，稳压后打开管道。

（七）预防跌倒、坠床

治疗大厅在治疗前 30 分钟停止清扫作业，走道和平车移动区域不能放置容易碰撞、绊倒的物品；对于步态不稳、坐轮椅、卧床患者在治疗期间做好跌倒坠床风险事件的防范，步态不稳患者需搀扶协助出入舱；轮椅患者出入舱时要倒转轮椅，带固定保护，缓慢下行；平车患者将两边围栏拉起，确保平车处于刹车状态，必要时对患者四肢进行约束保护；对于意识不清或躁动不安的患者，在取得家属同意后，治疗全程可给予约束带约束。

二、治疗中的护理

在高压氧治疗过程中不同阶段护理的侧重点各不相同。

（一）加压阶段

1. 关闭舱门，调节好舱内的温度，适当加强通风换气，播放节奏舒缓轻柔的音乐，以缓解不适感。

2. 告知患者开始加压，严格遵循医嘱设置压力和治疗时长，加压遵循先慢后快、匀速的方式，并询问患者适应状况，尤其是首次治疗的患者及其家属，指导做吞口水、打哈欠、咀嚼糖果、予以 1% 呋麻滴鼻液滴鼻配合捏鼻鼓气等调压动作，如调压失败、耳痛剧烈或幼儿哭闹加剧则需减压出舱，不可强行继续加压。

3. 开始供氧，提醒患者佩戴好面罩吸氧，观察和指导氧气连接装置，检查面罩佩戴是否正确，一级供氧患者嘱面罩勿戴太严密，正常呼吸平静吸氧；二级供氧患者需面部与面罩贴合紧密，嘱主动呼吸配合吸氧，可加大呼吸幅度，不可加快呼吸频率。

（二）稳压阶段

1. 密切注意舱内患者的吸氧状况和病情变化，每 5～15 分钟观察窗巡视查看一次。查看患者是否有面部抽搐、出冷汗、流口水或神志改变等氧中毒症状，如有则嘱其立即去除面罩，加强通风换气，报告医生，必要时紧急减压出舱进行有效处理。

2. 治疗中间应休息 5 分钟，关闭供氧，嘱患者取下面罩，原地活动以缓解长时间坐姿的疲劳感，也可食用糖果或饮水等补充能量。

3. 严格控制舱内氧浓度不超过 23%，注意氧舱内浓度的变化，及时加大通风换气。

（三）减压阶段

1. 告知患者开始减压，舱内温度会下降，提醒患者穿好衣服，注意保暖；如舱内空气湿度大，可能会出现雾气，不必惊慌。

2. 提醒患者把密闭容器盖子和茶杯盖打开，以免容器里的气体膨胀发生意外。

3. 提醒患者和其家属保持自然呼吸，忌屏气，不用力咳嗽，以防肺气压伤；高压氧环境下胃肠蠕动会加快，可能出现轻度腹部不适、便意等。

4. 告知出舱时间，嘱患者取下面罩，整理好用物，在座位上静等舱门打开，忌围堵舱门处，防止拥挤跌倒等不良事件发生。

三、治疗后的护理

治疗结束后，医务人员迅速为患者拉开舱门，热情地迎接患者出舱，询问患者心理感受及有无不适症状，评估治疗效果，针对患者的不适给出解决方案，嘱患者多饮水、多补充维生素、蛋白质，注意休息，告知治疗联系方式，提醒预约后按时进舱治疗，如有特殊情况及时联系，做好氧舱的终末消毒处理，为下次开舱治疗做好准备。

第六节　高压氧治疗专科疾病

常见的高压氧专科疾病包括急性一氧化碳中毒、气栓症和气性坏疽等。

一、急性一氧化碳中毒

一氧化碳（carbon monoxide, CO）为最常见的窒息性气体。自从人类发现了火以来，尤其是在密闭空间内生活，过量的 CO 产生成为可能，CO 中毒就时常出现在人类的生活中，给人类带来疾病和伤痛。2000 多年前，亚里士多德描述过这种中毒——"煤烟导致严重的头痛和死亡"。短时间内吸入过量 CO 引起的中毒称急性一氧化碳中毒（acute carbon monoxide poisoning, ACOP），俗称煤气中毒。在生产和生活环境中，含碳物质不完全燃烧可产生 CO，如果短时间内吸入高浓度的 CO，或浓度低但吸入时间较长均可造成 ACOP。

（一）病因

ACOP 是常见的职业中毒和生活中毒，接触 CO 的方式不下 70 余种，如以煤、柴油、汽油为燃料的各种车辆、船只、战车等内燃机尾气，用煤、重油或天然气进行工业加工、冶炼、制取其他物品；在生活中最重要的是烹饪或者取暖过程中燃料燃烧不当；连续大量吸烟或者身处失火现场也可致一氧化碳中毒。

（二）病理生理

生物体内存在血红素加氧酶，在其催化下可以将血红素分解产生内源性 CO，内源性 CO 有多种生物学作用；其中的抗炎作用，在机体受到感染、应激等出现全身炎症反应时可以发挥保护作用。内源性 CO 还具有舒张大血管、保护心肌的作用。另外，动物实验研究发现内源性 CO 可能在调节凝血、保护细胞、抗细胞凋亡等方面发挥一定的作用。但内源性 CO 含量极低，当人体吸入过量 CO 后，可出现一系列缺氧相关的病理生理学改变。1857 年法国的 Claude Bemard 首先指出，CO 与血红蛋白（Hb）可逆性结合而形成 COHb，从而导致缺氧。1895 年，Haldane 通过实验研究进一步指出，CO 的毒性作用完全在于其与红细胞中血红蛋白相结合的能力较强，可使血红蛋白丧失其携带氧能力。

研究发现 ACOP 的主要病理生理学变化如下：CO 吸入后经肺毛细血管膜迅速弥散，与血液中红细胞的血红蛋白结合，形成稳定的 COHb。CO 与血红蛋白的亲和力比氧与血红蛋白的亲和力大 240 倍。吸入较低浓度 CO 可产生大量 COHb，COHb 不仅不能携带氧气，还不易分解，其解离速度是氧合血红蛋白的 1/3600。COHb 还可以与血红蛋白中的血红素部分结合，抑制其他 3 个氧结合位点释放氧气至外周组织，导致血红蛋白氧解离曲线左移，使组织缺氧的程度远远大于单独失去携氧能力的结果。空气中浓度为 600ppmv 的 CO 足以阻止一半可用于运输氧的血红蛋白。影响 COHb 积累的重要因素包括 pH、PCO_2、温度和二磷酸甘油酸（2, 3–DPG）。其中位于红细胞内的 2, 3–DPG 强烈影响血红蛋白的氧亲和力。在 CO 吸入后人体出现缺氧和无氧糖酵解等病理生理学过程，在这个过程中 2, 3–DPG 水平升高，而当 2, 3–DPG 水平升高时，血红蛋白的氧亲和力又进一步降低，继续加重组织缺氧。

（三）临床表现

CO 中毒的体征和症状是非特异性的，涉及机体大多数系统。它们根据 COHb 水平而变化，临床症状和体征取决于 CO 的浓度和暴露时间，但 COHb 水平不一定与临床症状的严重程度相关。正常人血液中 COHb 含量可达 5% ～ 10%。ACOP 的症状与血液中 COHb 浓度有密切关系，同时也与患者中毒前的健康状况，如有无心脑血管疾病及中毒时体力活动等情况有关。按中毒程度可分为 3 级。

1. **轻度中度**　血液 COHb 浓度为 10% ～ 20%。患者有不同程度头痛、头晕、恶心、呕吐、心悸和四肢无力等。原有冠心病的患者可出现心绞痛。脱离中毒环境吸入新鲜空气或氧疗，症状很快消失。

2. 中度中毒　血液 COHb 浓度为 20% ～ 40%。患者出现胸闷、气短、呼吸困难、幻觉、视物不清、判断力降低、运动失调、嗜睡、意识模糊或浅昏迷。口唇黏膜可呈樱桃红色。氧疗后患者可恢复正常且无明显并发症。

3. 重度中毒　血液 COHb 浓度超过 40%。患者迅速出现昏迷、呼吸抑制、肺水肿、心律失常或心力衰竭。患者可呈去皮质综合征状态。部分患者合并吸入性肺炎。受压部位皮肤可出现红肿和水疱。眼底检查可发现视神经盘水肿。

（四）诊断

根据吸入较高浓度 CO 的接触史、急性发生的中枢神经损害的症状和体征，结合及时血液 COHb 测定的结果，按照国家诊断标准《职业性急性一氧化碳中毒诊断标准及处理原则》可做出 CO 中毒诊断，职业性 CO 中毒多为意外事故、接触史比较明确、疑有生活性中毒者。应结合发病时的环境情况，如有无通风不良及身边人有无同样症状等。隐匿性 CO 中毒有可能需要检测工作，以找出 CO 中毒的源头。

ACOP 的诊断包括：①明确中毒病史，分析中毒环境、气体来源和中毒时间，以及同时中毒的其他人员情况等；②全面问诊与查体，分析临床症状和体征，了解全身状况和重要脏器功能；③ COHb 水平升高（排除假阳性）也是诊断 ACOP 的重要参考依据，其他辅助检查也十分重要。

（五）常规治疗

及时有效的常规治疗是 ACOP 患者生命安全的重要保障。

1. 终止 CO 吸入　迅速将患者转移到空气新鲜处，终止 CO 继续吸入，卧床休息，保暖，保持呼吸道畅通。

2. 重要器官功能支持　有严重冠状动脉粥样硬化病变基础的患者，COHb 浓度超过 20% 时有心搏骤停的危险，应密切进行心电监测。CO 中毒后，脑水肿可能在 24 ～ 48 小时发展到高峰，可使用甘露醇注射液、地塞米松片等药物，以减轻脑水肿，降低颅内压，从而保护脑组织，使用扩血管药物等，改善脑部的血液供应以减轻脑部缺血症状。对于已经失去自主呼吸能力的患者，可能需要进行气管插管或气管切开，以促进呼吸。同时，还需要积极预防吸入性肺炎、脑病等并发症和后遗症的发生。

3. 防止脑水肿　CO 严重中毒后，脑水肿可在 24 ～ 48 小时发展到高峰。在积极纠正缺氧的同时给予脱水治疗。20% 甘露醇 1 ～ 2g/kg 快速静脉滴注（10ml/min），2 ～ 3 天后颅内压升高好转可减量。糖皮质激素有助于减轻脑水肿，但其临床价值尚有待验证。有频繁抽搐者首选地西泮，10 ～ 20mg 静脉注射。抽搐停止后再静脉滴注苯妥英钠 0.5 ～ 1g，可在 4 ～ 6 小时重复应用。

4. 防治并发症和后遗症　保持呼吸道通畅，必要时行气管插管或气管切开。定时翻身以防压疮和坠积性肺炎发生。给予营养支持，必要时予以鼻饲。

（六）氧疗方法

ACOP 患者需根据治疗的可得性和患者的具体情况进行一般临床氧疗或者高压氧治疗。

1. 一般临床氧疗　中毒者给予氧气治疗，如鼻导管和面罩吸氧。吸入新鲜空气时，CO由COHb释放出半量约需4小时；吸入纯氧时可缩短至30～40分钟；吸入3个大气压的纯氧可缩短至20分钟。无高压氧治疗指征的CO中毒患者推荐给予100%氧治疗，直至症状消失及COHb浓度降至10%以下；有心、肺基础疾病者，建议吸100%氧治疗至COHb浓度降至2%以下。

2. 高压氧治疗　能尽快排出体内的CO，减轻CO对组织的进一步损伤。

（1）治疗机制：加速HbCO解离，促进CO排出；加速碳氧肌红蛋白解离，恢复细胞色素a3的活性，改善细胞的生物氧化；迅速纠正机体缺氧；迅速改善组织代谢性酸中毒；降低颅内压；控制和治疗肺水肿；减轻细胞水肿和钙超载；修复血管内皮细胞，恢复NO产生，稳定血小板，减轻继发血栓形成；稳定中性粒细胞，减轻炎症反应，减轻细胞过度凋亡。

（2）治疗原则及方法：ACOP患者进行高压氧治疗有三个目的。①迅速排出体内CO；②恢复血红蛋白运输氧的能力；③促进脑、心、肺、肝等重要器官功能恢复。

脱离现场2小时以内的早期患者，应尽快采用较高压力的高压氧治疗，加速CO排出，治疗压力可采用绝对压0.28MPa，最高不要超过0.3MPa，因为采用0.28MPa治疗COHb的半清除时间已为16分钟，再增加压力将半清除时间加快2～3分钟，对排除CO的意义不大，但过高的压力会增加氧中毒的发生率，并且给减压带来麻烦。脱离现场8小时的患者，因其体内CO已排出90%以上（常压空气环境下CO半清除时间约为2小时），体内的COHb已降至10%以下，无须针对那不足10%的COHb采用较高压力的高压氧治疗，此时应着手进行恢复各器官功能的治疗，故应采用0.2～0.25MPa压力。脱离现场超过12小时的患者，其体内CO已排出98%以上，此时采取常规压力高压氧治疗就可以。

（3）注意事项：急诊接诊ACOP患者时首先观察患者是否需紧急进行高压氧治疗，若需要紧急开舱，应做好开舱准备；简单地询问病史和查体，然后进行必要处置如大流量吸氧、静脉输液、导尿管、气管插管等，以及脱水剂、激素、抗氧化剂、抗生素等使用；详细询问和检查有无禁忌证后，决定是否进行高压氧治疗；治疗时应密切监视患者。

（4）循证医学评价：根据国内数万例报道，高压氧治疗在应对CO中毒方面展现出了显著效果，其治愈率为68.5%～92.8%，总有效率高达78.6%～99.6%，而死亡率则控制在0.36%～2.4%的较低水平。此外，一项跨越1989年至2017年的国外研究，通过Meta分析检索了68篇相关文献，其中16篇涉及高压氧、常压氧或两者结合的治疗方式。在这些研究文献中，有12篇建议将高压氧作为CO中毒的首选治疗方法。高压氧治疗在中高危CO中毒治疗中已被证实效果显著，是预防后遗症的首选方法。在治疗过程中，高压氧在减少头痛、记忆力下降、注意力不集中、睡眠障碍及迟发性神经后遗症等神经心理问题的发生率方面，相较于常压氧治疗有着明显的优势。

二、气栓症

气栓症是指空气进入动脉或静脉，随血流运行，最后堵塞小血管并造成相应的病理损害。气栓症的严重性与气体栓塞的部分有关，如脑气栓、冠状动脉气栓等可造成严重后果。而如果发生在下肢则对生命的威胁相对较小。因此在抢救气栓症时最重要的是体位和高压氧治疗。

（一）病因

所有可能导致足够量的气泡进入血管的因素都可能造成气栓症。

1. 潜水和潜艇逃生中迅速上升出水（快速减压），造成肺气压伤，"肺撕裂"，气体进入肺血管。

2. 医疗诊治并发症：①诊断，如中心静脉压测定、血管造影。②治疗，如治疗性的血管插管、静脉或动脉输液、血液透析等操作中空气进入血管。外科手术如心脏手术、血管手术、脑部手术、纵隔手术及分娩的过程中，空气均有进入血管的可能。另外，如非法流产、用气囊耳镜吹气、鼻窦炎采用的穿刺抽脓冲氧治疗等。

3. 其他：高空事故等情形下亦可发生本病。

（二）发病机制

气栓症的发病机制既包括气泡对血管的机械阻塞，又包括血管对气泡的应激反应。

1. 气泡对血管的机械阻塞　在医疗过程中发生气体栓塞的病例中，空气被负压吸入静脉，或在压力下被挤入静脉或动脉。空气进入血管内是否造成严重后果与进入气体的量和速度及栓塞的部位有关。气体如果从静脉系统进入，在卵圆孔未闭的情况下，静脉中的气泡很容易引起脑动脉栓塞；若卵圆孔已闭合，则静脉中的气泡必须先通过肺血管才能进入脑循环。

当从静脉进入的气体多于 1.5 ～ 3ml/kg 时则超过了肺的过滤能力，气体便可经左心进入动脉循环而造成空气栓塞，直至阻塞直径为 30 ～ 60μm 的小动脉。

动脉中气体栓子的气泡 – 血液界面有很大的表面张力，以致气泡难以被破坏而沿毛细血管运行造成局部组织缺血梗死。

在肺气压伤时，空气被挤入肺毛细血管中，通过左心进入主动脉，沿颈动脉上升至脑循环。进入脑循环的气泡可引起脑部小动脉的阻塞，局部动脉血流量减少，受累区脑电活动停止，并可发生脑水肿和梗死。

2. 血管对气泡的应激反应　血管内气泡除产生机械阻塞外还可引起血管内皮创伤，导致血小板激活和白细胞变化，血流淤积，从而使局部循环更加恶化。

（三）诊断要点

气栓症的诊断主要依据气泡进入血管的病史、相应部位阻塞的症状，并结合多普勒超声检查结果确定，对于疑似气栓症的患者可进行诊断性治疗。

1. 空气栓塞的临床表现取决于气泡栓塞的部位。脑动脉栓塞时，感觉中枢可突然变化，出现定向力消失。局部神经障碍如偏瘫、单瘫，偶见呼吸停止和惊厥甚至昏迷等；若冠状动脉栓塞，可出现心肌缺血症状。

2. 多普勒超声仪可早期探测出空气栓塞。

3. 诊断性治疗：在有疑问时，应假定有气栓存在并应尽快实施高压氧治疗。只有经高气压治疗好转，诊断才被证实。

（四）治疗

一旦疑为气栓症患者应立即将其送往有高压氧治疗的医院抢救。

1. 高压氧治疗 是气栓症治疗的核心手段，及时进行高压氧治疗可避免患者留下后遗症状。

（1）治疗原理

1）高压氧下气泡被压缩可解除气泡对血管的机械阻塞，同时高压氧对血管壁的应激反应也有效。

2）因为气体的体积与压力成反比，加压可使体内的气泡体积很快缩小，使被栓塞的血流阻塞减轻，组织细胞的缺氧状态得到改善。

3）高压氧下，血氧含量增加，血氧分压增高，血氧弥散能力增强，可减轻气泡栓塞区域的缺氧状态，同时高压氧可置换出气泡中的氮气，最后气泡内的氧气可供组织利用，从而促进气泡消失。

4）高压氧可减轻脑血管空气栓塞所致的脑水肿，降低血糖，加速脑代谢恢复正常。

5）高压氧对气栓症导致的血液有形成分淤积有效，因高压氧可明显减少缺血所致静脉内白细胞黏附，减少血小板聚集与释放反应。

（2）治疗方案：立即让患者进入高压氧舱并取头低足高的左侧卧位，然后加压。先用空气加压至 0.6MPa，然后减压至 0.28MPa，吸入纯氧，再按减压方案施治。如果患者病情不允许使用这样高的压力，或者现有氧舱不能提供这样高的压力，则可应用 0.28MPa 氧压治疗，大多数病例可痊愈。

2. 常规治疗 除了高压氧，还有一些治疗方法可帮助患者控制症状，改善预后。

（1）吸氧：在没有高压氧的情况下尽快取头低足高左侧卧位常压吸氧。

（2）用低分子右旋糖酐 500ml 静脉滴注。由于许多空气栓塞患者出现血液浓缩，因此应使用低分子右旋糖酐进行血液稀释。

（3）皮质激素：脑气栓症常继发脑水肿，应用皮质激素可防治脑水肿。

（4）控制惊厥：必须使用抗惊厥药控制惊厥，因惊厥可使脑能量消耗大量增加。利多卡因的预防性使用不仅能控制惊厥，而且可以减少梗死的面积，并能防止空气栓塞伴发的心律失常。

（5）控制血糖浓度：血供减少后神经细胞的储能立即减少，乳酸生成增多，可获得的总能量将减少，而血糖浓度增高可使缺血的脑产生更多的乳酸盐及使梗死面积增大，因此，空气栓塞发生后应控制血糖浓度。

（6）应用抗血小板药物：以阻止气栓与血小板聚集。由于梗死区有出血的危险，所以肝素作为抗凝剂来应用是危险的。但也有学者报告，使用肝素的患者预后比未用抗凝剂的患者要好。

三、气性坏疽

气性坏疽是由厌氧的革兰氏阳性梭状芽孢杆菌引起的特殊感染。致病菌产生的外毒素能破坏机体组织,引起组织坏死和全身严重中毒。本病多见于战伤和严重创伤后,偶见于手术后患者。本病是高压氧治疗的绝对适应证,疗效突出。

(一)临床表现与诊断

气性坏疽进展迅速,往往有一些特征性的临床表现。

1. 有创伤或手术伤口出现剧烈"胀裂样"样疼痛。

2. 伤口周围明显压痛、肿胀,苍白,并很快从苍白变为紫红,进而变紫黑,有捻发感。

3. 从伤口可见肌肉呈暗红、土灰色,似煮熟的肉,不能收缩,有稀薄脓液或血性分泌物流出,可有气泡涌出,恶臭。一般伤口迅速扩大。挤压伤口常有气体逸出。

4. 急起高热,进展快的严重全身中毒症状。

5. X 线和局部彩色多普勒可见伤口周围组织内有气体。

6. 伤口分泌物涂片可见大量的革兰阳性杆菌,白细胞很少。

7. 脓液培养见产气荚膜杆菌(但需要培养 48 ～ 72 小时)。

(二)常规治疗

气性坏疽的常规治疗包括药物治疗和手术治疗,由于该疾病进展迅速,对于有急诊手术指征的患者应尽快进行手术清创。

1. 抗生素大剂量、广谱、联合用药。青霉素 2000 万～ 4000 万 U 分次静脉滴注;0.5% 甲硝唑 100ml,每日 3 次静脉滴注。

2. 手术清创:敞开伤口,清除坏死组织,用过氧化氢冲洗,必要时截肢。

3. 抗毒血清 2 万 U 静脉注射,可重复。

4. 纠正水、电解质失衡,支持疗法。

(三)高压氧治疗

高压氧治疗是杀灭产气荚膜杆菌、控制气性坏疽病情进展的有效治疗手段。

1. 原理　抑制厌氧菌生长。$PO_2 > 90mmHg$ 时梭状芽孢杆菌即不能生长。改善病灶局部缺血缺氧,消除气体,消肿,改善局部循环。

2. 治疗方案　3 天 7 次疗法,即第 1 天治疗 3 次,第 2 天和第 3 天每天治疗 2 次,以后改为常规方法治疗。治疗压力为 0.25 ～ 0.3MPa。

3. 注意事项　尽早采用包括高压氧在内的综合治疗,防止交叉感染。

(邝占香　彭争荣　黄芳玲)

第二十一章　氧疗在危急重症医学中的应用

本章将详细阐述氧疗在呼吸衰竭、慢性阻塞性肺疾病急性加重、急性呼吸窘迫综合征、急性冠脉综合征、心搏骤停与心肺脑复苏、创伤性脑损伤及急性一氧化碳中毒等危急重症中的应用原则、方法及循证依据。此外，每节还对各病症的发病机制、临床表现、主要治疗方式等进行概述，为读者提供更全面的理论与实践指导。

第一节　呼吸衰竭

呼吸衰竭是一种由各种原因引起的外呼吸功能严重障碍，在海平面、静息状态、呼吸空气条件下 $PaO_2 < 60mmHg$ 伴或不伴有 $PaCO_2 > 50mmHg$ 所致的临床综合征。

一、病因

呼吸衰竭的病因可根据多种方式分类。

（一）按动脉血气分析结果分类

按动脉血气分析结果分类，呼吸衰竭分为 I 型呼吸衰竭和 II 型呼吸衰竭。I 型呼吸衰竭又称为缺氧性呼吸衰竭，多见于肺换气功能障碍（弥散障碍和通气/血流比例失调）疾病，如肺气肿、肺水肿、肺动脉栓塞等。II 型呼吸衰竭也称为高碳酸血性呼吸衰竭，即患者既存在缺氧又有二氧化碳潴留，多见于肺通气功能障碍（肺通气不足）性疾病，如 COPD、气管异物、重症哮喘、重症肌无力等。

（二）按起病急缓分类

按起病急缓分类，呼吸衰竭分为急性呼吸衰竭和慢性呼吸衰竭。急性呼吸衰竭常见的病因有急性气道阻塞、外伤、休克、电击等；慢性呼吸衰竭多由慢性疾病发展而来，常见的病因有 COPD、肺结核、间质性肺疾病等，其中以 COPD 最为常见。

（三）按发病机制分类

按发病机制分类，呼吸衰竭分为通气性呼吸衰竭和换气性呼吸衰竭。通气性呼吸衰竭（泵衰竭）主要引起通气功能障碍，表现为 II 型呼吸衰竭，如气道阻塞性疾病影响通气功能，造成 II 型呼吸衰竭。换气性呼吸衰竭（肺衰竭）中因肺实质和肺血管病变常引起换气功能障碍，表现为 I 型呼吸衰竭。

二、临床表现

呼吸衰竭时不仅会出现呼吸系统的临床症状，也会出现其他系统功能障碍的表现。

（一）呼吸系统障碍

呼吸困难是呼吸衰竭最早出现的症状。多数患者可有明显的呼吸困难，表现为频率、节律和幅度的改变。病情加重时可能出现胸闷、憋喘等症状。

（二）神经系统障碍

呼吸衰竭时神经系统先兴奋，后抑制，可能出现精神错乱、谵妄、烦躁等症状，甚至出现昏迷。

（三）循环系统障碍

呼吸衰竭时可能出现心悸，严重的低氧血症和酸中毒可导致心肌损害，也可引起周围循环衰竭、血压下降、心律失常及心搏骤停等症状。

（四）发绀

如果血氧饱和度低于 85%，血流量较大的部位、指尖及口唇均可能出现发绀。

（五）消化和泌尿系统障碍

严重的呼吸衰竭对肝、肾功能均有影响，可表现为皮肤、巩膜黄染。因胃肠道黏膜屏障功能受损，发生胃肠道黏膜充血水肿、糜烂渗血或应激性溃疡，严重时发生上消化道出血（具体表现为呕血）。

三、诊断

呼吸衰竭时，不仅需要对患者是否达到呼吸衰竭进行诊断，还需要做出病因诊断。

（一）呼吸衰竭的诊断

当患者出现上述临床表现时，结合血气分析结果，在海平面、静息状态、呼吸空气条件下，$PaO_2 < 60mmHg$，伴或不伴 $PaCO_2 > 50mmHg$，并排除心内解剖分流和原发于心输出量降低等因素，可诊为呼吸衰竭。当患者吸氧状态下，若 $PaCO_2 > 50mmHg$，$PaO_2 > 60mmHg$ 可判断为吸氧状态下 II 型呼吸衰竭；若 $PaCO_2 < 50mmHg$，$PaO_2 > 60mmHg$ 可计算氧合指数，氧合指数（PaO_2/FiO_2）$< 300mmHg$ 提示 I 型呼吸衰竭。

（二）病因的诊断

以心肺检查为重点，结合临床表现、体格检查、心电图、肺功能、支气管镜、超声、肺部 CT/ 核素 / 磁共振成像（MRI）等检查明确呼吸衰竭的病因。

四、常规治疗

呼吸衰竭的常规治疗包括基础疾病和诱发因素的治疗、纠正酸碱失衡、一般支持疗法和其他脏器功能的监测与支持。

（一）基础疾病和诱发因素的治疗

引起呼吸衰竭的原发疾病多种多样，在解决呼吸衰竭本身所致危害的前提下，明确并针对不同病因采取适当的治疗措施十分重要。

（二）纠正酸碱失衡

维持机体电解质平衡可避免进一步加重呼吸系统乃至其他系统脏器的功能障碍并影响

呼吸衰竭的治疗效果。合并呼吸性酸中毒原则上不宜补碱，改善通气是关键；合并代谢性酸中毒时，轻中度不必补碱，pH ≤ 7.2 常需要补碱。

（三）一般支持疗法

保证血细胞比容在一定水平的前提下，加强液体管理对于维持氧输送能力和防止肺水过多具有重要意义；呼吸衰竭的患者由于摄入不足或代谢失衡，往往存在营养不良，需保证充足的营养支持。

（四）其他脏器功能的监测与支持

呼吸衰竭往往会累及其他重要脏器，因此需加强对重要脏器功能的监测和支持。

五、氧疗方法

呼吸衰竭患者进行氧疗时，需要把握好氧疗的治疗原则，并选用合适的氧疗方式。

（一）治疗原则

呼吸衰竭患者氧疗原则为确保呼吸道通畅、改善缺氧和纠正 CO_2 潴留。

（二）治疗方式

呼吸衰竭时氧疗的方式主要包括鼻导管及面罩吸氧、经鼻高流量湿化氧疗和机械通气。

1. 鼻导管及面罩吸氧　主要用于轻、中度低氧血症患者，且患者个体生命体征波动平稳。当常规氧疗治疗下患者缺氧症状及氧合指数仍无明显改善时，需及时调整呼吸支持方式。

2. 经鼻高流量湿化氧疗

（1）适应证：①轻、中度低氧血症患者，患者个体生命体征波动平稳，且无气管插管指征；②轻度通气功能障碍，针对此类患者虽推荐行经鼻高流量湿化氧疗（high-flow nasal cannula oxygen therapy，HFNC），但仍需做好更换为紧急气管插管或正压通气治疗等的准备。

（2）禁忌证：①呼吸、心搏骤停或重度 Ⅰ 型呼吸衰竭；②重度呼吸性酸中毒高碳酸血症；③多脏器功能不全。

3. 机械通气　根据患者的具体病情，可选用无创机械通气或者有创机械通气。

（1）无创机械通气：已知无创机械通气（noninvasive ventilation，NIV）非常有效的病症包括慢性阻塞性肺疾病急性加重（acute exacerbation of chronic obstructive pulmonary disease，AECOPD）并发高碳酸血症性酸中毒、急性心源性肺水肿，但 NIV 期间应频繁监测和评估患者以确保必要时快速插管。

适应证：①患者意识清醒，可充分配合；②血流动力学各指标动态变化但幅度平稳；③无明显气管插管指征；④面部无急性创伤。

（2）有创机械通气：当患者出现下列情况时应立即停止 NIV，更换为有创机械通气（invasive mechanical ventilation，IMV）：①呼吸、心搏骤停；②意识模糊，自主呼吸弱，有误吸风险；③合并严重脑部疾病、重要脏器功能不全；④呼吸困难进行性加重，血气急剧下降；⑤气道分泌物增多且排出困难。

（三）循证医学评价

呼吸衰竭的患者需要结合患者的临床症状、病因学选择合适的氧疗方式。随着 HFNC

使用的增多，其以优异的舒适度和耐受性被更多地与常规氧疗和 NIV 进行比较。成人急性低氧性呼吸衰竭建议使用 HFNC 而非常规氧疗。12 个平行组随机对照试验（randomized controlled trial，RCT）和 4 个交叉 RCT 选择将 HFNC 与常规氧疗进行比较，28 天和 90 天死亡率相似。11 项研究评估了 HFNC 对插管的影响，发现 HFNC 可减少 NIV 甚至插管风险。两者对住院时间的影响不一致，ICU 住院时间增加了 1.97 天，住院时间总体减少了 0.72 天。对于免疫功能低下的患者亚组，效果相似，对死亡率没有影响。

多中心随机对照研究 FLORALI-IM 比较了 300 名免疫功能低下的急性呼吸衰竭的 ICU 患者单独使用 HFNC 与 HFNC/NIV 交替使用对患者预后的影响，结果显示两者 28 天的死亡率并无差异。日本最新发表的一项研究对持续气道正压通气（continuous positive airway pressure，CPAP）与 NFNC 对急性呼吸衰竭的相对有效性进行评估，结果表明虽然两者 28 天死亡率、无呼吸机天数、呼吸支持需求持续时间并无差异，但 CPAP 降低了符合插管标准的风险。目前国内外认为，与 NIV 相比，不同的急性呼吸衰竭患者群体 HFNC 的优劣性尚不明确。但在大部分情况下，我们认为 HFNC 似乎至少具有非劣效性，可作为一种临床选择。

对于拔管后选择序贯 NIV 还是 HFNC，国内外几项小型 RCT 表明，在合并高碳酸血症型呼吸衰竭患者中，拔管后使用 HFNC 并不会比使用 NIV 增加治疗失败率，且 HFNC 也比 NIV 具有更好的耐受性和舒适性。但研究表明，在拔管失败风险极高的患者群体中 NIV 或 NIV 与 HFNC 交替使用被认为在预防再插管方面优于单独使用 HFNC。

第二节 慢性阻塞性肺疾病急性加重

慢性阻塞性肺疾病急性加重（acute exacerbation of chronic obstructive pulmonary disease, AECOPD）是指慢性阻塞性肺疾病患者 14 天内出现的呼吸困难和（或）咳嗽、咳痰症状加重，可能伴有呼吸急促和（或）心动过速，可产生显著的不良后果，与显著的死亡率、健康和经济负担有关。AECOPD 的发生通常是由于呼吸道细菌、病毒感染和空气污染造成的局部或全身炎症反应加重，或由损伤气道的其他原因所致。此外，还必须考虑这些诱发因素的相互作用。

一、病因

大多数情况下，急性加重是由感染引发的呼吸道炎症事件。尽管细菌感染和环境因素（如空气污染和环境温度）会引发或恶化这些事件，但呼吸道病毒感染仍是主要原因，其中鼻病毒是最普遍的，占所有恶化病例的 60%。流感病毒和呼吸道合胞病毒也很常见，分别在高达 36% 和 28% 的 AECOPD 中发现。此外，吸烟、机体抗病毒免疫受损等因素也可能导致急性加重的发生。

二、临床表现

AECOPD 的临床表现包括呼吸困难轻度加重、咳痰或干咳、呼吸衰竭伴急性呼吸性酸中毒和（或）低氧血症，也可能出现其他的症状，如鼻塞/流涕、喘息、喉咙痛、发热、胸闷或不适、疲劳、睡眠障碍或体力活动受限。AECOPD 的查体表现常包括哮鸣音和呼吸过速，还可能出现呼吸功能损害的特征，如三凹征、胸壁/腹部反常运动（胸腹运动与呼吸不同步）等。心动过速也常见。精神状态差合并扑翼样震颤可能提示高碳酸血症。

结合症状、体征、动脉血气分析、稳定期肺功能与既往 AECOPD 史，"罗马提议"与 2024 版慢性阻塞性肺疾病全球倡议（Global Initiative for Chronic Obstructive Lung Disease，GOLD）指南建议将 AECOPD 严重程度分级为以下几项。

（一）无呼吸衰竭

呼吸频率 20 ～ 30 次/次；不使用辅助呼吸机；精神状态无变化；低氧血症可以通过鼻导管吸氧或文丘里面罩吸氧（FiO_2 为 28% ～ 35%）而改善；$PaCO_2$ 无增加。

（二）急性呼吸衰竭——不危及生命

呼吸频率＞ 30 次/分；使用辅助呼吸机；精神状态无变化；低氧血症可以通过文丘里面罩吸氧（FiO_2 为 25% ～ 30%）而改善；高碳酸血症即 $PaCO_2$ 较基线升高，或升高至 50 ～ 60mmHg（1mmHg=0.133kPa）。

（三）急性呼吸衰竭——危及生命

呼吸频率＞ 30 次/分；使用辅助呼吸机；精神状态的急性变化；低氧血症不能通过文丘里面罩吸氧（FiO_2 ＞ 40%）而改善；高碳酸血症即 $PaCO_2$ 较基线值升高，或＞ 60mmHg 或存在酸中毒（pH ≤ 7.25）。

三、诊断

根据 2023 版 GOLD 指南提出 AECOPD 新定义：AECOPD 是一种急性事件，COPD 患者呼吸困难和（或）咳嗽、咳痰症状加重，症状恶化发生在 14 天内，可能伴有呼吸急促和（或）心动过速，通常是由呼吸道感染、空气污染造成局部或全身炎症反应加重，或者由损伤气道的其他原因所致。

四、常规治疗

AECOPD 的常规治疗主要包括支气管舒张剂、糖皮质激素和抗菌药物的应用。

五、氧疗方法

按照气体成分不同分类，在 AECOPD 中可选用纯氧氧疗或者混合气体氧疗。

（一）纯氧氧疗

纯氧氧疗是 AECOPD 中运用最广泛的氧疗方式。

1. 治疗原则　对于大多数患有已知 COPD 或其他已知高碳酸血症呼吸衰竭风险因素（如病态肥胖、囊性纤维化、胸壁畸形或神经肌肉紊乱或与支气管扩张相关的固定性气流阻塞）的患者，在获得血气分析结果之前，建议将目标 SpO_2 定为 88% ～ 92%。

2. 氧疗方式　根据患者的病情轻重，应选择最合适患者的吸氧方式。

（1）鼻导管或文丘里面罩吸氧：AECOPD 患者使用控制性氧疗的方式，FiO_2 不宜过高，以防 CO_2 潴留及呼吸性酸中毒。

（2）经鼻高流量湿化氧疗（HFNC）：是一种通过高流量鼻塞持续提供可调控相对恒定 FiO_2（21% ～ 100%）、温度（31 ～ 37 ℃）和湿度的高流量（8 ～ 80L/min）吸入气体的治疗方式。与传统氧疗相比，HFNC 供氧浓度更精确，加温湿化效果更好；与 NIV 相比，HFNC 舒适性及耐受性更佳。其适应证包括轻中度呼吸衰竭（100mmHg ≤ PaO_2/FiO_2 < 300mmHg，pH ≥ 7.30）；轻度呼吸窘迫（呼吸频率＞ 24 次 / 分）；对常规氧疗或 NIV 不能耐受或有禁忌证者。

（3）NIV：AECOPD 住院患者出现急性呼吸衰竭或慢性呼吸衰竭急性加重时，NIV 作为 AECOPD 呼吸衰竭首选呼吸支持策略。具体适应证（至少符合一个条件）：呼吸性酸中毒；严重呼吸困难合并临床症状，提示呼吸肌疲劳；呼吸功增加，如应用辅助呼吸肌呼吸，出现胸腹矛盾运动，或者肋间隙肌群收缩；虽然持续氧疗，但仍然有低氧血症。

（4）IMV：更多被认为是 AECOPD 呼吸衰竭行 NIV 的补救措施。对于有 NIV 禁忌证或使用 NIV 失败的严重呼吸衰竭患者，一旦出现严重的呼吸形式、意识、血流动力学等改变，应及早插管改用 IMV。

IMV 的治疗时机：①不能耐受 NIV 或 NIV 治疗失败（或不适合 NIV）；②呼吸或心搏骤停；③精神状态受损，严重的精神障碍需要镇静剂控制；④严重误吸或持续呕吐；⑤长期不能排出呼吸道的分泌物；⑥严重的血流动力学不稳定，对液体疗法和血管活性药物无反应；⑦严重的室性心律失常；⑧威胁生命的低氧血症，不能耐受 NIV。

IMV 常用的通气模式包括辅助控制通气、同步间歇指令通气（synchronized intermittent mandatory ventilation，SIMV）和压力支持通气（pressure support ventilation，PSV）。呼吸参数设置可为潮气量 7 ～ 9ml/kg，通气频率 10 ～ 15 次 / 分，吸呼比 1：2 或 1：3，吸气流速 60 ～ 100L/min，吸入氧浓度能使 SpO_2 ＞ 90%，最小的外源性呼气末正压，吸气末平台压＜ 30 cmH_2O，如有必要可采用允许性高碳酸血症的策略。

3. 循证医学评价　对于 AECOPD 并发呼吸性酸中毒（$PaCO_2$ ＞ 45mmHg 或 pH < 7.35）的患者，指南推荐使用 NIV。来自大型 RCT 和 Meta 分析的证据一致表明，NIV 会改善 AECOPD 并发高碳酸血症性酸中毒患者的气管插管需求和院内死亡率。另外，欧洲呼吸学会和美国胸科协会指南也提及，无论 pH 低到何种程度，都可以在严密监测下试用 NIV。但要注意，pH 越低，NIV 失败率越高，当 pH < 7.25 时，NIV 失败率可能达到 50% ～ 60%。

相较于 AECOPD 所致急性高碳酸血症型呼吸衰竭患者，国内外目前不推荐 NIV 用于无急性呼吸性酸中毒的 AECOPD 患者。支持此意见的资料包括早期几项小型随机或前瞻性试验。在这些试验报道中，无明显呼吸性酸中毒的 AECOPD 患者对 NIV 的耐受性差，而 NIV 对死亡率没有影响，并且对插管率的影响相互矛盾。

HFNC 虽然早在过去 10 年中已用于治疗成年急性呼吸衰竭患者，但目前国内外比较 HFNC 和 NIV 的研究结果表明，HFNC 并未减少轻度高碳酸血症 AECOPD 患者的插管需求和死亡率。因此，2022 年欧洲呼吸学会指南推荐，在使用 HFNC 之前应先试用 NIV，因为需要更多的证据来确定哪些患者可以从 HFNC 中获益；此外，还需要更多的证据来预测哪些患者可以成功地从 NIV 过渡到 HFNC。

（二）氢氧混合气体氧疗

氧疗气体中氢气的加入在减少呼吸功、抗炎、抗氧化和细胞快速扩散等方面具有优势。

1. 治疗机制　氢氧混合气体治疗在改善 AECOPD 关键症状方面的优势可能与其物理性质、抗炎、抗氧化和细胞快速扩散等特性有关。氢氧混合气体可以在 100 秒内迅速降低吸气阻力，氢的低密度可以减少气道中的流动阻力，从而减少呼吸功。炎症和氧化应激参与 AECOPD 的发病机制。COPD 患者表现出氧化剂生成增加，如气道中的过氧化氢（H_2O_2），并且在 AECOPD 期间氧化剂生成进一步增加。H_2O_2 在具有催化活性的金属存在下可转化为非常活泼的 ·OH，而 ·OH 是导致氧化和生物分子破坏的主要原因，可直接反应或引发自由基的链式反应。氢不会改变细胞中 O_2^- 和 H_2O_2 的水平，但会显著降低 ·OH 的水平，这意味着氢既不会干扰代谢氧化还原反应，也不会影响细胞信号转导中的活性氧。

2. 循证医学评价　国内一项多中心 RCT 纳入 108 名尚不需要 NIV 支持的 AECOPD 患者，比较氢氧混合气体与单独使用氧气对 AECOPD 患者的疗效。结果发现氢氧混合气体治疗在改善 AECOPD 患者呼吸功能方面的疗效较单独使用氧气更好。同时安全性分析表明，氢氧混合气体治疗具有可接受的耐受性。氢氧混合气体治疗可能是轻度 AECOPD 患者长期家庭氧疗的替代方案。

第三节　急性呼吸窘迫综合征

急性呼吸窘迫综合征（acute respiratory distress syndrome，ARDS）是一种危及生命的非心源性肺水肿，可由多种肺内因素或肺外因素所诱发，导致严重低氧血症、肺顺应性降低、动静脉分流增多和生理无效腔增加。

一、病因

ARDS 是一种与多种危险因素相关的临床综合征。肺部感染、误吸、溺水、毒性气体吸入、肺挫伤等属于直接危险因素，导致肺内源性 ARDS；脓毒症、严重肺外创伤、大量输血、心肺移植、胰腺炎、DIC、氧中毒、脂肪和空气栓塞等属于间接危险因素，导致肺外源性 ARDS。

二、临床表现

ARDS 通常在诱发事件后 72 小时内发生，几乎不超过 7 天。除了高危因素或原发病的表现外，患者通常表现为呼吸困难、发绀。体格检查早期可无异常，或仅在双肺闻及少量细湿啰音；后期多可闻及水泡音，可有管状呼吸音。

三、诊断

根据《美国呼吸与重症监护医学杂志》2023 年发布的《急性呼吸窘迫综合征的全球新定义》，ARDS 诊断需要满足以下条件。

（一）危险因素与发病时机

1. 由急性风险因素引发，如肺炎、非肺部感染、创伤、输血、误吸或休克。肺水肿不完全或主要归因于心源性肺水肿 / 液体超负荷，低氧血症 / 气体交换异常也不主要归因于肺不张。然而，如果存在 ARDS 的易感风险因素，则可以在存在这些条件的情况下诊断 ARDS。

2. 在危险因素预估出现或出现新的或恶化的呼吸道症状的 1 周内，低氧性呼吸衰竭急性发作或恶化。

（二）氧合情况

不同情况下 ARDS 的氧合标准有一定的差异。

1. 对于非气管插管的 ARDS 患者　HFNC 或无创正压通气（NPPV）患者，在 HFNC 流量 $\geq$ 30L/min 或 NPPV/CPAP 的呼气末压力 $\geq$ 5cmH$_2$O 前提下，PaO$_2$/FiO$_2$ $\leq$ 300mmHg 或 SpO$_2$/FiO$_2$ $\leq$ 315 且 SpO$_2$ $\leq$ 97%。

2. 对于气管插管的 ARDS 患者　轻度：200mmHg < PaO$_2$/FiO$_2$ $\leq$ 300mmHg 或 235 $\leq$ SpO$_2$/FiO$_2$ $\leq$ 315 且 SpO$_2$ $\leq$ 97%；中度：100mmHg < PaO$_2$/FiO$_2$ $\leq$ 200mmHg 或 148 < SpO$_2$/FiO$_2$ $\leq$ 235 且 SpO$_2$ $\leq$ 97%；重度：PaO$_2$/FiO$_2$ $\leq$ 100mmHg 或 SpO$_2$/FiO$_2$ $\leq$ 148 且 SpO$_2$ $\leq$ 97%；且对于所有严重程度的插管性 ARDS，要求 IMV 呼气末正压通气（PEEP）$\geq$ 5cmH$_2$O。

3. 资源有限地区　对于在资源有限的低收入地区中未行 HFNC 或 NPPV 的患者，SpO$_2$/FiO$_2$ $\leq$ 315 且 SpO$_2$ $\leq$ 97%，也可诊断 ARDS。

（三）肺部影像学

X 线、CT 示双肺致密影，或超声示双侧 B 线和（或）实变不能用胸腔积液、肺叶 / 肺塌陷或结节完全解释。

四、常规治疗

ARDS 的常规治疗主要包括以下内容。

1. 消除致病因素。

2. 容量管理。

3. 糖皮质激素：建议中重度的 ARDS 患者在诊断后 24 小时内加用糖皮质激素（1～2 mg/kg 泼尼松当量）治疗，用药时间 1 周以内，或根据临床需要决定糖皮质激素的剂量和用药时间。糖皮质激素的用药持续时间超过 7 天需要采取剂量递减，出现不良反应需及时停药。

4. 抗凝治疗：低出血风险（低出血风险定义为 HAS-BLED 评分 0～2 分）的患者接受

肝素抗凝治疗，皮下注射低分子量肝素的剂量为 2500～5000 U/d，肌酐清除率小于 30ml/min 者不建议使用低分子量肝素。

5. 俯卧位通气：目前纳入研究的证据多数来自中重度 ARDS 患者，各项关键临床结局指标均显示获益，如降低短期和中期死亡风险，增加无呼吸机支持天数，缩短机械通气时间及 ICU 住院时间，同时它可能导致的临床负担较小，主要体现在短期和中期气胸发生风险可能会稍有升高。并且该措施实施成本低，临床上可接受度和可行性均良好。

五、氧疗方法

氧疗是 ARDS 的重要治疗方式，主要包括一般临床氧疗和高压氧治疗。

（一）一般临床氧疗

1. 治疗原则　纠正缺氧，减少氧消耗或减轻呼吸肌疲劳，维持组织灌注，防止组织脏器进一步损伤。

2. 氧疗方式　根据患者病情，常选用经鼻高流量湿化氧疗、无创正压机械通气和有创机械通气。

（1）HFNC 和 NPPV：HFNC 和 NPPV 可以在 ICU 外使用，并且是不适合 IMV 的患者的良好替代方案。HACOR［心率（heart rate）、酸中毒（acidosis）、意识（consciousness）、氧合（oxygenation）和呼吸频率（respiratory rate）］评分，可用于预测 ARDS 接受 NPPV 支持是否失败的指标。目前研究表明，把 HACOR > 5 分作为预测 NPPV 失败的界值，其敏感度为 73%～76%，特异度为 90%～93%，诊断准确率 82%～86%；NPPV 24 小时，HACOR 评分 > 5 分与住院死亡率的增加有相关性。

（2）IMV：对于 ARDS 患者，选择完全支持通气模式辅助/控制通气（A/C）模式（无论是选择容量控制还是压力控制），比部分支持通气模式常常是更有利的。小潮气量通气，也称肺保护性通气策略，是 ARDS 患者最推荐的通气管理方案，包含潮气量 4～8ml/kg 预测体重、平台压力 < 30cmH$_2$O 和足够的 PEEP，PEEP 的高低可以粗略地用氧浓度乘以 20 来估算。

3. 循证医学评价　在需要气管插管的 ARDS 患者中就可能存在延迟插管的风险。许多先前的研究表明，NPPV 支持失败的急性呼吸衰竭患者，其预后更糟糕。由于 HFNC 的使用越来越多，这一点在 HFNC 支持中也有表现。

大多数 ARDS 患者需要高浓度的氧疗来维持足够的氧合，目前国际上对于 ARDS 患者中给氧的最佳策略仍然存在争议。早期的人体和动物研究表明，高浓度给氧与急性肺损伤的发生有相关性，从轻度到重度弥漫性肺泡损伤均有发生。一般来说，在 FiO$_2$ 超过 0.6 的患者中，氧中毒的可能性会增加。国外一项纳入了 25 项 RCT、共 16 307 名患者的 Meta 分析探讨自由氧疗和保守氧疗对成人急性病患者死亡率和发病率的影响，结果表明自由氧疗组住院死亡率和 30 天死亡率明显增加。相比之下，近年来的国外多项探讨重症监护患者保守氧疗益处的 RCT 研究均表明，与自由氧疗策略相比保守氧疗策略对重症监护患者预后的改善并无益处。

（二）高压氧治疗

目前国内外指南尚无对高压氧治疗 ARDS 的相关推荐。国外一些小型 RCT 探讨了高压氧治疗重症 COVID-19 合并中度 ARDS 危重患者的安全性和有效性，结果表明高压氧治疗作为 COVID-19 所致中重度 ARDS 危重患者的干预措施似乎是安全的，但仍需更多大型 RCT 进一步证实。

第四节　急性冠脉综合征

急性冠脉综合征（acute coronary syndrome, ACS）是指冠状动脉内不稳定的粥样硬化斑块破裂或糜烂继发新鲜血栓形成所导致的心脏急性缺血综合征，涵盖了 ST 段抬高型心肌梗死（ST elevation myocardial infarction，STEMI）、非 ST 段抬高型心肌梗死（non ST elevation myocardial infarction，NSTEMI）和不稳定型心绞痛（unstable angina，UA），其中 NSTEMI 与 UA 合称为非 ST 段抬高型急性冠脉综合征（NSTE-ACS）。

一、病因

UA 的发病机制主要是由于冠状动脉内斑块的破裂，而 NSTEMI 与 STEMI 相似，都涉及不稳定冠状动脉粥样硬化斑块的破裂或糜烂。在这个基础上，血小板聚集、并发血栓形成、冠状动脉痉挛、微血管栓塞等多个因素导致急性或亚急性心肌供氧减少和缺血加重。这种病理机制可能由劳力负荷诱发，但与稳定型心绞痛不同，劳力负荷终止后胸痛不能缓解。

近年来，冠状动脉粥样硬化斑块破裂作为急性冠脉综合征唯一原因的观点发生了变化。冠状动脉内成像研究揭示，急性冠脉综合征有时是由斑块侵蚀而非破裂引起的，而较为罕见的病因之一是钙化结节导致血栓形成。

二、临床表现

急性冠脉综合征的临床表现包括特征性的症状和体征。

（一）症状

胸痛或胸部不适是急性冠脉综合征最突出的症状，通常程度较重、持续时间较长。疼痛可能向上放射至左肩或左上臂，也可能放射至下颌、颈部和背部上方。在一些患者中，特别是老年人、女性和糖尿病患者，疼痛症状可能不典型，表现为不适、压迫感或轻度疼痛。

与稳定型心绞痛不同，急性冠脉综合征的胸痛通常休息和含服硝酸甘油不能缓解。除了疼痛，发作时可能伴有恶心、呕吐、上腹胀痛等胃肠道症状。在 STEMI 患者中，除了胸痛之外，还可能出现心律失常、低血压、休克及心力衰竭的表现。这些表现可能反映了严重的心肌损伤和血流动力学的不稳定性。

（二）体征

UA/NSTEMI 患者体格检查可发现一过性第三心音或第四心音，以及由于二尖瓣反流引起的一过性收缩期杂音。

STEMI 患者心尖区第一心音减弱，可出现第四心音（心房性）奔马律，少数有第三心音（心室性）奔马律，心尖区可出现粗糙的收缩期杂音或收缩中晚期喀喇音，室间隔穿孔时可在胸骨左缘 3～4 肋间闻及新出现的粗糙的收缩期杂音伴震颤。除极早期血压可增高外，几乎所有患者都有血压降低。起病前有高血压者，血压可降至正常。

三、诊断

对于老年患者，突然出现胸痛、胸闷、呼吸困难、心悸、出汗、恶心、呕吐、晕厥等症状，尤其是上述症状原因不明的情况下，需要考虑急性冠脉综合征的可能性。典型的临床表现、特征性的心电图表现及心肌损伤标志物的测定结果可以帮助做出初始诊断。对于病情相对稳定但诊断不明确的不典型患者，可以考虑在出院前进行负荷心电图、负荷超声心动图、核素心肌灌注显像及冠状动脉造影等检查，以更全面地评估患者的心血管状况。

如果患者出现心搏骤停、心源性休克、急性心力衰竭等血流动力学不稳定的紧急情况，应立即进行心肺复苏或提供相应的血流动力学支持，以提高患者的生存率和康复机会。

四、常规治疗

急性冠脉综合征的常规治疗主要包括一般治疗、药物治疗和心肌再灌注治疗。

（一）一般治疗

急性冠脉综合征（ACS）患者的一般治疗包括卧床休息、持续心电监护、调整饮食、开放静脉通道及必要的镇痛治疗等。

（二）药物治疗

ACS 主要的药物治疗包括抗血小板与抗凝治疗、抗心肌缺血治疗和调脂治疗等。

（三）心肌再灌注治疗

ACS 患者的早期再灌注治疗至关重要，主要包括经皮冠脉介入术（percutaneous coronary intervention, PCI）和经静脉溶栓治疗，少数患者需要紧急冠状动脉旁路移植术。

五、氧疗方法

ACS 主要的氧疗方式是一般临床氧疗，此外还有一些报道高压氧治疗也有一定的治疗作用。

（一）一般临床氧疗

一般临床氧疗可改善 ACS 缺氧情况。

1. 治疗原则　我国急诊氧气治疗专家共识指出，对于 ACS 患者，建议将无高碳酸血症呼吸衰竭风险患者 SpO_2 维持在 94%～98%。对于有高碳酸血症呼吸衰竭风险的患者，SpO_2 目标维持在 88%～92%。氧疗应该根据这些目标谨慎使用。

2023 年欧洲心脏病学会 ACS 指南强调，对于低氧血症（$SpO_2 < 90\%$）的 ACS 患者，建议进行合适氧疗。然而，对于非低氧血症患者（$SpO_2 > 90\%$），氧气补充与临床获益无关，因此不推荐使用。

2. 氧疗方法　常规氧疗方法包括以下内容。

（1）鼻导管吸氧：是常用的给氧方法，适用于轻至中度缺氧者，氧流量从 1 ～ 2L/min 起始，根据动脉血气分析结果可增加到 4 ～ 6L/min。

（2）面罩吸氧：适用于伴呼吸性碱中毒的患者。当常规氧疗效果不满意或呼吸频率＞ 25 次 / 分、SpO_2 ＜ 90% 的患者除禁忌证外，应尽早使用 NPPV。

3. 循证医学评价　目前合并低氧血症的 ACS 患者行氧疗的循证医学证据较多，在此不予赘述。另多项关于氧疗在非低氧血症 ACS 患者中应用的国外研究中指出，常规使用氧疗对心肌梗死没有临床相关的有益效果，包括疾病严重程度（缺血与梗死面积小、炎症标志物指标）和预后（1 年全因死亡、心肌梗死再住院、心源性休克等结局）。

（二）高压氧治疗

我国关于高压氧治疗适应证与禁忌证的共识将 ACS 纳入 II 类适应证，为高压氧治疗可能获益的适应证。但截至目前，大规模、高质量的临床研究尚未能确切证实其与传统治疗方法相比具有显著的优越性。考虑到高压氧治疗有其合理性，所以仍建议积极实施高压氧治疗。

第五节　心搏骤停与心肺脑复苏

心搏骤停（cardiac arrest, CA）是指心脏突然停止射血，导致全身血液循环、呼吸和意识中断。在发病后的 4 ～ 6 分钟进行及时救治能显著提高存活率，否则可能导致生物学死亡，自发逆转者少见。

一、病因

心搏骤停是由室性心动过速、心室颤动和心脏停搏引起，使心脏无法正常泵血，有效血液循环中断。机体器官缺乏供血和氧气，引发严重的酸中毒和乳酸堆积。心搏骤停发生时，全身组织器官经历严重的缺血和缺氧，同时释放炎症因子，产生各种代谢产物。自主循环恢复（return of spontaneous circulation, ROSC）后，还可能发生再灌注损伤，进而导致多器官功能紊乱或障碍。

二、临床表现

1. 急性意识丧失及呼吸停止。

2. 桡动脉、股动脉或颈动脉搏动消失。

3. 心音消失。

4. 苍白或发绀。

5. 出现痉挛性强直。

6. 瞳孔急性无力性散大（心脏停搏后 30 秒开始）。

7. 脑电图波低平。

三、心电图改变

1. 心脏停搏　心脏大多处于舒张状态，心肌张力低，无任何动作，心电图（electrocardiogram，ECG）呈直线。

2. 心室颤动（ventricular fibrillation, VF）　心室呈不规则蠕动而无排血功能。凡张力弱、蠕动幅度小者为"细颤"，张力强、幅度大者为"粗颤"。前者 ECG 呈不规则的锯齿状小波，后者波幅高大。

3. 无脉性电活动　即电机械分离，心电图仍有低幅的心室复合波，而心脏并无有效的搏血功能。

四、诊断

当患者发生突发的意识丧失、大动脉搏动消失、心音不能闻及时，可初步判断为心搏骤停，结合心电图典型表现可确诊。

心搏骤停患者 ROSC 后，应进行心搏骤停病因的诊断。如果有心肌缺血的临床（如血流动力学不稳定）或心电图证据，应进行冠状动脉造影。如果冠状动脉造影不能确定病因，而患者有迹象或症状表明有神经或呼吸原因（如既往有头痛、癫痫、神经功能障碍或有明确呼吸道疾病伴气急或有低氧血症的病例），可进行颅脑 CT 检查和（或）CT 肺血管造影检查，以明确病因。

五、常规治疗

心搏骤停的抢救关键是尽早进行初级心肺复苏（cardiopulmonary resuscitation，CPR）和复律治疗，同时药物治疗及亚低温等治疗也不可或缺。其中，心肺复苏按照识别心搏骤停、呼救、初级心肺复苏与高级心肺复苏的步骤进行。

（一）初级心肺复苏

初级心肺复苏指基础生命支持（basic life support，BLS）。一旦确定心搏骤停的诊断，应立即进行。使患者仰卧在坚固的平面上，在患者身体的一侧进行。主要的复苏措施包括人工胸外按压、开放气道和人工呼吸，其中以人工胸外按压最为重要。

（二）高级心肺复苏

高级心肺复苏指高级生命支持（advance life support，ALS），在基础生命支持的基础上，应用辅助设备、特殊技术等建立更为有效的通气和血液循环。主要的高级心肺复苏措施包括气管插管建立通气、除颤转复心律成为血流动力学稳定的心律、建立静脉通路并应用必要的药物维持已恢复的循环。

（三）药物治疗

在心肺复苏的同时或之后，可使用多种药物来辅助恢复心脏的正常节律和功能，如肾上腺素、加压素、阿托品等，增加心肌的收缩力，促进血管收缩，以此帮助提升血压、提高心率或改善心脏传导功能。

（四）亚低温治疗

亚低温治疗可以通过降低患者的体温来减少脑部代谢和氧耗，从而减轻脑损伤，改善心搏骤停患者的存活率及神经系统功能。在心搏骤停后早期实施亚低温治疗可以降低患者的死亡率和改善神经系统功能。

六、氧疗方法

心搏骤停与心肺脑复苏患者在不同的阶段可能需要一般临床氧疗和高压氧治疗。

（一）一般临床氧疗

心搏骤停发生后，应尽早为患者开展合适的一般临床氧疗，维持患者通气功能。

1. 治疗原则　对于心搏骤停患者，应尽早争取气管内插管，其为心肺复苏中建立人工通气的最好方法，以人工气囊挤压或人工呼吸机进行辅助呼吸与输氧，纠正低氧血症。

根据 2021 年欧洲复苏委员会和欧洲重症监护医学学会复苏后治疗指南，心搏骤停患者 ROSC 后，应继续进行通气和气道管理，避免 ROSC 后的低氧血症（$PaO_2 < 8kPa$ 或 60mmHg）或高氧血症。心搏骤停患者 ROSC 后，使用 100%（或最大可用）吸氧，直到能可靠地测量 SpO_2 或 PaO_2。当能可靠地测定 SpO_2 或 PaO_2 后，继续吸入氧气使 SpO_2 达到 94% ～ 98%，PaO_2 达到 10 ～ 13kPa 或 75 ～ 100mmHg。

2. 氧疗方式　心肺复苏阶段，院外患者常用面罩、简易球囊维持通气，医院内患者在呼吸机可用之前，使用球囊 – 面罩通气，气管插管后，通气频率统一为 6 秒 / 次。呼吸机可用后，需要根据血气分析结果进行呼吸机参数调整。

心搏骤停 ROSC 后，有过短暂心搏骤停、脑功能立即恢复正常和呼吸正常的患者可能不需要气管插管，但如果 SpO_2（脉搏血氧饱和度）低于 94%，则应通过面罩给氧。对于 ROSC 后仍处于昏迷状态的患者，或者有镇静和机械通气的其他临床适应证的患者，在心肺复苏术中应进行气管插管。

3. 循证医学证据　心搏骤停后，心肺复苏期间或 ROSC 后患者仍处于昏迷状态时，大多数患者会进行气管插管。一项多中心、整群随机对照试验中，初级心肺复苏中分别使用气管插管和声门上气道装置的试验患者在出院时或院外心搏骤停后 30 天使用改良 Rankin 量表评估的心搏骤停后结局没有发现显著性差异。

一方面，从病理生理学角度来看，心搏骤停后患者有发生缺氧缺血性脑损伤和伴随器官功能障碍的风险。研究表明，心搏骤停后患者的脑缺血缺氧与不良结局相关。但另一方面，较高的血氧值会导致有害氧自由基的增加，血氧值的影响也可能因心脏和大脑等不同器官而异。一项纳入了 7 项试验、36 项观察性研究的系统评价，比较了不同氧合和通气目标下患者的预后情况。该研究将两项比较低氧和高氧疗法的临床试验纳入 Meta 分析，结果没有定论，但个别研究的结果倾向于推荐正常氧合作为氧合目标，而不是高氧血症或低氧血症。此外，许多研究评估了高氧血症对神经损伤的影响，结果不一。6 项随机对照试验比较了 ROSC 后立刻和 48 小时内不同持续时间的不同氧合目标；一项大型随机对照试验的亚组分析表明，有缺氧缺血性脑损伤风险的患者，较低氧目标组的 180 日死亡率较低，然而，对基线差异进行校正后，这一差异不再具有统计学意义。总体而言，证据不一，但建议以正常氧合为目标，而不是以高氧血症为目标。观察性研究提示应避免低氧血症，但尚无关于这一课题的随机对照试验。

（二）高压氧治疗

高压氧治疗主要用于心肺复苏后急性脑功能障碍患者脑复苏。

1. 治疗原则　高压氧在脑复苏中的应用日渐增多，并取得了一定进展。《高压氧在脑复苏中的应用专家共识》中指出，各种原因引起的心肺复苏后急性脑功能障碍患者可考虑选择包含高压氧治疗的综合治疗，慢性疾病终末期所致心搏呼吸停止的患者及神经功能评估预后极差的患者除外。高压氧治疗压力可采用 0.2 ～ 0.25MPa。高压氧治疗应选择患者心肺复苏后尽早进行，但对血流动力学不稳定，仍需血管活性药物维持的复苏后早期患者应慎用高压氧治疗。早期高压氧治疗可与目标温度管理（target temperature management，TTM）结合应用于复苏后昏迷的患者，可能有利于患者神经功能恢复。自缢、溺水、电击、一氧化碳中毒者的高压氧治疗尤为重要。中毒等导致的心搏呼吸骤停常并发严重缺血缺氧性脑损伤。

2. 治疗机制　高压氧治疗的机制主要包括增加血氧含量、降低颅内压、提高血氧弥散率和增加有效扩散距离、激发适度的氧化应激及改善脑代谢和保护线粒体功能。

（1）增加血氧含量：在 0.25MPa 环境下吸纯氧，PaO_2 明显升高。通过物理溶解的方式，全身组织获得的氧供应比例显著增加，这些溶解的氧能迅速被组织细胞利用，从而防止心肺复苏后患者可能出现的脑缺血缺氧损伤。

（2）降低颅内压：研究表明，在 0.2MPa 环境下吸纯氧，脑血流量减少约 21%，颅内压下降约 36%。同时，脑组织氧分压从常压下的 4kPa 升高至 31kPa，从而破坏心搏骤停后患者脑水肿与脑缺氧的恶性循环。

（3）提高血氧弥散率和有效扩散距离：在高压氧环境中，氧在组织中的弥散速率和有效半径均成倍增加，对于挽救濒死细胞至关重要。

（4）适度氧化应激：在高压氧环境下，适度的氧化应激可以调动炎症保护性机制。研究发现，高压氧预处理通过抑制环氧合酶 COX-2 信号通路，可减轻脑缺血再灌注后的炎症反应。

（5）改善脑代谢和保护线粒体功能：高压氧还可以改善脑代谢，保护线粒体功能，减少神经细胞 caspase-3 的分泌，降低血脑屏障通透性，并促进侧支循环的建立。

3. 循证医学评价　关于高压氧在心搏骤停后的应用研究以病例报告为主。一项由俞丽华等进行的回顾性分析涵盖了 10 年内的 52 例心搏骤停患者，其中大多数患者心脏停搏时间超过 9 分钟。结果显示，患者中 28% 实现了意识恢复，24% 实现了良好的智能恢复。周树荣等研究了高压氧治疗心搏骤停后昏迷患者，发现 68.2% 的患者神志明显改善，63.6% 的患者恢复了工作能力。这些研究表明，包含高压氧治疗的综合治疗对心肺复苏后的脑复苏有积极作用。然而，对于慢性疾病终末期导致的心搏骤停及神经功能评估预后较差的患者，由于病情不可逆，不推荐选择高压氧治疗。

研究表明，早期进行高压氧治疗可能对心搏骤停患者有潜在益处。回顾性研究显示，在心搏骤停后的 24 小时内进行高压氧治疗与在 24 小时后进行相比，患者出院存活率、格拉斯哥昏迷指数（glasgow coma scale，GCS）评分及出院后的神经功能分级等方面都有明显改善。然而，一些研究也表明，心搏骤停后早期（发病 1 周内）实施高压氧治疗与晚期（发病 1 周后）相比，在治疗后 6 个月的随访中患者意识状态评估方面没有显著差异。这可能表明高压氧治疗的时机可能需要更深入的研究。

第六节　创伤性脑损伤

创伤性脑损伤（traumatic brain injury，TBI），俗称脑外伤（brain trauma），是全球范围内导致死亡和残疾的重要原因之一。TBI 的严重程度可从轻微的脑震荡到严重的昏迷和死亡不等。一般来说，TBI 是由于对大脑施加直接或间接力量而破坏正常脑功能，重症 TBI 患者的预后相对较差。

一、病因

TBI 通常是由头部或身体的打击或其他创伤性损伤引起的。损伤的程度可以取决于多个因素，包括受伤的性质和冲击的力度。导致 TBI 的常见事件包括跌倒、车辆相关的碰撞、暴力、运动伤害、爆炸冲击等。

对大脑的不同机械性侵害的直接影响可能引起两种类型的初级损伤：局灶性和弥漫性脑损伤。研究表明，在遭受中度至重度 TBI 的患者中，这两种类型的损伤共存是常见的；然而，弥漫性轴索损伤占据了约 70% 的 TBI 病例。

二、临床症状

不同程度的 TBI 可以呈现出轻至头痛、重至深昏迷或脑疝的不同临床症状。

（一）轻度

轻度 TBI 可出现头痛、恶心或呕吐、疲劳或困倦、言语障碍、头晕或失去平衡、感觉障碍、感官功能异常（如视物模糊、耳鸣、口腔异味或嗅觉变化），对光或声音敏感，认知、行为或精神症状（如丧失意识持续几秒至几分钟不等，未丧失意识但处于茫然、意识不清或迷失方向的状态，记忆力或注意力问题，情绪变化或情绪波动，抑郁或焦虑），入睡困难、嗜睡感比平常增加等。

（二）中度至重度

中度至重度 TBI 患者可出现失去意识几分钟至几小时、持续头痛或头痛加剧、反复呕吐或恶心、惊厥或癫痫发作、单瞳孔或双瞳孔放大、嗜睡、手指和足趾无力或麻木、协调障碍、深度意识混乱、激动、好斗或其他不正常行为、口齿不清、昏迷和其他意识障碍等。受损的脑组织可能会经历出血或肿胀，进而引发脑水肿。这种出血和肿胀现象会逐渐增加颅骨内的压力，即所谓的颅内压（intracranial pressure，ICP），数日后随着颅内压的持续升高，部分脑组织可能会因压力差异而被迫向下方或其他低压区域移位，这种移位超过一定的解剖界限时，就会形成脑疝。

三、诊断

诊断 TBI 并制定治疗和康复路径时，需要同时采取多种措施来确保准确性和全面性。影像学检查中头颅 CT 和 MRI 是两种常用的技术手段，它们能够清晰显示出脑部的损伤程度和具体位置。而为了更精确地评估患者的意识状态和损伤程度，可根据患者在不同类别中的反应使用 GCS 进行评分并计算总分。总分 ≥ 13 分表示轻度 TBI，9 ～ 12 分表示中度 TBI，而 8 分或以下则代表重度 TBI。除了 GCS 评分，还可根据患者的意识水平、记忆丧失程度等因素对 TBI 进行分类。此外，针对 TBI 的其他测试可能包括言语和语言测试、社交沟通技能测试和角色扮演场景模拟、吞咽能力测试、神经心理学评估等，这些测试评估能够全面评价患者的认知能力和社交功能。

四、常规治疗

按照 TBI 程度不同，制定不同的治疗原则和相应的治疗方法。

（一）治疗原则

轻度 TBI 通常无须特殊治疗，只需休息并服用非处方镇痛剂来缓解头痛。然而，轻度 TBI 的个体通常需要在家接受密切监测，以确认是否出现任何持续、加重或新发症状。这些受伤者可能还需要定期随访进行进一步的诊疗。

中重度 TBI 的急救目标是确保患者获得充足的氧气和血液供应，维持血压稳定，以及防止头部或颈部受到进一步损伤。

（二）治疗方法

TBI 的常规治疗方法包括药物治疗和急救及手术治疗。

五、氧疗方法

TBI 可能需要的氧疗方式包括一般临床氧疗和高压氧治疗。

（一）一般临床氧疗

有严重头部创伤及脑外伤的患者面临缺氧和高碳酸血症的风险。需要紧急评估并保持气道通畅，可以通过调整体位、简单辅助措施（如头位调整、解除舌后坠、吸引分泌物等）或早期气管插管和通气来实现，以避免由脑水肿引起进一步脑损伤，而脑水肿可能会因缺氧和（或）高碳酸血症加重。

初始治疗应包括使用储氧面罩进行高浓度氧气供应，直到血气分析结果恢复（SaO_2 通常应该达到或接近 95% 以上，$PaCO_2$ 控制在 35 ～ 45mmHg），或者直到通过插管保障气道通畅。一项临床研究表明，一般临床氧疗并不能改善急性重度脑损伤的脑代谢。在头部损伤后的急性阶段，美国指南建议保持急性脑损伤患者的氧饱和度在 90% 以上。

一项研究描述在 PaO_2 为 110 ～ 487mmHg（14.6 ～ 65kPa）时，疗效最佳。其他观察

性研究表明，高氧血症可能与改善预后相关。根据目前的指南，建议在需要时补充氧气，以维持经皮动脉血氧饱和度在 94% ～ 98%。根据现有证据，建议以控制模式开始肺保护性通气，潮气量在 6 ～ 8ml/kg，呼吸频率最低，以确保 $PaCO_2$ 维持 35 ～ 45mmHg。为防止机械通气引起的肺损伤（气压伤、生物损伤、容积伤），平台压力应保持 < 2cmH$_2$O，驱动压力应 < 13cmH$_2$O，机械功率应控制在 17J/min 以下。建议不要常规使用过度通气，并保持 $PaCO_2$ 为 35 ～ 45mmHg。

（二）高压氧治疗

1.TBI 高压氧治疗的适用范围

（1）轻度 TBI 的高压氧治疗：目前国内外对于轻度 TBI 的高压氧治疗尚未形成统一意见，但结合我国国情及现有研究成果，轻度 TBI 患者可以考虑使用高压氧治疗作为辅助手段。

（2）中、重度颅脑损伤的急性期：对于中、重度颅脑损伤的急性期患者，强烈推荐使用高压氧治疗。

（3）慢性康复期：在 TBI 的慢性康复期，建议继续进行高压氧治疗，可以促进脑部微循环的改善，加速代谢废物的排出，进一步促进神经功能的恢复。

（4）外伤后慢性意识障碍患者：对于外伤后慢性意识障碍（如持续植物状态、最小意识状态）患者，高压氧治疗可作为重要的促醒手段之一，能够刺激大脑皮质，促进意识的恢复。

（5）颅脑损伤并发神经损伤和（或）后遗症：对于颅脑损伤并发神经损伤和（或）后遗症（如躯体后遗症、认知障碍）的患者，高压氧治疗能够促进神经细胞的再生和修复，减轻后遗症的程度。

（6）外伤造成的特殊神经损伤：对于外伤造成的特殊神经损伤（如视神经损伤、动眼神经损伤、舌咽神经损伤等）患者，高压氧治疗能够促进神经纤维的再生和修复，改善神经功能。

2.治疗方案建议　目前尚无一致标准，但可选择的压力为 0.15 ～ 0.25MPa，每天 1 次，连续 5 ～ 10 次为 1 个疗程。根据患者的伤情及个体情况，可决定疗程间是否需要休息。总治疗次数通常为 30 ～ 60 次。对于老年人、儿童、营养不良、基础病多、并发症较重的患者，建议从较低的压力开始治疗，并根据患者的具体情况调整疗程与疗程间期的休息时间。

（李园园　黄芳玲）

第二十二章 氧疗在其他学科中的应用

氧疗在其他学科的疾病治疗中有一定的作用。本章主要介绍氧疗在阻塞性睡眠呼吸暂停低通气综合征和糖尿病足中的应用。

第一节 阻塞性睡眠呼吸暂停低通气综合征

阻塞性睡眠呼吸暂停低通气综合征（obstructive sleep apnea-hypopnea syndrome，OSAHS）是睡眠紊乱疾病中最常见的一种。该病的特点为睡眠期间反复发生的上气道部分或全部塌陷，引起频繁的呼吸暂停和低通气事件，导致反复觉醒与间歇低氧，从而引起一系列靶器官功能受损，包括高血压、冠心病、心律失常、脑血管疾病、认知功能损害及2型糖尿病等。临床表现可为打鼾，鼾声大且不规律，夜间有窒息感或憋醒，睡眠紊乱，白天出现嗜睡，记忆力下降，严重者出现认知功能下降、行为异常。

一、病因

OSAHS 的危险因素很多，包括肥胖、年龄增长、男性（男女患病比约为 2：1，其中女性绝经后患病率明显增加）、上气道解剖异常、OSAHS 家族史、长期大量饮酒或服用镇静/催眠/肌松类药物、吸烟及其他疾病等。

二、临床表现

OSAHS 的临床症状包括典型的打鼾、夜间睡眠呼吸暂停等，还包括由于患者夜间睡眠呼吸改变导致的多系统（包括心血管系统、呼吸系统、内分泌系统等）损害表现。

三、诊断

对于疑似患者需确定患者是否满足诊断标准，并做出疾病分度的诊断。

（一）诊断方法

满足下述（A+B）或 C。

A：出现以下至少 1 项：①患者主诉困倦、非恢复性睡眠、乏力或失眠；②因憋气或喘息从睡眠中醒来；③同寝室或其他目击者报告患者在睡眠期间存在习惯性打鼾、呼吸中断或二者皆有；④已确诊高血压、冠心病、充血性心力衰竭、心房颤动、2型糖尿病、脑血管疾病、心境障碍或认知功能障碍。

B：多导睡眠（polysomnography，PSG）监测证实监测期间发生呼吸事件≥ 5 次 / 小时，包括阻塞性呼吸暂停、混合性呼吸暂停、低通气和呼吸努力相关觉醒（respiratory effort related arousal，RERA）。

C：PSG 或睡眠中心外睡眠监测（OSCT）证实监测期间发生呼吸事件≥ 15 次 / 小时，包括阻塞性呼吸暂停、混合性呼吸暂停、低通气和 RERA。

（二）疾病分度

依据呼吸暂停低通气指数（AHI），参考夜间最低动脉血氧饱和度（SaO_2）分为轻、中、重度（表 22-1）。

表 22-1　OSAHS 分级标准

分级	AHI（次 / 小时）	最低 SaO_2（%）
轻度	5 ～ 15	85 ～ 90
中度	15 ～ 30	80 ～ 85
重度	> 30	< 80

注：AHI 为主要依据；SaO_2 为辅助依据

四、常规治疗

OSAHS 的常规治疗包括改变生活方式、佩戴口腔矫治器和外科治疗。

（一）改变生活方式

生活方式的改变主要包括减重、改善睡眠卫生、控制危险因素和共病失眠的治疗。

（二）佩戴口腔矫治器

口腔矫治器对上气道的扩张不只局限于某一区段，而是对阻塞好发处从腭咽到舌咽都有明显扩张作用，特别是下颌前移类型的矫治器适宜多位点阻塞的 OSAHS 患者。可单独使用亦可配合其他多种治疗手段使用，具有疗效稳定、可逆舒适、携带方便等优点。口腔矫治器可作为单纯鼾症和轻中度患者的一线治疗方法，可与手术或 NPPV 联合应用治疗重度 OSAHS；口腔矫治器为长期医疗过程，推荐制订长期复诊方案。

（三）外科治疗

根据患者的具体情况，可进行不同的手术治疗，包括鼻腔手术、扁桃体及腺样体切除术、改良腭垂腭咽成形术（H-UPPP）、软腭植入术、舌根及舌骨手术、舌下神经刺激治疗、牵引成骨术、单颌手术、双颌前移术、减重代谢手术、气管切开术。

五、氧疗方法

无创正压通气（NPPV）治疗是 OSHAS 重要的氧疗方式，部分患者还需要辅以鼻导管吸氧。也有不少治疗单位在尝试高压氧治疗，至于治疗方案和疗效有待更深入研究。

（一）NPPV 治疗

NPPV 治疗需把握治疗原则，并选择合适的工作模式。

1. 治疗原则　NPPV 作为一线治疗手段，有助于消除睡眠期低氧，纠正睡眠结构紊乱，提高睡眠质量和生活质量，降低相关并发症发生率和病死率。首次佩戴前进行压力滴定，确定能够消除所有睡眠时相及不同体位发生的呼吸事件、鼾声，以及恢复正常睡眠的最低治疗压力。NPPV 主要适应证：

（1）中重度 OSAHS（AHI ≥ 15 次 / 小时）。

（2）轻度 OSAHS（5 次 / 小时 ≤ AHI < 15 次 / 小时）但症状明显（如日间思睡、认知障碍及抑郁等），合并或并发心脑血管疾病、糖尿病等。

（3）OSAHS 患者围术期治疗。

（4）经过手术或其他治疗后仍存在的 OSAHS。

（5）OSAHS 与慢性阻塞性肺疾病重叠综合征。

2. 治疗方法

（1）NPPV 工作模式的选择

1）CPAP 为一线治疗手段，包括合并心功能不全者。

2）自动持续气道正压通气（auto-titrating positive airway pressure, APAP）适用于 CPAP 不耐受者、饮酒后 OSAHS、体位及睡眠时相相关 OSAHS、体重增减显著的患者等。

3）双水平气道正压通气（bilevel positive airway pressure，BPAP）适用于 CPAP 治疗压力超过 15 cmH_2O（$1cmH_2O = 0.098kPa$）、不能耐受 CPAP 者及合并中枢性睡眠呼吸暂停综合征或肺泡低通气疾病的患者，如慢性阻塞性肺疾病、神经肌肉疾病及肥胖低通气综合征。

（2）气道正压通气的压力调定：根据睡眠疾病的具体诊断、疾病分型和严重程度进行无创通气治疗的压力滴定。① PSG 下整夜人工压力滴定为金标准，可选用 CPAP 或 BPAP 进行；② APAP 和人工 CPAP 滴定在无合并症的中重度 OSAHS 中的应用价值相同。设定合适的无创通气的压力水平是保证疗效的关键。理想的压力水平是指能够消除在各睡眠期及各种体位睡眠时出现的呼吸暂停及打鼾所需的最低压力水平，并保持整夜睡眠中的 SpO_2 在正常水平（> 90%），并能为患者所接受。

（3）压力滴定的方法包括 APAP 压力滴定、人工 CPAP 或 BPAP 滴定和分段诊断滴定。

1）对于无合并症的中重度 OSAHS 患者，可考虑行 APAP 压力滴定。当晚对患者进行治疗相关知识教育并选择合适的鼻面罩连接 APAP 后让患者入睡，第 2 天根据自动分析报告确定治疗压力。其结果需有经验的医师判读，以识别可能存在的漏气或其他异常。一般选择 90% ～ 95% 置信区间的压力水平。

2）人工 CPAP 或 BPAP 滴定需要在 PSG 监测下进行。初始压力的设定可以从较低的压力开始，如 4 ～ $6cmH_2O$，多数患者可以耐受。临床观察有鼾声或呼吸不规律，或血氧监测有 SpO_2 下降、睡眠监测中发现呼吸暂停时，将 CPAP 压力上调 0.5 ～ $1.0cmH_2O$；鼾声或呼吸暂停消失，SpO_2 平稳后，保持 CPAP 压力或下调 0.5 ～ $1.0cmH_2O$ 观察临床情况及血氧监测，重复此过程以获得最佳 CPAP 压力。

3）分段诊断滴定，即同一夜先进行 PSG 诊断分析，后实施压力滴定，分段滴定常规采取 CPAP 模式。若滴定压力已达到 15cmH$_2$O 仍不能消除阻塞性呼吸事件，则考虑更换为 BPAP 模式，但为获取 BPAP 理想压力值，需再次进行整夜压力滴定。

（4）NPPV 的疗效体现

1）睡眠期鼾声、憋气消退，无间歇性缺氧，SpO$_2$ 正常。

2）白天嗜睡明显改善或消失，其他伴随症状显著好转或消失。

3）相关并发症，如高血压、冠心病、心律失常、糖尿病和脑卒中等得到改善。

3. 循证医学评价　来自随机试验和 Meta 分析的高质量证据表明，对于大多数成年人，气道正压治疗与不治疗相比，可减少睡眠期间呼吸事件的发生频率，减少日间嗜睡，降低发生机动车事故的风险，还能降低血压，改善阴茎勃起功能障碍、胃食管反流症状及生存质量。对认知和抑郁症状的影响尚不明确。然而，尚未发现其对心血管事件或死亡率有确定性影响。

一篇纳入 80 项随机试验的网状 Meta 分析报道，相比其他 OSAHS 疗法，包括下颌前移器（mandibular advancement device, MAD）、运动锻炼和减肥，CPAP 对于降低 AHI 最有效。但这篇 Meta 分析没有纳入关于手术治疗效果的数据。目前尚无研究直接对比 CPAP 与其他疗法，因为关于手术的试验一般纳入的是 CPAP 治疗失败患者。

（二）鼻导管吸氧

大多数 OSAHS 患者在接受 CPAP 治疗时无须辅助氧疗。CPAP 治疗消除所有呼吸事件后，若 SaO$_2$ 仍有较大波动，尤其是在快速眼动（REM）睡眠期 SaO$_2 \leqslant 88\%$，可辅以氧疗。对于合并慢性阻塞性肺疾病、心力衰竭或神经肌肉疾病的 OSAHS 患者，首先需给予有效的治疗模式如 BiPAP，解除患者上气道塌陷，消除阻塞性与中枢性呼吸事件及肺泡低通气，然后可在此基础上适当辅以氧疗。

第二节　糖尿病足

糖尿病足（diabetic foot, DF）是指初诊糖尿病或已有糖尿病病史的患者足部出现感染、溃疡或组织的破坏，通常伴有下肢神经病变和（或）周围动脉病变（peripheral arterial disease, PAD）。

一、病因

糖尿病足具体发病机制目前尚未完全阐明，现有研究表明糖尿病周围神经病变（diabetic peripheral neuropathy, DPN）是糖尿病足发病最重要的始动危险因素之一，而感染、缺血则是影响糖尿病足溃疡（diabetic foot ulcer, DFU）能否愈合及截肢率的关键因素。

二、临床表现

糖尿病足患者的临床症状往往是由神经病变和下肢缺血导致的。

（一）神经病变

患肢皮肤干而无汗，肢端刺痛、灼痛、麻木、感觉减退或缺失，呈袜套样改变，行走时有脚踩棉絮感。

（二）下肢缺血

患者皮肤营养不良、肌肉萎缩，皮肤干燥弹性差，皮温下降，色素沉着，肢端动脉搏动减弱或消失，可合并有下肢间歇性跛行症状。随着病变进展，可出现静息痛，趾端出现坏疽，足跟或跖趾关节受压部位出现溃疡，部分患者可发生肢体感染。

三、诊断

糖尿病足需要满足以下要求。

1. 糖尿病的诊断标准。

2. 糖尿病足 / 糖尿病足溃疡的特点

（1）既往已治愈、未治愈或正在治疗的足病史，包括足溃疡、截肢、下肢血管手术等。

（2）下肢远端的周围神经病变。

（3）不同程度的下肢血管病变。

（4）足部溃疡和（或）深层组织破坏，合并或不合并感染。

3. 排除导致糖尿病足部溃疡的其他原因：周围神经病变包括远端神经纤维对称性多发性神经病变、单神经病变（多发性单神经炎）和自主神经病变，其诊断标准和分型各不同。当踝肱指数（ankle brachial index，ABI）在 0.90 ~ 1.30、趾肱指数（toe brachial index，TBI）≥ 0.75 和足背动脉三相多普勒波形存在时，基本不考虑周围血管病变诊断；只有当无创性检查提示下肢缺血、临床又考虑进行血管重建时，再做 CT、磁共振成像或血管造影等进一步检查来辅助诊断。糖尿病足感染是一个基于局部或全身炎症表现的临床诊断，不依赖于实验室指标和细菌培养结果；如果红细胞沉降率＞ 70mm/h，需要进一步评估确定有无骨髓炎。另外，当溃疡出现在不常见分布部位、有不典型外观或对常规治疗反应不佳时，需要进行鉴别诊断。

四、常规治疗

糖尿病足的常规治疗包括内科治疗、外科治疗、减轻压力和溃疡保护。

（一）内科治疗

糖尿病足的内科治疗主要有加强护理、维持代谢和内环境稳定、降低心血管疾病风险、使用抗生素、治疗骨髓炎和治疗糖尿病周围神经病变。

（二）外科治疗

糖尿病足的外科治疗包括局部创面处理、下肢缺血处理和截肢术。

（三）减轻压力和溃疡保护

全接触石膏支具（total contact cast, TCC）是足溃疡（尤其是足底溃疡）减压的一线方法，甚至曾作为金指标被推荐。当 TCC 或其他不可拆卸助行器使用条件与患者条件相矛盾或患者不耐受时，考虑其他支具，包括临时鞋类、个性化定制鞋垫和鞋、拐杖等，或限制站立和行走。

五、氧疗方法

糖尿病足的氧疗方法包括局部氧疗和高压氧治疗。

（一）局部氧疗

局部氧疗可以直接对创面局部给氧，而不完全依赖局部血流情况。

1. 治疗原理　动物研究表明，与对照组伤口相比，局部氧疗治疗后生长因子表达上调，组织氧分压显著增加。局部氧疗诱导 VEGF 的表达，VEGF 是刺激血管生成的重要生长因子。此外，氧气会增加胶原蛋白的沉积和伤口的拉伸强度。由于以上改变，局部氧疗有利于糖尿病足溃疡的愈合。

2. 治疗方法　通过加压系统或特定装置给组织局部供氧，直接将氧气输送到创面床而不依赖于（受损的）血管系统或呼吸系统来改善氧缺乏。

3. 循证医学评价　根据随机临床试验和系统综述的近期 Meta 分析，当单独诊治标准失败（< 50% 的溃疡在 4 周时愈合）时，可考虑将局部给氧作为糖尿病足溃疡的辅助治疗。最近一项 Meta 分析的汇总结果显示，与假对照相比，局部氧疗可提高愈合率（43.0% vs. 28.0%）。《中国糖尿病足诊治临床路径（2023 版）》为有条件下推荐。

（二）高压氧治疗

高压氧治疗可以提高机体全身组织器官的氧分压，并通过多种机制改善糖尿病临床症状。

1. 治疗原理　高压氧治疗可以刺激血管生成，促进细胞增殖，减少坏死，增强成纤维细胞活性，增加胶原合成，促进肉芽形成，并通过提高组织氧张力促进感染的预防和治疗。血管收缩是报道的高压氧治疗的另一个效果，它可以减少水肿。有研究者观察到高压氧可以增强抗生素的作用，从而减少感染的发生及其后续影响；高压氧治疗也被观察到可通过减少中性粒细胞黏附和细胞凋亡来减轻病理性炎症。

2. 循证医学评价　根据几项结果不一致的随机临床试验结果，当单独照护标准未达到治愈时，高压氧治疗可作为糖尿病足溃疡伴周围动脉疾病的辅助治疗。因过去 4 年没有该疗法新的研究出现，《中国糖尿病足诊治临床路径（2023 版）》保留了《中国糖尿病足防治指南（2019 版）》的内容，推荐等级为有条件下推荐，证据级别下调为低级。

（李园园　唐　欢）

第四篇　家庭氧疗

第二十三章　家庭氧疗应用

随着人们生活水平的提高，健康意识越来越强，由于某些原因选择居家预防性或治疗性氧疗逐渐增多，但普通百姓对氧疗产品并不是特别了解，选择合适的氧疗方式能起到事半功倍的作用，否则可能会带来一定副作用。

一、家庭常用氧源

家庭常用氧源主要包括氧气袋、氧气瓶、制氧机和化学制氧。

（一）氧气袋

目前市场上售卖的氧气袋有大、中、小三种型号，充满后为 40 ～ 50L 氧气，使用时最高压力是 10.0kPa（附加压力相当于 0.1 个大气压），如果用鼻导管吸氧，氧流量按 2L/min 计算，则可用 20 ～ 25 分钟，前 10 余分钟因压力高氧气会自动流出，后 10 余分钟因压力降低需用力挤压氧气袋后氧气方可流出，有经验的客户使用时常把氧气袋当作枕头枕在头下，起到持续挤压作用。如果充气后没有及时使用，放置 1 周左右会逐渐泄漏，因此无法长时间保存。

氧气袋的优点为价格低廉，充气方便，危险性小；缺点为使用不便，含氧量少，不能长期保存。

（二）氧气瓶

目前市场上的氧气瓶多为钢瓶，其他还有铝合金和碳纤维材质的氧气瓶，钢质和铝合金瓶通常充满气后压力为 13 ～ 15MPa（表 23-1），碳纤维瓶质量轻、强度大，最高可充压到 20MPa，氧气瓶每三年须进行一次压力检测。

表 23-1　不同型号氧气瓶充满气后含氧量

型号（L）	2	6	8	10	12	15	20	40
含氧量（L）	300	900	1200	1500	1800	2250	3000	6000

注：以钢制氧气瓶、充满氧气后 15MPa 计算；氧气含量 = 氧气瓶型号 × 氧气压力（15MPa）

以 10L 氧气瓶为例，10L 指氧气瓶内胆的容积为 10L，充满氧气后的含氧量 =10×150（0.15MPa）=1500L 氧气。

氧气瓶的优点为使用方便，氧气流量任意调节，可以长期保存；缺点为携带不便，有一定危险性。

（三）制氧机

目前市场上常用的制氧机流量为 3L 和 5L，特殊场景有 1L、8L 和 10L，以 3L 制氧机为例，出氧口流量在 3L 或 3L 以下时要符合国家标准，即产出的氧浓度为 90%～96%。目前家用制氧机市场售价几百至上万元不等，大部分采用的是分子筛制氧原理，使用寿命一年至数年，开机后氧气会自动流出，不需要任何添加剂，但流出的并非纯氧，合格的制氧机在额定功率范围内氧气浓度为 93%±3%，超出额定功率后氧浓度与流量成反比，即流量越大，氧浓度越低。随着使用时间的延长，制氧效果会逐渐衰减。制氧机是通过抽取室内空气产氧，因此，使用时应适度开窗通气，保持室内空气流通，以便制氧效果更好。

制氧机的优点为使用方便，有电即可、不需换气；缺点为价格较高，出故障后维修不便，氧并非纯氧，不易携带。

（四）化学制氧

因为受化学制剂的限制，化学制氧一次产氧量较少，氧流量也很小，一旦投入化学制剂开始产氧，中途无法终止，部分人感觉有异味。

化学制氧的优点为适合外出旅游携带、应急使用；缺点为氧流量小，持续时间较短。

二、常用的吸氧方法

吸氧方法决定了吸氧多少，吸氧分压决定了吸氧疗效，吸氧分压是衡量吸氧多少的金指标。

（一）鼻导管或鼻塞吸氧

鼻导管或鼻塞吸氧是最常用的吸氧方法，简单、方便、容易掌握。由于吸氧时还吸入了部分空气，所以实际吸入的是混合氧，吸入的氧浓度与氧流量有直接关系。

$$吸氧的浓度（\%）＝［21＋（氧流量 ×4）］\%$$

（二）开放式面罩吸氧

开放式面罩吸氧只有一根进氧管，通过面罩上的孔洞进行排气，吸入的也是混合氧，氧浓度基本同鼻导管吸氧，其计算方法同上。

（三）微压富氧舱

微压富氧舱也称为微压氧舱或微高压氧舱，氧舱设计压力不超过 0.1MPa，最高使用压力不得超过 0.05MPa（1.5 个大气压）。

1. 分类

（1）根据材质：分为软体舱和硬体舱。软体舱灵活方便，便于挪动，重量较轻，适合大部分家庭。硬体舱由于自重原因安装后不便于随意挪动，但使用寿命更长。

（2）根据进舱人数：分为单人舱和多人舱，其中多人微压富氧舱最多容纳不超过 9 人，人均舱容不得少于 $1m^3$，单人软体舱人均舱容不得少于 $0.6m^3$。

（3）根据吸氧方式：分为弥散式供氧和面罩吸氧。无论哪种吸氧方式舱内氧浓度要求不得超过 25%。

2. 管理　该设备被归类到家电类，国家在设备的制造、安装、验收、应用、监督等方面缺少相应的管理要求，更多是靠企业的自律，行业标准出台后上述情况会有改观，但在应用上仍然存在漏洞。虽然微压富氧舱没有达到压力容器标准，但确实是带有一定压力的容器，并且是载人的"压力容器"，不同于普通的家电，未来归到医疗器械管理会更加安全。

3. 应用　目前国内微压富氧舱（微压氧舱或微高压氧舱）大部分没有取得医疗仪器注册证，对于没有取得医疗仪器注册证的企业对外介绍时使用治疗某某疾病词汇属于违规行为，但不可否认微压富氧舱对某些疾病，如高原适应不全症确实有一定的预防保健及治疗作用，采用面罩吸氧者效果更佳。

微压富氧舱的优点为体验感较好，适用于预防保健；缺点为价格高昂、对使用环境有一定要求，进舱存在一定风险。

三、正确选择家庭氧疗

由于缺氧的原因不同，给机体各器官组织造成的病理生理改变也不同。因此，家庭氧疗的选择一定因人而异，必要时咨询有经验的医生，为了更加科学、合理地氧疗，以下列举一些临床常见的可能需要家庭氧疗的疾病。

（一）呼吸系统疾病

呼吸系统疾病常见的有呼吸衰竭、肺气肿、肺源性心脏病、支气管哮喘、气管炎、慢性阻塞性肺疾病、肺纤维化、睡眠呼吸暂停综合征等，上述疾病缓解期建议在家采用鼻导管或鼻塞"低流量间断吸氧"，氧流量 $1 \sim 2L/min$，因这些患者除缺氧外大部分还伴有 CO_2 的潴留。支气管哮喘、气管炎等发作时宜采用"较高流量吸氧"，氧流量可控制在 $3 \sim 5L/min$，吸氧的时间因病情而定，但不可长期高流量吸氧，否则易引起肺呼吸功能下降。

（二）心血管系统疾病

心血管系统疾病常见的有心力衰竭、冠心病（心绞痛、心肌梗死）、心律失常、先天性心脏病、风湿性心脏病、高血压等，无论是缓解期还是发作期，除缺氧外一般不伴有 CO_2 潴留，建议采用高流量吸氧，特别是前者吸入的氧分压远高于普通鼻导管或鼻塞吸氧，具有预防和治疗双重作用。吸氧的时间因病情而定，建议每次吸氧 30 分钟，时间太短体内难以达到相应的氧张力及氧含量，每日吸氧 $1 \sim 3$ 次或遵医嘱执行。

（三）脑血管系统疾病

脑血管系统疾病常见的有脑梗死、脑供血不足、脑出血或脑外伤后综合征、缺血缺氧性脑病、神经血管性头痛、阿尔茨海默病、睡眠障碍等，一般无 CO_2 潴留，因此建议采用高流量吸氧最大限度地改善脑缺氧，每次吸氧时间 30 分钟，每日 $2 \sim 4$ 次。

吸氧作为一种常用的辅助治疗措施，不仅适用于急重症抢救治疗，对慢性缺氧性疾病同样具有很好的预防保健作用，吸氧不能完全代替药物，药物也不能完全替代吸氧，但吸氧可减少用药量，没有药物的副作用和抗药性问题，值得大家关注。

（四）癌症及其他疾病晚期、临终前

临终期的吸氧以减轻患者痛苦为目的，可以采取任何方式的吸氧，吸氧时间也没有任何限制。

四、家庭氧疗在疾病中的应用

家庭氧疗可以减少患者住院次数，预防疾病加重，因而家庭氧疗的治疗效果是任何药物治疗所无法替代的。

（一）方式

家庭氧疗有多种方式，包括长期氧疗（long-term oxygen therapy, LTOT）、夜间氧疗（nocturnal oxygen therapy, NOT）、可移动氧疗（ambulatory oxygen therapy, AOT）、姑息氧疗（palliative oxygen therapy, POT）和短时脉冲氧疗（short-burst oxygen therapy, SBOT）等。其中 NOT 仅在夜间睡眠时进行氧疗，适用于睡眠时出现低氧血症的患者。推荐伴有夜间 $SpO_2 \leqslant 88\%$ 低氧血症的慢性肺部疾病患者进行 NOT。对于阻塞性睡眠呼吸暂停综合征、肥胖低通气综合征合并呼吸衰竭的患者，除进行常规 NOT 外，应同时考虑使用无创通气支持治疗。SBOT 指常在运动前后进行的短时间（10 ～ 20 分钟）间断的氧疗。AOT 指在运动和日常活动中，通过可移动的氧气装置输送氧气，用于静息时无低氧血症但在活动后 SpO_2 降低的患者。推荐患慢性肺部疾病、需要持续供氧 > 3L/min 的患者在户外活动时使用 AOT，或使用小型便携式吸氧装置。推荐慢性阻塞性肺疾病伴有严重劳力性低氧血症的患者使用 AOT。推荐间质性肺疾病（ILD）伴有严重劳力性低氧血症的患者使用 AOT。有严重呼吸困难的 ILD 患者可考虑进行 POT。

（二）应用

家庭氧疗常是临床氧疗的扩展和延续。

1. 慢性阻塞性肺疾病　慢性阻塞性肺疾病（简称慢阻肺，COPD），是一种以气流受限为特征的慢性呼吸系统疾病，患者以 50 岁以上的中老年人居多。COPD 患者常伴有低氧血症，而低氧血症会促使疾病进展。因此，开展家庭氧疗是延缓病情进展的有效治疗手段之一。根据指南推荐只要在休息状态下存在低氧血症，即呼吸室内空气，动脉氧分压 < 55mmHg 或者动脉血氧饱和度 < 88%，都需要进行家庭氧疗，持续低流量吸氧（每天 15 小时以上、流量 1 ～ 2L/min）。而 COPD 伴有中度低氧血症即 SpO_2 在 89% ～ 93% 的患者则不推荐 LTOT 方式。

2. 间质性肺疾病　间质性肺疾病是一组包含不同程度累及肺间质和肺泡腔的肺部疾病的总称。其主要特征是肺部的炎症和纤维化。肺间质性病变的患者早期无明显临床症状，但随着病情发展，会出现渐进性的呼吸困难，缺氧会逐渐加重，晚期患者甚至连说话、咳嗽、排便、进食后都会出现气促。持续缺氧，对肺泡是致命性损伤，对身体其他脏器也会有很大影响，随着时间延长，可导致肺动脉高压和肺源性心脏病（肺心病）。所以，配合药物治疗的同时，家庭氧疗成为治疗肺间质性病变的必备疗法，家庭氧疗可缓解患者缺氧情况，提高患者血氧饱和度，改善肺通气功能；还能缓解由于低氧所引起的肺动脉高压、减轻右心室负担，可延缓肺心病的发生与发展。

3. 肺心病　肺心病即肺源性心脏病，是由慢性支气管炎、慢性阻塞性肺气肿等慢性病变导致肺动脉高压、右心负荷加重，进而导致右心室扩大或肥厚，最后发生右心衰竭的一种心脏病。肺心病患者体内气体交换障碍进而造成全身缺氧和碳酸蓄积，家庭氧疗可显著提高肺心病患者生存率，国内研究表明持续家庭氧疗可延长具有低氧血症的肺心病患者的寿命，且延长时间与每天吸氧时间的长短有关。据统计，家庭吸氧可使肺心病死亡率由60%降至20%。长期家庭氧疗一方面可以纠正慢性缺氧患者缺氧状态，降低其肺动脉压力，缓解肺动脉高压，还可减小血细胞比容，进而缓解缺氧导致的血液黏稠度的增高，增加患者的心肺供氧能力，延缓肺心病的进展；另一方面长期家庭氧疗可以降低每分通气量和呼吸氧耗，减轻静息状态下的呼吸困难，还可以通过延缓呼吸肌疲劳和提高膈肌功能来改善活动后气短，提高运动耐力。

4. 慢性心力衰竭　心力衰竭是指各种原因导致心脏的结构或功能出现异常，造成心室射血功能或充盈功能障碍，以心输出量不足、组织供血不足和肺循环、体循环淤血为主要特征的一组复杂的临床综合征。慢性心力衰竭（chronic heart failure, CHF）是持续存在的心力衰竭状态，可稳定、恶化或出现失代偿，是各种心脏疾病的终末阶段和主要的死亡原因。研究结果证明高压氧可治疗慢性心力衰竭，一方面，高压氧治疗可明显降低慢性心力衰竭患者血浆中内皮素 –1 的含量，并使得一氧化氮合成增加，降低心肌耗氧量，进而改善左心室顺应性、逆转左室重构、改善左室收缩及舒张功能。另一方面，高压氧治疗在改善机体组织供氧的同时，也促进心脏侧支循环的开放与建立，使血管内皮细胞表达多种纤维蛋白溶解因子，降低血液黏稠度，改善血液流变学，这些均对心力衰竭的发病机制具有针对性作用。简而言之，氧疗对于慢性心力衰竭具有治疗作用，然而家庭氧疗在慢性心力衰竭中的应用研究及相关指南仍然缺乏。

此外，对一些脑血管疾病或其他原因包括高血压、高血脂、糖尿病等引起的缺氧状态均可进行家庭氧疗。

五、家庭氧疗的保健作用

在日常生活中，对于健康或者亚健康人群，也可以进行氧保健，以预防和缓解各种环境性缺氧（如高原缺氧），如对于易疲劳者或者脑力劳动过重者，可以通过吸氧改善记忆力减退、注意力不集中、反应迟钝、精神疲惫的症状，有利于消除疲劳，恢复体力。此外对于孕妇，吸氧可以提高动脉血氧含量，有利于胎儿发育。

（一）消除疲劳、提高工作效率

人脑耗氧量占全身20%，且对缺氧特别敏感。供氧不足，则引起机体体力不足、头晕、失眠、记忆力下降及食欲缺乏等疲劳综合征，影响人的智力和工作效率。对于学生而言休息过少、过度脑力透支导致很多学生患上了"考试综合征"，具体表现为精神疲惫、记忆力减退、反应迟钝、注意力不集中、学习效率降低等现象。研究结果表明高三学生经鼻管吸氧 15 分钟，可提高学习准确度，同时缓解疲劳，提示吸氧对于推迟脑疲劳的发生和发展有一定作用。此外，多项国外研究发现，吸氧浓度达 30% 可激活脑的多个区域。脑力劳动者如果有脑缺氧的表现，可考虑进行氧疗。

（二）提高身体抵抗力、去病防病

吸氧可促进人体细胞、组织和器官的物质代谢，增强各器官的功能，提高机体免疫力，对脑供血不足、脑梗死、冠心病、哮喘、神经衰竭等常见病有很好的防治作用。

（三）美容养颜

吸氧可增强人体细胞的有氧代谢，加强皮肤营养，使松弛的皮肤增加弹性，减少皱纹；皮肤细胞的代谢功能增强，可减少黑色素沉着，使瘀斑减退，美化肌肤；吸氧还有助于改善毛囊营养，促进毛发生长，预防脱发。

（四）抗衰老

国外学者提出了缺氧衰老学说，即随着年龄增长，老年人容易出现缺氧，慢性缺氧可加速衰老，发生脏器功能退行性改变，特别是心肺功能的退化。可以说，慢性缺氧和衰老互为因果。此外随着年龄的增长，血管硬化及肺功能减退，体内动脉血氧分压逐渐下降，吸烟者更为明显，吸氧可明显提高氧分压，预防不少老年病的发生。

（五）改善老年机体功能

氧保健是一种高级强身方法，吸氧可提升视力，改善老视；吸氧亦可改善男性性功能，使其保持旺盛精力，提高生活质量；吸氧还可以促进运动后体力的恢复。

（六）孕妇保健

妊娠期间定期吸氧，可以提高孕妇动脉血氧含量，有益于改善孕妇机体功能状态，有利于胎儿的生长发育。

（七）运动补氧

剧烈运动后及时补充氧气，可迅速改善气促胸闷，消除疲劳，恢复体力。

（丁建章　范苏华　王亮亮　彭争荣）

第五篇 特殊氧疗

第二十四章 氧疗在航空中的作用

在飞行条件下如超重、失重、低压缺氧、高温、低温等单一或复杂环境时，人体内各器官组织的生理功能反应与处于正常大气压下不同，会引起机体出现各种生理和病理反应，严重时会发生高空缺氧及高空减压病等。

第一节 航空生理学

航空生理学是"航空医学"的重要组成部分，主要研究人在飞行条件下处于诸如低压、缺氧、噪声等单一或复杂环境时，人体内各器官组织的生理功能反应、人体对这些环境因素的适应能力和耐受能力、飞行工作能力及对不良环境因素的防护措施等。

一、大气压强

大气是一种由空气、水蒸气和尘埃颗粒组成的混合物。空气的主要成分是氮气和氧气。按体积计算，其中氮气约占大气的 78%，氧气约占 21%，其余的 1% 包括氩气、二氧化碳、氖气等其他气体。

大气压强简称气压，是指与大气相接触的面上空气分子作用在单位面积上的力。空气对物体表面产生压力的原因主要包括两个方面：①上层空气的重力对下层空气造成的压力，因此在垂直方向上，高度越高其空气压力越低。②空气分子不规则热运动导致空气分子彼此之间相互碰撞或与容器壁之间进行碰撞，从而形成空气压力。由于空气温度不同，在同一高度上空气压力的分布也不均匀。通常来讲，在海平面温度为 15℃时的大气压被人为规定为一个标准大气压，表示为 1013.25hPa、29.92inHg、760mmHg 等。

大气压与高度有关，一般随高度的升高而降低，如图 24-1 所示：当飞行高度为 5500m 左右时，此高度气压为海平面气压的一半。当大气压下降时，人体内各空腔器官内的气体会发生膨胀，进而导致高空胃肠胀气和航空性中耳炎等疾病的发生，此时人的反应也会低于正常生理水平。飞行高度在约 10 000m 处时，该处气压只有 250kPa，因此在高空飞行时，必须配备氧气设备及增压座舱。

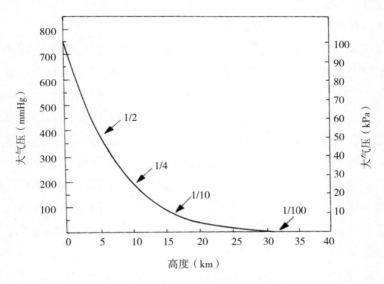

图 24-1　海拔高度与大气压的关系

由于大气压与海拔关系曲线在低空段较陡，如从 2000m 高度下降到海平面时，会产生 150mmHg 的压力差，而在高空，同样是下降 2000m，其产生的压力差却很小。因此，在实际飞行中，常是在飞机下降到较低高度时才发生气压损伤性疾病，甚至在增压舱处于正常压力变化时也能引起气压损伤性疾病。

二、航空飞行对人体的影响

航空飞行过程中极大的环境改变将对人体产生一系列影响。

（一）高空缺氧对人体的影响

高空缺氧指人体暴露于高空低气压环境里，由于氧气含量少而导致的生理功能障碍，又称低压性缺氧。高空缺氧与高度密切相关，随着高度增加，大气压下降，大气中的含氧量随之下降，大气和肺泡气中氧分压相应也随之下降。肺泡空气中氧分压减少，进而导致单位时间内肺泡输送给血液的氧气减少，导致动脉血氧分压下降，血氧分压的降低也会导致由血液输送给组织的氧气的速度和数量减少，造成对组织的供氧不足而发生高空缺氧。多数人在 4000m 高度以上就会出现缺氧症状，到 5000m 会轻度缺氧，6000m 以上会严重缺氧。突然升到 8000m 时，人的工作能力一般最多能保持 4 分钟（有效意识时间），在 10 000m 的高度保持约 1 分钟，升到 14 000m 时，则只能维持 12 ～ 15 秒。

高空缺氧以爆发性高空缺氧和急性高空缺氧为多见。爆发性高空缺氧指发展十分迅速、极为严重的高空缺氧，通常发生在飞机气密座舱迅速减压、座舱增压系统失灵、呼吸供氧突然中断等情况下。此时机体突然暴露于稀薄空气中，出现氧的反向弥散，身体代偿功能来不及发挥作用，导致机体意识突然丧失。

急性高空缺氧指在数分钟到几小时内机体处于低气压环境中引起的缺氧，通常发生于飞机舱压降低和供氧不足的情况下。急性高空缺氧的症状随高度和暴露时间的不同而不同，通常表现为头晕、视物模糊、情绪反应异常等。

高空缺氧对机体的各个系统包括神经、心血管、呼吸、消化等系统均产生程度不一的影响，其对中枢神经的影响尤为明显。在人体组织中，大脑皮质对缺氧的敏感度极高，氧气供应不足，首先影响大脑皮质，此时人会出现精神不振、反应迟钝、嗜睡等症状，定向力、理解力、记忆力、判断力减弱，注意力也不能很好地分配和转移；也有的人在缺氧开始时，会出现类似轻度醉酒的欢快症状，表现为兴奋、多话、自觉愉快等；随着缺氧程度的加重，高级神经活动障碍便越来越明显，最终可导致意识丧失。氧气供应不足时，人体通过呼吸加快、加深，心率增快，心搏每分输出量增多，血中红细胞增加等一系列代偿作用，来克服和减轻缺氧对身体的影响。但是，这种代偿作用是有一定限度的，而且与人的体质强弱和高空耐力有很大关系。一般来说，在4000m以上时，体内的代偿功能不足以补偿供氧不足的影响，就会出现各种缺氧症状。

缺氧对消化系统的影响是使胃液分泌减少，胃肠蠕动减弱，因此，食物的消化不能像在地面上那样容易。缺氧还会影响视觉功能，一般当上升到1500m高度时，视觉功能开始下降，特别是在夜间低照度下飞行，影响就更加明显。据实验证明，在1200m高度，飞行员夜间视力会下降5%，1500m下降10%，3000m下降20%，4800m下降40%；且随着高度的持续递增缺氧加剧，夜间视力下降明显。

（二）低气压对人体的影响

在一定范围内，高度越高，空气压力越小。例如，在5700m的高度，大气压只有地面空气压力的一半；10 000m的高度，大气压约为地面的1/4。气压变低会对人体产生多种影响。低气压对人体的影响主要是引起缺氧、减压病和胃肠胀气。

1. 缺氧 物理学指出，混合气体中气体的分压与混合气体中该气体的含氧百分比有关。据此，大气中氧分压可用下式计算：

$$PO_2 = PH \times (O_2/100)$$

其中PO_2为大气中的氧分压；PH表示在高度H上的大气压；O_2表示大气中氧气的含量。

显然，随着高度增加，由于大气压下降，大气中和肺泡空气中氧分压相应随之下降，进而导致高空缺氧的发生。高空缺氧对机体的影响前述内容已经详细描述，在此不再赘述。

2. 减压病 环境空气压力的急速改变，可以使人体的封闭腔和半封闭腔内出现压差，从而使中耳及肠胃内产生疼痛的感觉。当高度超过8000m时，会感到关节、肌肉疼痛，这是由于氮分压下降，肌体内的一部分氮气开始以气泡形式排出，压迫了肌肉、骨骼、脂肪组织的神经末梢，从而引起疼痛的感觉。

此外，人体内含70%的水分，而水的沸点随外界大气压降低而降低。外界大气压为6.266kPa时，水的沸点为37℃。当人体上升到19 000m的高空时，从血液开始，一切体液都发生汽化或产生气泡，从而产生水肿出血现象，这种现象称作"体液沸腾"。这就如打开汽水瓶盖，气泡从水中冒出来的道理一样。气泡堵塞血管或压迫神经而产生一些特殊的症状，这就是"高空气体栓塞症"，或称 "减压病"。大气压的变化，还可对人体产生一些其他影响。例如，当飞行人员驾驶飞机由高空返回地面时，由于气压的逐渐增高产生"压耳朵""压鼻子"的现象，以致发生"航空性中耳炎"及"航空性鼻窦炎"。症状较轻时人体感到耳胀、耳痛、耳鸣、听力减退；严重时则可引起鼓膜破裂和中耳充血，出现头痛、眼胀、流泪、流涕或鼻出血等。

第二节　航空相关性疾病

一、高空缺氧症

一般认为，飞行时对人体威胁最严重的是，上升至高空引起的氧分压降低。当氧气装备和座舱加压系统发生故障而使人们不得不在高空呼吸空气时，往往可迅速导致人体失能，甚至死亡。过去，缺氧曾造成过重大的机毁人亡事故。第二次世界大战至今，许多飞行人员在飞行中死于缺氧，更多的飞行员完成任务的能力因缺氧而受到损害。如今虽然座舱加压和供氧系统的性能和可靠性有了改进，大大降低了由缺氧造成的事故概率，但对此仍应保持高度的警惕。

国内外飞行事故的调查资料均显示，因急性高空缺氧所引起的飞行事故及飞行事故征候仍占有相当的比例，这是因为增压舱不能经常保持海平面的压力，在高空飞行时，座舱内的压力可造成中等程度的缺氧。特别值得强调的是，高空缺氧所导致的飞行事故发生迅速，而且多在飞行人员不知不觉中发生。因此，高空缺氧始终是航空医学中的一个重要课题。

（一）缺氧的高度分层

根据人体暴露在不同高度时的症状表现，可将缺氧分为以下四个高度区。

1. 功能完全代偿区　即从地面到 1200m 高度的区域。在此高度范围内，由于缺氧程度较低，在静止状态下或一定时间内，人体保持着足够的代偿适应能力而不出现症状。

2. 功能不完全代偿区　即 1200～5000m 高度的区域。在此高度范围内，人体的心率和呼吸会反射性地加快，从而部分对抗缺氧对人体功能的影响，如果在静止状态下做短暂的停留，缺氧的症状并不严重。约在 1200m 高度，人的夜间视力开始降低；约在 1500m 高度，人的复杂智力活动能力开始降低；在 3000～5000m 高度，人的体力活动能力也有明显下降。民航客机在特定的座舱高度（通常是 3050～4250m）受气压控制的阀门就会被触发而打开，从而放出氧气面罩供机上乘客使用。

3. 功能失代偿区　即 5000～7000m 高度的区域。在此高度范围内，代偿反应虽已充分作用，但仍不能补偿缺氧对人体功能的影响，即使在静止状态下，也有明显的智能和体能障碍；但在此高度做短暂的停留，一般还不会引起意识丧失。

4. 危险区　即在 7000m 高空以上。在此高度范围内，机体的代偿功能已不足以保证大脑等重要器官的最低氧需要量，人很快会出现意识丧失；若不及时供氧，则呼吸、循环功能会相继停止。

（二）表现

高空缺氧的症状多种多样，但并非所有症状都会在同一个人身上表现出来。缺氧初期会出现气喘，呼吸加深、加快等代偿反应，随着缺氧程度的加重，当超过身体的代偿能力时，便会出现各种各样的功能障碍。缺氧主观症状主要包括气促，呼吸困难，头晕、头痛、恶心，视力减弱、视物模糊，兴奋烦躁，嗜睡，甚至晕厥木僵等，而客观体征主要包括呼吸加深、加快，全身出汗，面色苍白，口唇发绀，心动过速或心动过缓，判断力下降，甚至意识丧失，肢体抽搐等。由于机体各组织、器官对缺氧的敏感程度不同，在缺氧时出现功能障碍的先后顺序也不同。一般认为，缺氧的阈限高度是1200m，即超过1200m的高度，最早的缺氧症状就会表现出来。

二、高空减压病

高空减压病是飞机在上升过程中，人体可能发生的一种特殊综合征。其主要症状表现为关节、肌肉的疼痛，并可伴有皮肤瘙痒及咳嗽和胸痛等，严重时还会引起自主神经功能障碍和脑损害的症状，甚至发生休克。高空减压病的发生有一定阈限高度，绝大多数都是上升到8000m以上高空，并停留一段时间以后才发生的，降至8000m以下，症状一般都会消失。

（一）发病机制

高空减压病是由于在人体组织、体液中溶解的氮气离析出来形成了气泡，压迫局部组织和栓塞血管等引起的一系列临床症状。由于形成气泡的多少及栓塞和压迫的部位不同，所引起的症状也各异。

随着飞行高度的升高，大气压力逐渐下降，空气中氮的分压也相应下降，而人体肺部血液中氮的分压却没有改变，于是在地面形成的肺部血液和肺泡气之间氮的平衡被打破，肺部血液中过饱和状态的氮气向肺泡弥散，导致肺部血液中氮气的含量及其分压也随之下降。这种含氮量较低的血液流经组织时，组织细胞中的氮气又弥散进入血液，然后由静脉血带到肺内，再与肺泡气进行气体交换。这样不断循环，机体内过剩的氮气便会逐渐减少，从而寻找到新的平衡。当这种寻求平衡的过程缓慢时，体内的氮气便可依照上述方式排出，而不会出现过饱和溶解状态；但如果飞行上升速度过快，体内的氮气来不及依照上述方式排出，则会形成过饱和溶解状态，并从组织、体液中游离出来。氧气、二氧化碳和氮气虽然都是人体组织、体液中最主要的溶解气体，但是氧气和二氧化碳都是生理上的活泼气体，可转变为化学结合状态，氧气还可以较快地被组织细胞消耗，所以在一般情况下不会形成过饱和溶解状态。唯有完全呈溶解状态的、生理上的惰性气体氮气，在减压速度较快的情况下，才最有可能形成过饱和状态并游离出来。

必须指出的是在高空减压时，出现体内氮气过饱和溶解状态并不是立即就产生气泡，因为过饱和仅仅是形成气泡的先决条件，氮气泡的产生还取决于其他多种条件，其中最主要的是过饱和状态必须达到一定的程度，也就是体内氮气的过饱和度必须超过正常饱和度的2倍，氮气才能由溶解状态变成气泡。一般来说，在8000m高空，人体组织及体液内溶解氮气的过饱和度是正常饱和度的 2 倍以上，所以 8000m 高度是高空减压病的阈限高度。

（二）影响因素

多种物理因素和生理因素均可影响高空减压病的发生。

1. 物理因素

（1）上升高度：该病在 8000m 以下很少发生。在 8000m 以上，飞行高度越高，发病率也越高。

（2）高空停留时间：上升到高空后，人体一般不会马上出现症状，需要经过一定的时间才有可能会发病。在 8000m 以上高空，停留时间越长，发病率越高。有关资料显示，最早发病者约在高空停留 5 分钟后发病，最迟发病者可在高空停留 2.5 小时后发病。

（3）上升速率：上升速率越快，体内过剩的氮来不及排出体外，发病率越高。

（4）重复暴露：24 小时内重复暴露于低气压环境中容易发病，这是因为前次暴露时形成的气泡及体内的其他变化，在下降增压后的时间内尚未完全消除，或者说有累积效应。

（5）高压条件下活动后立即飞行：例如，在 24 小时内曾做过水下运动或潜水活动者，上升高空时容易发病，因为在高压条件下体内溶解了较多的氮气，在返回水面后一定的时间内，残存在体内的过多氮气甚至若干气泡没有完全消除。有报道称，人潜水后立即乘坐飞机，在 1500m 高度即可发病。

（6）环境温度：寒冷的温度条件会增加发病率。

2. 生理因素

（1）体重与年龄：肥胖者有易患屈肢症的倾向。随着年龄的增长，高空减压病的发病率也有所增加，这可能与身体发胖、脂肪组织增加，以及心血管功能降低影响氮气脱饱和速率有关。

（2）呼吸、循环系统的功能状态：因较严重的缺氧或高空胃肠胀气而导致的呼吸、循环功能障碍，以及因寒冷或衣服、鞋过紧等因素，导致严重局部血液循环障碍时，都能减慢氮气脱饱和的速率而使该病的发病率增加。

（3）肌肉运动或体力活动：因为人在进行肌肉运动或体力活动时，局部组织受到牵拉，可在一个小局部产生很大的负压，有促使气体离析出来形成气泡的作用。肌肉运动或体力活动时，组织中会产生大量的二氧化碳，使局部溶解的气体增多。另外，肌肉运动或体力活动时，组织中的血流量增加，使体内血液重新分配，导致脂肪组织中的血流量减少，不利于脂肪组织中氮气脱饱和过程顺利进行。

（三）主要表现

高空减压病主要表现为关节及其周围组织的疼痛，此外还可伴有皮肤、呼吸或神经系统的一些症状，如皮肤痒感、刺痛、蚁行感及异常的冷热感觉，胸骨后不适、咳嗽和呼吸困难，以及头痛、视觉功能障碍、四肢无力和瘫痪等，上述症状一般在高度下降后随即消失，只有极个别病例在下降至地面后仍继续存在，需要积极治疗，方能消失。

三、氧疗在航空相关性疾病中的作用

（一）高空缺氧症

有效利用机上的供氧设备是解决飞行中人员缺氧的主要途径。当缺氧状况不严重时，通过机上的供氧来调整飞机内部的氧气供应，以保证机上人员的氧气需要。当缺氧状况严重时，空乘人员应指挥全体旅客使用机上的氧气面罩，以保证氧气的供应。但也应注意，纯氧的吸入同样会给人体健康带来一定的影响，因此，一旦缺氧状况缓解，应立即停止。

（二）高空减压病

吸氧排氮是预防高空减压病的重要方法。呼吸纯氧时，由于肺泡气中的氮分压降低，溶解在静脉血中的氮气就可不断通过肺毛细血管弥散到肺泡中而被呼出，血液中的氮分压也就会相应降低，于是溶解在身体各种组织、体液中的氮气又会向血液中弥散，再由肺泡排出体外。这样不断循环，逐渐将体内的氮排出。高压氧舱吸氧排氮也是与航空医学相关的高空减压病的简易有效预防方法。在低压舱内进行 10 000 ～ 12 000m "高空" 试验或航空生理训练时，如在地面上预先吸入纯氧 30 ～ 60 分钟，可以大大降低高空减压病的发病率或减轻症状。在高空飞行训练中，起飞前吸入纯氧 3 ～ 5 分钟可有效防止高空减压病的发生。而飞行人员的选拔同样重要，对高空的耐受性也存在明显的个体差异，在飞行人员中筛选易感者有助于高空减压病的预防。

高空减压病的治疗应根据患者的具体情况而定，在所有方法中最有效的是加压疗法。目前认为比较有效的加压方案如下：治疗屈肢痛采用 0.28MPa 压力，总时长为 135 分钟，间歇用氧。如果在 0.28MPa 时吸氧 10 分钟，患者症状未消失则采用另一方案，即 0.18MPa，压力总时长为 280 分钟，间断吸氧。

（李金声　唐　欢）

第二十五章 氧疗在潜水高气压作业中的应用

在潜水作业过程中，由于水下环境因素的作用而导致作业人员罹患的病症、遭受的创伤或发生的功能紊乱统称为潜水疾病，包括减压病、肺气压伤或其他含气腔室（中耳鼓室、鼻窦）的气压伤、CO_2中毒、缺氧、氮麻醉、潜水员溺水等。高气压环境作业人员与潜水作业人员均身处于高气压环境并呼吸压缩气体（多数情况下呼吸压缩空气），高气压环境因素的作用也可导致作业人员罹患减压病、气压伤、有害气体中毒（含CO_2中毒）、氮麻醉等疾病。随着内陆地区水下工程建设项目、地下隧道高气压环境维修作业项目增多，潜水高气压作业人员队伍扩大，内陆地区医疗机构诊疗潜水高气压作业疾病的概率增多，其中以减压病最为多见。同时，氧疗在潜水医学中的运用主要集中在治疗减压病的过程中。

一、致病条件

患者在潜水高压环境暴露并停留一定的时间，惰性气体在体内溶解并达到一定饱和度（发病的物质基础），其在返回至常压的过程中上升速度过快、幅度过大（发病的环境条件），超过惰性气体安全脱饱和的限度，致病气泡在体内形成，造成减压病。如患者不存在相应的高气压暴露及其减压过程，则可排除发生减压病的可能。

高压氧治疗患者和陪护人员在高压氧治疗期间均经历了氧舱0.1～0.18MPa（表压）压缩空气环境的暴露。高压氧治疗患者呼吸与环境压力相等的压缩氧气，在氧舱内暴露期间并未发生氮气在体内溶解的过程，因而不具备减压病发病的物质基础。陪舱人员呼吸压缩空气，发生了氮气的体内饱和过程，由于常规减压过程大于15分钟，溶解于体内的氮气可以实现安全脱饱和，因而罕见有减压病病例发生，偶有疑诊病例，症状轻微而被忽视或漏诊。

二、发病潜伏期特点

减压病发病潜伏期有显著的时间特点。潜水减压病绝大多数发生在潜水员减压出水后（压缩空气高气压作业减压至常压环境），潜伏期长短与该次潜水作业的深度、水下停留时间、水下环境条件及劳动强度、违反安全减压规定的程度等综合因素有关。在潜水作业深度、水下停留、水下环境条件相同的前提下，影响减压病潜伏期最关键的因素是潜水员违反安全减压的程序，即减压速度越快、幅度越大，症状出现越早，病情也越严重；反之，则较迟、较轻。潜伏期内及时给予长时间高浓度氧疗，可发挥阻断减压病发生或减轻病情的作用。

在减压结束后发病的病例中，从出水到出现症状的间隔时间，在30分钟以内的占50%，1小时以内的占85%，3小时以内的占95%，6小时以内的占99%，超过36小时的出现症状和体征者少见，但也有报道极个别病例在出水后 48 小时才发病，潜伏期甚至长达数天。相对于潜伏期短的发病者，潜伏期长的患者症状通常较轻。

鉴于潜水员执行潜水作业任务后减压病发病潜伏期特性，潜水员出水后至少 6 小时内应持续留意自身身体状况，注意休息、适当限制体力劳动强度，必要时安排氧疗。

三、临床分类

（一）根据病情严重程度分类

多采用国际通用分类法，将减压病分为两类。

1. Ⅰ型减压病　主要包括皮肤症状、淋巴结肿大、关节和肌肉疼痛等无生命危险的减压病表现。

2. Ⅱ型减压病　又称严重减压病，包括中枢神经系统、呼吸系统及循环系统症状和体征，有生命危险。

（二）根据发病后气泡的时间长短分类

1. 急性减压病　气泡形成后，在短时间内机体所表现的病症。

2. 慢性减压病　气泡形成后，因种种原因，患者初期未能及时治疗；虽经治疗但不够彻底，症状一直未消失，甚至迁延数月、数年之久，单纯加压治疗可以治愈。这种症状的减压病，称之为慢性减压病或延误治疗（delay treatment）的减压病。

四、诊断

减压病是一种特殊的职业性疾病，有显著的潜水高气压暴露后发病特点，其临床表现尽管存在多样性、变异性，但其诊断并不困难。

（一）病史

患者有明确的潜水高气压作业史。上升出水过程中可能存在减压不当，如"放漂""逃生出水"、意外随其他吊件吊出等；潜水高气压作业劳动强度过大、水文环境恶劣、身体状态欠佳也是重要的发病诱因。

（二）临床表现

患者结束潜水高气压作业后，出现了疑似减压病的某一或某些症状和体征。这些症状、体征与返回常压的间隔时间越短，诊断价值越大；如出现了典型减压病症状如"屈肢症""气哽症"，则价值更大。

患者减压（出水或出舱）后出现了不典型的主诉，但临床表现与减压结束时间紧密关联，不宜轻易断定与减压无关，需慎重鉴别诊断，可尝试高浓度氧疗或诊断性加压治疗。

（三）辅助检查

血常规、肝肾功能、凝血功能、血气分析有助于了解患者血液浓缩情况及心脏、肝脏、呼吸、凝血功能受损状况。血管及心脏超声检查技术均可帮助精准查明体内血管及心脏内气泡存在情况，有助于确诊。Ⅱ型减压病患者进行胸、腹、头部检查有助于了解胸部、腹部、头部大血管内积气情况。严重减压病患者肺动脉主干、肝门静脉、肠系膜静脉内可见大量气体充盈，如图 25-1、图 25-2 所示。

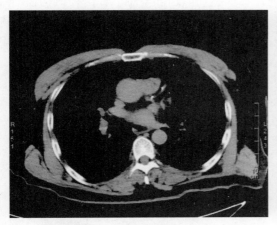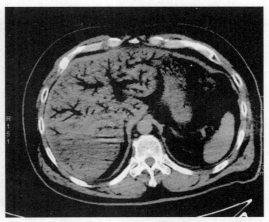

图 25-1　肺动脉起始部气泡　　　　　　　　图 25-2　肝门静脉系统积气

（四）诊断性加压治疗

可疑病例，经过加压鉴别使患者症状减轻或消失，可实现辅助诊断。加压鉴别是把患者送入加压舱或高压氧舱，将舱压加到 0.28MPa，在该压力下吸氧 20 分钟，如症状减轻或消失，可诊断为减压病；如症状无变化，基本可排除减压病。

五、鉴别诊断

减压病往往发病环境和过程复杂，症状可累及多系统，因此在临床工作中需要对患者的病因和症状进行仔细鉴别。

（一）非潜水疾病

肌肉、关节疼痛主要与外伤（如肌肉或韧带的损伤、扭伤、骨折等）和有疼痛症状的临床疾病（如腱鞘炎）相鉴别，其要点是减压病的疼痛没有明显的压痛，也没有局部红、肿、热等表现。瘙痒、皮疹等皮肤症状主要与皮肤的过敏性表现（如荨麻疹、过敏性皮炎等）相鉴别，其要点是减压病的瘙痒症状为难止的奇痒，搔之如"隔靴搔痒"。若确实难以确诊，可做加压鉴别。

（二）其他潜水疾病

减压病必须与肺气压伤相鉴别。因为两者的发生环境条件相似（上升出水太快），并具有相同的病因（气泡），鉴别诊断时，潜水作业病史十分重要，须重点注意：①潜水作业深度、水下工作时间（为"下潜时间"和"水底停留时间"之和）、使用潜水装具、减压方案执行情况。肺气压发病与潜水深度、水下工作时间无直接关联，多见于使用轻潜水装具潜水作业，水下出现供气中断或上升出水过程中存在屏气情形。②症状和体征。肺气压伤患者出水可迅速出现昏迷，合并或不合并有口鼻泡沫状血痰。③胸部 CT 平扫是肺气压伤鉴别诊断的"金标准"，如图 25-3、图 25-4 所示。对检查条件完善的综合医院而言，完善实验室和CT等影像学检查的基础上，结合潜水高气压作业病史（潜水深度、潜水时间、减压情况、使用潜水装备特点等）和临床表现，实现鉴别诊断并不难。如医疗机构诊断经验不足，可通过远程会诊方式，寻求潜水医学专家帮助。

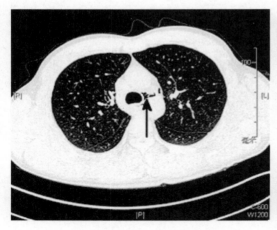 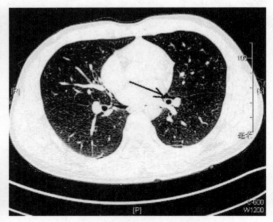

图 25-3　肺气压伤纵隔气肿　　　　　　　　图 25-4　肺气压伤气胸

六、氧疗及其他治疗

减压病对潜水高气压作业人员的健康危害极大，如不及时正确治疗，重者可造成残疾或死亡。早期诊断并正确进行一般临床氧疗及运用高压氧舱治疗，减压病的治愈率是相当高的。

（一）一般临床氧疗

拟诊减压病的患者须尽早、就地实施高浓度氧疗。高浓度氧疗可将溶解在体内的氮气张力与呼吸气中氮气分压差最大化，进而促进体内氮气的脱饱和，缓解减压病形成的气泡致病因素，有利于缓解减压病的症状和体征。在潜水作业现场及后送医院就医途中应使用潜水作业现场预准备的纯氧治疗气瓶作为供氧源，但使用口咬式潜水呼吸器实施氧疗，存在呼吸费力的缺陷。在医院急诊室应予储氧囊式供氧面罩吸氧，氧疗供氧流量保持＞10L/min；使用高流量氧疗仪氧疗效果更佳，且不易疲劳，氧疗浓度应调节为100%、供氧流量＞40L/min。患者如实施长时间纯氧氧疗，可每氧疗30分钟，间歇停止氧疗5分钟，高浓度氧疗持续时间可依患者的病情而定，可直至患者接受加压治疗（含高压氧治疗）或临床表现消失。

轻症减压病患者经过高浓度氧疗可使皮肤、肌肉痛症状消失，甚至治愈，但疗效远不及高压氧治疗，不应因一般临床氧疗耽误患者尽早实施加压治疗（含高压氧治疗）。

（二）加压治疗和高压氧治疗

加压治疗是针对减压病最有效的病因治疗。加压治疗（recompression treatment）是指将患者送入加压舱内，升高舱压到合适的程度，持续一定时间，待患者的症状和体征消失或做出明确的判定后，再按照某一治疗表中合适的治疗方案减压出舱的全过程。及时正确的加压治疗，可使 90% 以上的减压病患者获得治愈，对于延迟治疗减压病也可以获得治愈和显著好转等很好的疗效。

高压氧治疗是一种在载人压力容器设备（即高压氧舱）中吸入氧气的特殊氧疗方法，本质上属于加压治疗，对减压病能发挥特殊疗效。

1. 适宜空气加压氧舱实施减压病加压治疗方案

（1）《海军医学研究减压病加压治疗表》Ⅰ 氧方案、Ⅱ 氧方案，治疗表压均为 0.18MPa，间歇吸氧。

（2）《海科院减压病加压治疗表 A》治疗方案 1、治疗方案 2，治疗表压均为 0.18MPa，间歇吸氧。

（3）《美国海军减压病加压治疗表》治疗方案 5、治疗方案 6，治疗表压均为 0.18MPa，间歇吸氧。

（4）德国 BGI690《压缩空气疾病治疗手册》减压病治疗表治疗方案 D1、治疗方案 D2，其中 D1 的治疗压力 0.18MPa、间歇吸氧；D2 的治疗压力 0.12MPa、间歇吸氧。

2. 德国 BGI690 减压病加压表治疗方案 D2　如图 25-5 所示，接近我国常规高压氧治疗压力和吸氧周期安排。治疗方案为 0.12MPa（表压），每吸氧 25 分钟、间歇舱内压缩空气 5 分钟，基本方案的治疗累计时间为 2.5 小时。其治疗减压病的原理如下。

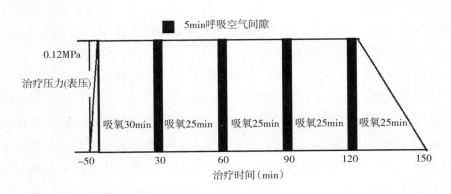

图 25-5　德国 BGI690 减压病治疗表治疗方案 D2

（1）0.12MPa 压力立即使致病气泡的体积压缩为原体积的 45%（按 Boyle-Mariotte 定律），血管内、外受压缩变小的气泡，减轻了对组织器官的物理、生化反应等病理损害；同时增加了被压缩致病气泡中气体的分压，有利于气泡重新溶解和快速缓解症状。

（2）0.12MPa 稳压呼吸纯氧可促进致病气泡溶解（按 Henry 定律），使体内氮气保持最大压差梯度，实现安全脱饱和，既有利于快速溶解气泡，又有利于快速消除再形成气泡的物质基础；由于气泡最初被压缩而体积减小，而后又溶解，直到不影响机体的功能活动甚至完全消失，气泡栓塞和压迫所形成的病象也就随之消失（如果并未引起器质性变化）。然后再有控制地逐步减压，使体内过量的惰性气体从容排出，消除了再形成气泡的物质基础，症状和体征便不重现。

（3）开始加压即呼吸纯氧，稳压"25分钟吸氧、5分钟间隙舱内空气"为1个吸氧周期，基本方案为4个吸氧周期。稳压期间吸氧可将组织和体液内惰性气体置换出来，有利于消除气泡和根除再形成气泡的基础；减压过程为30分钟吸氧匀速减压，既缩短了减压时间，又避免了减压幅度过大而造成减压病复发的可能性。

（4）0.12MPa呼吸纯氧可迅速改善组织缺氧状态，有利于消除症状和促进病情恢复。

（5）患者在0.12MPa表压下治疗4个吸氧周期仍然未达治愈效果，可根据患者病情改善情况延长若干个吸氧周期，直至症状显著减轻或消失。根据Wright的肺中毒计量单位（units of pulmonary toxicity dose, UPTD），治疗 I 型减压病UPTD值不高于615（肺活量下降2%），治疗 II 减压病UPTD值不高于1425（肺活量下降10%），0.22MPa呼吸纯氧25分钟的UPTD值为69.32，该方案治疗减压病的吸氧周期可修正延长至9～20个。该方案与我国、美国的空气潜水减压病加压治疗表0.18MPa治疗表压方案相比，具有治疗压力低、总治疗时间短、吸氧安全性高、治疗方案简单、高压氧医护人员易掌握和执行的优点。笔者自2009年起使用该方案治疗数十例 I 型、II 型减压病患者，最长吸氧周期为17个。

（三）辅助治疗

辅助治疗可显著提高加压治疗的效果和促进加压治疗后某些残留症状的消除。多数病程短的轻症患者经过氧疗及高压氧舱内加压治疗，可达到单次治愈的效果，无须辅助治疗。

延误治疗的轻症或重症的患者，单次加压治疗可能不能完全消除症状，其残留症状可能是少量致病气泡存留，也可能气泡已消除但气泡导致的组织损伤不能立即修复所致，后续需要配合常规高压氧治疗、药物治疗及理疗。

重型减压病合并有呼吸、循环、神经系统症状的患者，辅助治疗不仅有助于改善患者呼吸、循环功能及机体一般状况，加速惰性气体的排出，消除组织缺氧，促进水肿消退和损伤组织的恢复，从而提高加压治疗的效果，更有助于维持生命体征的稳定及预防由于微循环不足导致的多器官功能损伤。综合医院接诊重型减压病患者宜及时请重症医学科医生会诊并实施加强监护治疗，高压氧科医师（含潜水医师）负责加压治疗方案制定及实施。有休克征象的重症患者进舱前实施心电监护并建立2条静脉输液通道，输液等治疗应与加压治疗同步进行，否则难以获得预期的治疗效果。

（四）出舱后观察

对出舱后的减压病患者，应使其在"舱旁"（不远离加压舱）观察6～12小时，以便在症状万一复发时可迅速进行再次加压治疗。至于在舱旁观察的具体时间，由经治医师根据患者的病情、治疗效果及患者住所离加压舱远近等条件而决定。

七、预防

1.潜水高压作业现场安全总监依据潜水深度（或气压）、水下工作时间、劳动强度、水文气象条件选择适宜的减压方法和减压方案。

2.潜水高气压作业人员自觉遵守安全减压规定，包括减压阶段的可靠有效吸氧。

3. 潜水员出水卸装后或高气压作业人员出舱后应休息数小时或从事轻体力劳动。

4. 潜水高气压作业前应充分休息数小时，潜水高气压作业前进行必要体检，确保潜水高气压作业人员身体及精神状态良好。

5. 高压氧治疗时陪舱人员（医护人员或患者家属）进舱前须进行例行体检及健康状态询问，高压氧治疗减压时间不少于 20 分钟。陪舱≤ 1 次 / 天、≤ 6 次 / 周。

（管亚东　吴致德）

第二十六章　氧疗在高原的应用

当海拔增加时，气压有规律地逐渐下降，气压越低，空气越稀薄，空气中氧分压越低，肺泡内的氧分压和动脉血氧饱和度都随之下降，机体会出现一系列因血氧降低而出现的反应，如急性高原肺水肿、脑水肿等。氧疗在急性高原肺水肿、脑水肿及一些慢性疾病的治疗中发挥着重要的作用。

一、高原定义

我国高原医学及气象学家，从医学的角度曾把海拔3000m作为高原的界限（以青岛黄海海水面为海拔的基准）。在国际上有学者根据人体暴露于高原环境时出现的生理学反应，将海拔由低到高划分为五个层级。①低海拔：海拔在500～1500m，人体暴露于低海拔环境时，无任何生理的改变。②中度海拔：海拔在1500～2500m，当人体进入这个海拔地区一般无任何症状或者出现轻度症状，如呼吸频率和心率轻度增加，运动能力略有降低，肺气体交换基本正常。除了极少数缺氧特别易感者外，很少有人发生高原病。③高海拔：海拔在2500～4500m，多数人进入这个海拔地区时会出现明显的缺氧症状，如呼吸和脉搏频率增加、头痛、食欲缺乏、睡眠差、动脉血氧饱和度低于90%，甚至导致急性高原病的发生。④特高海拔：海拔在4500～5500m，进入特高海拔地区时缺氧症状会进一步加重，动脉血氧饱和度一般低于60%，运动和夜间睡眠期间可出现严重的低氧血症。进入特高海拔地区时应采用阶梯式或阶段性适应方式，否则易发生高原肺水肿、高原脑水肿等严重的急性高原病。⑤极高海拔：海拔 > 5500m，人类长期居住或执行任务的地区海拔一般不超过5000m。进入海拔5500m地区的人，一般只有那些探险登山运动员，逗留时间也很短。到达极高海拔时机体的生理功能就会出现进行性紊乱，常失去机体内环境自身调节功能，出现极严重的高原反应、显著的低氧血症和低碳酸血症。动脉血氧饱和度在50%以下时，常需要额外供氧。

为了进一步确立高原的定义，2004年在青海省西宁市召开的第六届国际高原医学大会上，各国学者经充分的讨论，确定了海拔2500m以上为高原。

二、高原特殊环境的特点

与平原相比，高原环境的主要特点是海拔高、气压低、氧分压低。低气压对机体的功能会产生直接的影响。大气压随高度的变化而变化，组成大气中各种气体的分压亦随高度的变化而变化。高原地区大气中的含氧量和氧分压会随高度增加而递减，人体肺泡氧分压也会相应降低，因而动脉血氧分压和饱和度也随之降低。

大气压（P_B）随海拔上升而降低，一般情况下，海拔每升高100m，大气压大致降低7.45 mmHg。大气压是由组成大气的各种气体成分共同形成的压力，其中由氧产生的压力称为大气氧分压（P_BO_2）。由于组成大气的各气体成分的体积百分比从海平面直到对流层保持恒定不变，但随大气压降低，大气中单位体积的氧分子密度降低，由氧所产生的压力会降低，即大气氧分压减小。氧分压与大气压的关系：$P_BO_2=P_B\times20.94\%$。因人体吸入的空气经过呼吸道时会被水蒸气饱和，所以吸入气氧分压（PiO_2）要低于P_BO_2，而肺泡氧分压（P_AO_2）由于受呼吸影响，则会进一步降低。

P_BO_2的大小只取决于大气压，因此随海拔上升，PiO_2和P_AO_2也随之降低（表26-1），肺内气体交换、氧在血液的运输、组织氧的弥散等都将受到影响，从而引起组织、细胞供氧不足，造成机体缺氧。因此，高原缺氧属低张性缺氧，是由于外界环境的低压、低氧而引起机体的缺氧，海拔越高，缺氧越重。

表26-1　P_B、P_BO_2、PiO_2、P_AO_2、SaO_2与海拔的关系

海拔（km）	P_B（mmHg）	P_BO_2（mmHg）	相当海平面氧分压（%）	PiO_2（mmHg）	P_AO_2（mmHg）	SaO_2（%）
0	760	159	100	149	105	95
1	680	140	88	130	90	94
2	600	125	78	115	70	92
3	530	110	69	100	62	90
4	460	98	61	88	50	85
5	405	85	53	75	45	75
6	355	74	46	64	40	70
7	310	65	41	55	35	60
8	270	56	35	46	30	50
9	230	48	30	38	< 25	< 40

注：1mmHg=0.133kPa；SaO_2，动脉血氧饱和度

三、高原特殊环境对人体的影响

高原低压性低氧环境对人体的影响是多系统多维度的。高原低氧给人体所带来的问题是多方面的，高原特殊环境对人体的影响主要表现在以下几个方面。

（一）心脏功能

心脏是一个高度耗氧、耗能的器官，对缺氧十分敏感，仅次于中枢神经系统，所以在高原低氧环境下，心脏是重点受累的脏器。快速进入高原地区时，机体不可避免地会受到

不同程度的损伤，心脏功能损伤也不例外。平原人快速进入高原尤其是特高海拔地区（＞4500m），静息状态下心率可增至 85 ～ 95 次 / 分（平原地区 75 次 / 分），而运动后心率显著增加，心脏每搏量及心输出量降低，心肌缺血缺氧，影响心脏功能。新进高原的人，由于显著缺氧，特别是对低氧易感者的肺动脉压显著升高，使心脏承受着沉重的压力负荷，导致高原性心脏病的发生。而对高原环境能较好适应的久居人，他们的心率较低、肺动脉压较低，心脏功能受影响小。

（二）呼吸功能

在高原环境中呼吸功能能否正常运行是关系到人体在高原生存的最重要因素。在低氧环境中，呼吸调节和肺内气体交换是机体摄入足够氧气的重要环节。呼吸调节是通过化学感受器来完成的，吸入氧气或二氧化碳浓度的变化可刺激化学感受器，改变肺通气量和气体交换。当动脉血氧分压低于 50mmHg 时，刺激颈动脉体外周化学感受器，反射性地增加呼吸运动。当动脉血二氧化碳分压增加时刺激延髓表面的中枢化学感受器，可反射性地增加呼吸运动。体内的氧从大气经过肺通气、肺弥散、血液氧合后，通过循环系统将氧气运送并分配到全身各组织器官。在高原低压低氧环境中，肺总量、功能残气量及残气量容积均比平原地区高，肺保持在较高的膨胀状态，从而增加肺表面积，扩大肺内气体交换面积，有助于氧的弥散，但此时增加的肺弥散功能有限，且严重缺氧时易发生肺间质水肿，使肺弥散功能下降。另外，受高原特殊气候条件影响，高原地区常易发慢性支气管炎、肺气肿、肺心病等呼吸系统疾病。

（三）神经系统

中枢神经系统特别是大脑对缺氧极为敏感。急性缺氧时，整个神经系统兴奋性增强，如情绪紧张、易激动等。而慢性缺氧时则出现失眠、多梦、记忆力减退、耳鸣、视物模糊等症状，同时慢性缺氧环境下易出现夜间睡眠呼吸紊乱，表现为频繁性觉醒、周期性呼吸、低通气甚至呼吸暂停。脑电图检查显示高原人群睡眠时相不同于平原人群，主要表现为总睡眠时间减少，觉醒时间增多，多半在浅睡眠状态，说明缺氧可严重影响脑神经功能，导致睡眠结构发生紊乱、睡眠质量降低。因此，高原人易出现疲劳、嗜睡、记忆力减退、注意力不集中、工作效率低下及早老、早衰等现象，可能与夜间睡眠结构发生紊乱有关。

（四）消化系统

急进高原后，消化腺的分泌和胃肠道蠕动受到抑制，除胰腺分泌稍增加外，其余消化食物的唾液、肠液、胆汁等分泌均较平原时减少，胃肠功能明显减弱。因此会出现食欲缺乏、腹胀、腹泻或便秘、上腹疼痛等一系列消化系统紊乱症状。在慢性缺氧下，由于血红蛋白浓度增高、血液黏滞度增加、血流速度缓慢等因素，胃黏膜微循环受到直接影响，胃黏膜严重缺血、缺氧，黏膜出血、糜烂和坏死，易导致慢性胃炎和胃溃疡，慢性高原病（高原红细胞增多症）患者胃镜及病理学主要表现为慢性糜烂性胃炎、慢性浅表性胃炎和胃窦部线形溃疡等。显微镜下约 90% 患者可见胃黏膜出血或出血斑，呈水肿样变，约 81% 患者有黏膜糜烂坏死，少数患者在组织学上有轻度肠上皮化生和增生性改变。

（五）高原衰退症

长期高原缺氧是高原衰退症发生的主要原因，表现为头痛、头晕、失眠、记忆力缺乏、注意力不集中、思维能力降低、情绪不稳、精神淡漠等，同时常有食欲缺乏、体重减轻、体力衰退、极度疲乏、工作能力下降、性功能减退、月经失调等，可伴有血压降低、脱发、牙齿脱落、指甲凹陷、间歇水肿、轻度肝大等。病程呈波动性迁延，逐渐加重，发病率随海拔升高而呈现升高趋势，但转至低海拔处或海平面地区，症状逐渐减轻消失。

（六）高原特有疾病

高原低压、低氧引起的高原特有疾病包括急性高原病（包括急性轻型高原病、高原肺水肿、高原脑水肿）和慢性高原病（高原红细胞增多症、高原性心脏病）。急性高原病是人体急进暴露于低氧环境后产生的各种病理性反应，是高原地区独有的常见病，常见的症状有头痛、失眠、食欲缺乏、疲倦、呼吸困难等。慢性高原病患者以显著低氧血症、过度红细胞增生为特征，常见症状有头痛、头晕、气短、乏力、记忆力减退，同时口唇、面颊部、指（趾）甲床等部位呈青紫色，面部毛细血管扩张呈紫红色条纹，形成了本病特有的面容，即"高原红"。脱离低氧环境之后，血红蛋白恢复正常，症状也逐渐消失，但再返回高原时又可复发。高原病的发病率与上山速度、海拔、居住时间及体质等有关。但对每个个体来说，在一定的海拔是否发病，不仅取决于环境因素，还取决于机体本身的内在因素。

四、氧疗在急性高原病救治中的应用

急性高原病（acute mountain sickness, AMS）一般指由平原进入高原或由高原进入更高海拔地区时，人体在数小时至数天内对低气压低氧不适应，引起代偿功能失调后，所表现出的一类高原疾病。目前关于急性高原病的命名和分型，国内外基本趋于统一。根据临床症状和病情，国际上将急性高原病分为轻、中和重型。我国按不同表现将其分为急性轻型高原病（acute mild altitude disease, AMAD）、高原肺水肿（high altitude pulmonary edema, HAPE）和高原脑水肿（high altitude cerebral edema, HACE）。

（一）急性轻型高原病

急性轻型高原病也称为急性高原反应，是从平原快速进入海拔 2500m 以上高原或由高原进入更高海拔地区时，对高原低氧产生的一系列临床症候群，一般在数小时数天内发病；病程较短，重症者可持续 1～2 周。临床表现以头痛、头晕、心悸、胸闷、气短、乏力、食欲降低为特征。出现这些症状是机体对低氧刺激的生理反应，一般无特殊重要体征，常见有心率加快、呼吸深快、血压轻度异常、颜面或（和）四肢轻度水肿，经过在高原短期习服，或经过对症治疗，症状及体征可显著减轻或消失。

在治疗上，若症状较轻，经休息和睡眠后，急性高原反应可逐渐减轻或消除。若症状较重，不能参加日常工作者，则需要进一步治疗，氧疗首当其冲。

1. 吸氧　宜采用持续性低流量给氧，氧气流量以 1～2L/min 为宜；禁止间断性的给氧方式，这是因为间断性的吸氧常使机体适应高原环境的时间延迟。吸氧可以缓解患者恐惧高原的心理，帮助患者情绪快速稳定。此外，吸氧可以改善及减轻急性高原反应患者的某些症状,如头痛,特别是夜间的头痛,改善患者的睡眠状况及纠正患者的呼吸暂停征等。同时,可防止病情的进一步发展。

2. 药物治疗 常用的乙酰唑胺、螺内酯、糖皮质激素等能减轻急性高原反应症状的药物,以及对症治疗和中草药。

（二）高原肺水肿

高原肺水肿（high altitude pulmonary edema, HAPE）是少数初到或重返高原的人,由于急剧暴露于高原低氧环境,而肺动脉压突然升高,肺血容量增加,肺循环障碍,微循环内体液漏出至肺间质和肺泡引起的一种高原特发病。其以发病急,病情进展迅速为特点,但如能及时诊断与治疗,完全能够治愈。

高原肺水肿与一般急性心源性肺水肿相似（高原肺水肿是非心源性肺水肿）,临床表现有呼吸困难、咳嗽、咳大量白色或粉红色泡沫痰,听诊两肺布满湿啰音。一般认为寒冷、过度疲劳、剧烈运动和上呼吸道感染是高原肺水肿发病的主要诱因。这些因素增加了机体的氧消耗,降低了机体对高原缺氧的适应能力。从病理生理学机制来讲,高原肺水肿是一种高蛋白、高渗出性肺水肿,其原因是缺氧,或者缺氧联合炎症介质使肺毛细血管床血管壁通透性增加,以及肺毛细血管结构严重破坏,再加上肺动脉高压等因素的综合作用。因此,在治疗上氧疗仍是治疗的关键。

1. 严格卧床休息 静卧可明显降低氧耗从而减轻缺氧。

2. 吸氧 必须及时、早期、持续给氧,越快越好。在此阶段的吸氧一般采用持续高流量吸氧（4～8L/min）；对确实缺氧严重者可给予高流量持续吸氧（10 L/min）,但高流量吸氧时间不宜过长,一般不超过 24 小时,以免发生氧中毒。绝对不能断然停氧,因有时停氧后可出现"反跳",病情较以前更重。在此期间,如有条件应采用间歇正压呼吸或持续正压呼吸法纠正缺氧则效果较好,应用高压氧治疗高原肺水肿更为理想。

3. 药物治疗 可应用茶碱类药物、糖皮质激素类药物及利尿剂等降低肺动脉高压的药物,推荐硝苯地平,硝苯地平降低肺动脉压缓慢而平稳,同其他扩血管药相比,硝苯地平对体循环影响更小。

高原肺水肿发病急,起病突然,若不及时救治,常可危及生命。若治疗及时合理,一般 1～2 小时可见效；体温和血常规一般 3～5 天恢复正常；咳嗽、咳白色或粉红色泡沫痰在 2～3 天消失,胸部 X 线片改变多在 15 小时内消失,一般患者在 1 周内临床治愈,治愈后不留任何后遗症,亦不影响继续留居高原工作。

（三）高原脑水肿

高原脑水肿（high altitude cerebral edema, HACE）是由急性缺氧引起的中枢神经系统功能的严重障碍。其特点为发病急,临床表现以严重头痛、呕吐、共济失调、进行性意识障碍为特征。病理改变主要有脑组织缺血或缺氧性损伤,脑循环障碍,因而发生脑水肿,颅内压增高。若治疗不当,常危及生命。

高原脑水肿的突出临床表现是意识丧失（昏迷）,患者在发生昏迷前,常有一些先兆症状与体征,随着病情的进一步加重与发展而进入昏迷。高原脑水肿起病急骤,临床过程可分为三期：昏迷前期、昏迷期、恢复期。

关于高原脑水肿治疗，其治疗原则是在及时组织就地抢救的同时，有条件应及早把患者转送到低海拔地区或平原。但在病情未稳定的情况下，严禁长途运送患者。

1. **昏迷前期的治疗** 高原脑水肿患者在昏迷前期的治疗以观察和维持生命体征平稳、氧疗和药物治疗为主。

（1）绝对静卧休息，头偏向一侧，保持呼吸道通畅。

（2）严密观察呼吸、脉搏、体温、血压及意识状态的变化。

（3）给予氧气吸入，以低流量吸入为主，尽早采用高压氧舱治疗。

（4）给予脱水治疗，建议呋塞米 20～40mg 肌内注射，1～2 次/日。

（5）兴奋、烦躁的患者可给予氯丙嗪 50mg，口服或肌内注射一次。

2. **昏迷期的治疗** 是昏迷前期的延续和加强，主要包括维持气道通畅、氧疗及药物支持治疗。

（1）保持气道通畅：保证足够的氧气吸入，应立即检查口腔、喉部和气管有无梗阻，并用吸引器吸出分泌物，防止窒息。

（2）鼻导管或面罩给氧：中流量持续吸氧，以 2～4L/min 为宜，重症患者在给予持续中流量吸氧的基础上，可以间断地将氧流量增加至 4～6L/min，对呼吸衰竭和呼吸道分泌物过多者应早行气管插管或切开和呼吸机或呼吸气囊正压给氧。

（3）高压氧治疗：高压氧的压力一般应保持在 0.1～0.3MPa，每日 1～2 次，每次 1～2 小时，5～15 次为一个疗程。使用高压氧治疗必须注意氧气浓度及氧舱压力调节，用纯氧压力过大时，反而会引起中枢神经系统的损害，如在 2 个大气压下吸入纯氧 3～6 小时，即可使患者出现恶心、呕吐、躁动、惊厥甚至昏迷加深等。因此，使用高压氧治疗高原脑水肿患者无须使用过高压力，0.2MPa 已足够。出舱时，减压速度不宜过快，以防反跳，症状加重，使治疗失败。

（4）脱水利尿，降低颅内压：脱水疗法是消除脑水肿、降低颅内压、改善脑血循环和促使血液中的氧向脑细胞弥散的有力措施。常用的有地塞米松、20% 甘露醇、呋塞米等。

（5）补液，改善脑循环，纠正酸中毒：适量补液、应用促进脑细胞代谢及改善脑循环的药物、纠正水和电解质紊乱及酸碱平衡、预防和控制感染、低温疗法、胃肠外营养等。

3. **恢复期的治疗** 患者经过抢救，脱离昏迷进入恢复期后，仍要严密观察其生命体征和意识的变化，防止病情再度恶化而重新进入昏迷期。同时要积极预防和治疗并发症。氧气可改为 2～4 L/min 间断吸入，根据病情输入能量合剂、维生素 C；中枢抑制明显者可适当应用中枢兴奋药、保持体液和电解质平衡；能进食者，给予多次、少量流质饮食，保证营养供应。

高原脑水肿患者经积极救治，绝大多数能获痊愈，不留后遗症。个别病例因延误治疗或脑组织损害严重或昏迷时间过长，可遗留有不同程度的视物模糊、健忘、记忆力减退、瘫痪、声音嘶哑、失语等。高原脑水肿患者昏迷时间越长，并发症越多，则预后越差。

五、氧疗在慢性高原病治疗中的应用

长期居住在高原的人群往往容易出现慢性高原病，严重者可出现高原性肺动脉高压。

（一）慢性高原病

慢性高原病（chronic mountain sickness, CMS）是指长期居住在海拔 2500m 以上的居民，对高原环境丧失习服（loss acclimatization）所致的独特临床综合征。发生慢性高原病的主要原因是高原低压性低氧。其病程缓慢，逐渐发展为红细胞增多、肺动脉高压、低氧血症等特征。临床以疲乏无力、头痛头晕、睡眠差、神经精神功能紊乱为主要表现。当脱离低氧环境、返回低海拔地区后，症状逐渐消失。

慢性高原病常发生于长期生活在高海拔地区的居民。青藏高原是世界上海拔最高、面积最大、居住人口最多的高原，也是慢性高原病发生率最高的地区。慢性高原病的发病率与海拔、性别及种族有着密切联系。一般来讲，本病多发于移居高原者，但世居者也可发生。海拔是本病的基本要素，一般易发生在海拔 2500m 以上地区，并且随海拔的升高，患病率呈直线上升。

本病多呈慢性经过，无明确的发病时间，一般发生在移居高原 1 年以上，或原有急性高原病迁延不愈者。慢性高原病是由于血液黏滞度增高，血流缓慢所致的全身各脏器缺氧性损伤，因各脏器受损程度的不同，其临床症状轻重不一，变化十分复杂。最常见的症状有头痛、头晕、气短、乏力、记忆力减退、失眠。临床症状的轻重与血液学变化引起的组织缺氧程度有关。当脱离低氧环境返回平原后，随着血红蛋白和血细胞比容的逐渐恢复，症状也逐渐消失，但再返高原时又可复发。

发绀是本症的主要征象，约 95% 以上患者有不同程度的发绀，表现为口唇、面颊部，耳廓边缘，指（趾）甲床等部位呈青紫色，面部毛细血管扩张呈紫红色条纹，形成了本症特有的面容，即"高原多血面容"。 本病最重要的特征是血液中血红蛋白浓度和红细胞数异常升高。血气分析表现为显著的低氧血症和相对性高碳酸血症。

关于慢性高原病治疗，依据其发病机制，较为有效的治疗是转至低海拔平原地区，对继续留在高原地区的轻症患者，休息和低流量吸氧是重要的治疗措施，但重型患者若出现右心衰竭，应劝其尽快脱离低氧环境。

1. 氧疗方法

（1）间歇吸氧：可使用鼻导管或面罩低流量吸氧，一般 1～2L/min 为宜，每次 2 小时，每日 2 次。吸氧对轻型患者可明显减轻症状，但对重型患者因机体的氧运输能力严重受损，单纯吸氧并不能改善症状，吸氧的同时需给予药物治疗。

（2）高压氧治疗：高压氧治疗高原红细胞增多症的临床资料不多见，一般来讲，高压氧能增加动脉血氧含量，提高血氧饱和度，改善临床症状，降低红细胞数。有学者认为，患者虽在高压氧舱内症状明显改善，但出舱后数小时或次日后症状又复发，血流动力学指标无改善。故对高原红细胞增多症患者，高压氧的近期或远期疗效均需进一步观察。

2. 放血疗法　对重型慢性高原病患者进行换血治疗后，血流动力学和血氧分压可明显改善，运动耐力提高。血红蛋白含量＞ 25g/dl，血细胞比容＞ 70%，并且有血管栓塞或脑缺血先兆者，可考虑放血治疗，一般每次静脉放血 300 ～ 400ml，每 3 个月一次，放血后应输入生理盐水、右旋糖酐或血浆。本疗法仅在短期内改善症状，并对预防各种继发病有效，故适用于重型患者。

3. 抗凝治疗　严重患者因红细胞增生过度，血液呈高凝状态，因而易导致血栓形成或血管内凝血。故需酌情行抗凝治疗。

（二）高原性肺动脉高压

高原性肺动脉高压（high altitude pulmonary hypertension, HAPH），又称高原性心脏病（high altitude heart disease, HAHD），是以慢性低压低氧引起肺动脉高压为基本特征，并伴有右心室肥厚或右心功能不全的疾病。它是慢性高原病的另一种类型，可分为小儿和成人高原性肺动脉高压两种。既往该疾病的命名不统一，2004 年在第六届国际高原医学大会上，对本病的命名和定义取得了统一。本病易发生于海拔 2500m 以上的高原，由于高原缺氧，肺小动脉持续收缩，引起肺小动脉肌层肥厚、管壁增厚、管腔狭窄、阻力增加，从而使肺动脉压持续升高，因而在国际上被命名为"高原性肺动脉高压"，但在国内一直习惯沿用高原性心脏病的说法。

高原性肺动脉高压主要以慢性缺氧引起的右心功能受损为表现，低压低氧是发生高原性肺动脉高压的根本，而低氧性肺动脉高压和肺小动脉壁的增厚是其发病机制的中心环节或基本特征。小儿与成人高原性肺动脉高压的临床表现有所不同。小儿发病较早，病程进展快，早期症状为烦躁不安、夜啼不眠、食欲缺乏、咳嗽、口唇发绀、多汗，继而出现精神萎靡、呼吸急促、心率加快、发绀加重、水肿、尿少、消化道功能紊乱，若有呼吸道感染，则体温升高，咳嗽剧增，最终发展为右心衰竭。成人发病缓慢，症状逐渐加重，早期仅有慢性高原反应及轻度肺动脉高压的表现，如头痛、疲乏无力、睡眠紊乱、食欲缺乏等，随着病情的进一步发展，出现心悸、胸闷、呼吸困难、颈静脉充盈、肝大、下肢水肿等右心功能不全的表现。

高原性肺动脉高压的治疗方法主要包括以下几种。

1. 氧疗　吸氧是纠正缺氧、提高血氧饱和度、改善心功能的重要手段。依病情采用间歇或持续低流量（1L/min）吸氧，一般不必应用高浓度给氧，有条件也可用高压氧治疗。

2. 药物治疗

（1）强心利尿：常用毒毛花苷 K、地高辛、氢氯噻嗪、呋塞米等。

（2）降低肺动脉压：常用的药物有硝苯地平、酚妥拉明、西地那非等。

3. 一般治疗　高原性肺动脉高压的发生除了低氧因素外，劳累、寒冷及呼吸道感染常为诱发因素。故在高原注意劳逸结合，保证睡眠时间及睡眠质量，并进行适当的体育锻炼。心功能不全者应注意卧床休息。调整饮食，多食水果和新鲜蔬菜，禁止过量饮酒和吸烟。消除思想顾虑，积极配合医务人员的治疗。

总之，高原性肺动脉高压的早期预防、早期诊断和早期治疗是该疾病防治工作的重点和热点。

六、高原地区围术期"富氧"环境的建立

为提高高原地区患者手术安全性，降低手术风险，高原地区围术期"富氧"（rich oxygen）环境应运而生。

（一）建立的意义

高原低氧对人体的物质代谢系统、循环系统、呼吸系统、神经系统、血液系统和内分泌系统均会有显著的影响，可使机体各系统功能和结构发生改变。研究显示在海拔 3000m 以上的高原地区的空气含氧量可为海平面的 60%，机体氧分压明显下降。低氧使心肺功能储备低，围术期可因手术、创伤、麻醉、感染等多因素影响通气功能，更易导致低氧血症，容易发生循环功能、呼吸功能紊乱，从而增加手术和麻醉的危险。所以为了降低高原低氧环境下手术麻醉的风险，以保证手术麻醉患者循环、呼吸功能及内环境的稳定，须在高原地区围术期中建立"富氧"环境。

（二）建立的目的

围术期氧疗可明显减少通气不足或通气血流比例失调所致低氧血症的发生率和程度。吸入高浓度氧可提高肺泡动脉血氧分压，促进氧在肺泡中的弥散和交换，增加血浆内物理溶解的氧含量，以提高动脉血氧含量和组织内的氧含量，从而改善氧供应，增加脑血流，提高脑血氧饱和度，减少围术期低氧血症引起的并发症，有利于手术麻醉患者的康复。围术期"富氧"治疗，可改善肠道手术时肠黏膜氧气供应，从而降低术后恶心、呕吐的发生率。

（三）建立的方法

一般推荐手术患者住院后即开始"富氧"治疗直到手术日；术中全身麻醉给高浓度 100% 氧供，椎管内麻醉、区域阻滞麻醉中持续中高流量吸氧；术后手术患者从手术室转移到病房或监护室的途中仍持续给氧，并保证术后持续进行氧疗到康复痊愈出院，全程做好指脉氧饱和度的监测。术前、术中、术后应采用吸氧面罩或鼻导管吸氧治疗，氧流量控制在 $6 \sim 8L/min$，FiO_2 可在 $0.45 \sim 0.55$。用面罩给氧时，由于氧的储备腔增大，较鼻导管更能提高吸入氧浓度。建议术前、术后吸氧时间每天不少于 $6 \sim 8$ 小时。围术期"富氧"环境的建立可改善高危手术患者的转归，当然这需要麻醉科医生、外科医生和护士的团队协作。

七、高压氧在高原病救治中的应用原则

高压氧在高原肺水肿、高原脑水肿等多种高原特有疾病的救治中也发挥着不可或缺的重要作用。

（一）防治急性轻型高原病

急性轻型高原病具有发病早、起病急、症状轻、治疗难度小等特点，但如不重视可发展成重型高原病——高原肺水肿和高原脑水肿。除常规药物防治外，高压氧治疗是防治急性高原病的有效手段。对于急性轻症高原病，高压氧治疗效果明显，且优于常压面罩吸氧。

（二）高压氧在高原肺水肿中的急救作用

高原肺水肿是一种严重的高原病之一，未经治疗死亡率可高达 44%，治疗高原肺水肿

的方法很多，大多数学者认为治疗最可靠有效的方法是快速抵达海拔1000m以下和（或）吸氧维持动脉血氧分压90%以上。高压氧舱可模拟实现正压环境，迅速降低海拔，并可在舱内吸纯氧，纠正缺氧，缓解症状，是治疗高原肺水肿的首选。

（三）高压氧在高原脑水肿中的急救作用

高原脑水肿发病率不高，可一旦发生后果非常严重，病死率高于高原肺水肿。除常规治疗外，在不能立即下送至低海拔地区的情况下，应尽快进行高压氧治疗，可迅速纠正脑缺氧，改善脑功能。

（四）高压氧与慢性高原病治疗

长期生活工作在海拔3000m以上的人群，由于低氧逐渐造成高原红细胞增多症、高原衰退症、高原血压异常和高原性肺动脉高压等慢性高原病。目前除脱离高海拔低氧环境外，尚无明确的方法进行防治。高压氧治疗可有效缓解症状，延缓其进一步发展。

（五）高压氧治疗方案的制定和选择

在平原地区高压氧治疗的常规方案为0.1～0.15MPa（表压），稳压吸氧时间30～40分钟×2+10分钟，减压采用匀速减压30分钟或阶段减压法。而在高原地区，由于高海拔、低气压，高压氧治疗方案（治疗压力、稳压吸氧时间及减压方式、时间）的制定应随着急性高原病病情轻重及救治所在地区的海拔不同而有所区别。由于高海拔地区低大气压力对减压的影响，减压会发生更大的压力下降，发生减压病的风险性增大，因而使用较高压力治疗方案时，应采用阶段减压，减压时间也应适当延长，避免病情反跳。高压氧治疗次数与疗效：急性轻症高原病患者经过1～3次治疗，症状可完全消失；高原肺水肿患者轻者经1～2次、重者经3～4次高压氧并结合药物治疗，大部分症状可消失或痊愈，好转后将患者送入低海拔地区；高原脑水肿患者经过2～5次高压氧治疗，症状缓解、好转、稳定或痊愈后下送。

对于高原病的治疗，目前就供氧角度来说，高压氧是最快速、最有效、最安全的供氧方式，是任何其他方法无法替代的。尽管这样，高压氧也要根据不同的疾病、结合不同的药物，才能取得较好的疗效。

（严兴国　吴峰静）

第二十七章 常压饱和吸氧

常压饱和吸氧，又称舱外高流量吸氧，是指在常压下戴面罩吸纯氧的氧疗方法。该氧疗的主要机制是增加血液中的溶解氧量。

常压饱和吸氧的优点为使用方便、快捷高效、性价比高；缺点为不适用于缺氧并伴有二氧化碳潴留患者。

一、工作原理

常压饱和氧疗是一种通过增加血中物理溶解氧量来改善低氧症状的给氧治疗方法。常压饱和氧疗的定义是源于在常压下呼吸纯氧时，正常人血红蛋白的氧饱和度为100%。

氧在人体内以结合氧及溶解氧的方式存在，总称含氧量。血氧含量的增加理论上可以用公式计算。动脉全血氧含量计算公式如下：

全血氧含量 = 化学结合的氧量 + 物理溶解的氧量 =1g 血红蛋白结合的氧量 × 血红蛋白量 × 血红蛋白氧饱和度 + 血氧溶解度 × 动脉血氧分压

正常人 1g 血红蛋白所能结合的氧量是 1.34ml。常压下吸空气时，正常人血红蛋白的氧饱和度是 97%；常压下吸纯氧时，正常人血红蛋白的氧饱和度是 100%。而常压下，正常人 37℃体温时，1L 血液溶解的氧气量是一个常数，为 0.03ml。按照正常人 1L 血中的血红蛋白为 140g 计算，在常压下吸空气时，动脉血氧分压为 100mmHg，全血氧含量计算如下：

全血氧含量 =1.34 × 140 × 97%+0.03 × 100=182+3=185（ml/L）

在常压下吸纯氧时，动脉血氧分压为 650mmHg，全血氧含量计算如下：

全血氧含量 =1.34 × 140 × 100%+0.03 × 650=188+20=208（ml/L）

从上面的两个式子可以看到：常压下吸空气，正常人 1L 血中物理溶解氧是 3ml；常压下吸纯氧，正常人 1L 血中物理溶解氧是 20ml，血中溶解氧含量明显增高，约相当于吸空气的 7 倍。

二、配置

多人常压饱和吸氧，一般包括 1 套总控制台、配套沙发座椅及单人饱和吸氧台、供排氧管路系统等。总控制台上设置控制台电源开关、总供氧阀、供氧压力表、测氧仪、排氧管道负压表、吸氧定时器、温湿度仪、取样流量计等仪器仪表。

单人饱和吸氧台上设置供氧压力表、供氧流量计、供氧截止阀、吸氧定时器、供排氧快插接口、吸排氧面罩等。

多人供排氧管路系统包含氧源到总控制台的供氧总管路、总控制台内部管路、总控制台到单人饱和吸氧台的管路、总排氧管路、排氧引风机等。氧源一般由医院中心供氧提供或集中氧气汇流排提供。总排氧管路需要引到室外距地面 3m 高处放空。

三、装置的选择

根据需要治疗的人数确定常压饱和吸氧装置的数量，然后选择合适的常压饱和吸氧房间。常压饱和吸氧房间需要预留供排氧接口及通风装置。

饱和吸氧装置属于第二类医疗器械，应采购有医疗器械注册证的产品。

四、应用场景

1. 家庭：饱和吸氧无须额外配备氧源，家庭成员均可使用。

2. 会所、诊所、康养机构：饱和吸氧作为一种康复治疗手段，适用于预防保健和治疗。

3. 乡镇卫生院、社区卫生服务中心：饱和吸氧在缺血缺氧性疾病治疗中具有重要意义，是一种纯物理治疗，没有药物带来的副作用，也不存在抗药性问题。

4. 高原地区、边防哨所：饱和制氧机的灵活性及高效能是其最大的优势。

5. 竞技体育间歇期的快速体能恢复，促进乳酸排泄，改善缺氧。

五、特殊疾病的应用

常压饱和吸氧在一些特殊疾病和特殊人群中有较广泛的应用。

（一）伤口或溃疡类疾病

常见的有各种原因导致皮肤溃疡或难以愈合的伤口，如糖尿病足、下肢静脉曲张伴溃疡、压疮、放射性损伤、溃疡性结肠炎、反复发作的口腔溃疡等，吸氧的目的是促进伤口或溃疡的愈合，在积极换药基础上，建议采用常压饱和吸氧，每次吸氧 30 分钟，每日 2～4 次。

（二）儿科疾病

常见的有病毒性脑炎、孤独症、神经运动发育迟滞、缺氧缺血性脑病等，建议常压饱和吸氧，每次吸氧 30 分钟，每日 1～3 次或遵医嘱执行。

（三）学生、孕妇、脑力劳动者

这类人群为保健性治疗，一般也不存在二氧化碳潴留问题，建议采用常压饱和吸氧或高流量吸氧，每次吸氧时间 30 分钟，最佳治疗时间为脑力劳动强度大或疲劳感明显时。

（四）其他

高原适应不全症、眼底黄斑变性、糖尿病眼底病变、亚健康、大病初愈后体能恢复等需要改善缺氧或长期维持氧疗者，首选常压饱和吸氧，每次吸氧 30 分钟或遵医嘱执行。

（邴占香　黄　旭）

第二十八章 特殊人群氧疗

特殊人群，如儿童、老年人和孕产妇处在特殊的生理过程，在临床中实施氧疗时往往与普通成人有所区别。

第一节 儿童氧疗

低氧血症是儿童常见的危重表现，主要表现为血液中氧含量低，组织中氧气不足，无法维持正常的细胞和器官功能。不同年龄儿童的低氧血症定义也有所区别。2019 年美国胸科协会儿童家庭氧疗指南中将儿童低氧血症定义为，1 岁以下的儿童，在 ≥ 5% 的记录时间里脉搏血氧饱和度（SpO_2）≤ 90%，或间歇性测量获得 3 个独立的 SpO_2 测量值 ≤ 90%；1 岁及以上的儿童，在 5% 或更多的记录时间里 SpO_2 ≤ 93%，或间歇性测量获得 3 个独立的 SpO_2 测量值 ≤ 93%。

儿童时期各种呼吸系统和非呼吸系统疾病，如肺炎、窒息、哮喘持续状态、休克、贫血、中毒和心脏解剖结构异常等，均可造成低氧血症。其中肺炎是儿童发生低氧血症甚至死亡的主要原因。

氧疗是纠正低氧血症最重要的治疗。儿科氧疗已有 100 余年的历史，Budin 于 1907 年通过一个漏斗给发绀的新生儿提供氧气，Julius Hess 博士于 1934 年发明了第一个供婴幼儿使用的吸氧器。现在，儿童氧疗技术已成为儿科危重症最常用的急救技术，及时、快速、有效合理的氧疗是儿科危重症急救及改善慢性呼吸道疾病患儿生活质量及预后的重要手段。

一、儿童氧疗的特点

由于儿童的一些生理特点，其氧疗也有一些与成人不同的特点。

（一）易发生低氧血症

与成年人相比，婴儿及新生儿由于新陈代谢旺盛、氧耗大、功能残气量小、闭合容量大而容易发生气道塌陷，所以更容易发生低氧血症。

（二）症状不敏感

儿童低氧血症的临床症状通常是不敏感的，单一或联合症状和体征都不能有效预测急性呼吸道感染婴幼儿的低氧血症。经皮动脉血氧饱和度监测仪通常是临床最实际和最适用的一种无创监测仪器。

（三）复苏用氧

儿童如果在窒息期间没有氧供会导致 SpO_2 快速下降，其下降速度比成年人快得多，且和年龄密切相关。婴幼儿（7～23个月）窒息后 SpO_2 下降至90%用时119秒，儿童（2～5岁）为160秒。对于新生儿窒息，循证医学研究证明，足月儿用21%的氧复苏可以得到与100%氧相同的效果。根据《中国新生儿复苏指南（2021年修订）》新生儿窒息复苏的用氧要求为正压通气开始时，足月儿和胎龄≥35周早产儿用21%氧气；<35周早产儿用21%～30%氧气。

（四）早产儿

早产儿是新生儿中的特殊群体，由于各系统发育不成熟，其与足月儿具有不同的生理和病理改变。在早产儿中，降低 SpO_2 可能是为了减少氧疗的毒副作用，如早产儿视网膜病变（retinopathy of prematurity, ROP）或支气管肺发育不良。

ROP是多发于早产儿的视网膜增殖性病变。研究表明，ROP与早产、低出生体重及吸高浓度氧有密切关系。不合理氧疗、缺氧、循环功能不稳定等多种原因影响了其发生发展。其根本原因是早产儿视网膜血管发育不成熟，异常视网膜新生血管生成，产生视网膜新生血管及纤维组织增生，可导致玻璃体积血、机化，甚至视网膜剥离。吸氧与ROP的关系一直是临床上争论的焦点，吸氧浓度、持续时间及方式等均可能是ROP的影响因素。

根据中国医师协会新生儿科医师分会于2016年修订的《早产儿治疗用氧和视网膜病变防治指南》，早产儿给氧指征：临床上有呼吸窘迫的表现，吸入空气时动脉血氧分压（PaO_2）<50mmHg 或经皮血氧饱和度（$TcSO_2$）<85%者。氧疗的方式包括头罩吸氧或改良鼻导管吸氧、鼻塞持续呼吸道正压给氧及机械通气。治疗的理想目标是维持 PaO_2 在50～80mmHg，或 $TcSO_2$ 在88%～93%，$TcSO_2$ 不宜高于95%。注意需严格掌握氧疗指征，对临床上无发绀、无呼吸窘迫、PaO_2 或 $TcSO_2$ 正常者不必吸氧。对早产儿呼吸暂停主要针对病因治疗。

（五）解剖影响

鼻咽腔是一个储气腔，儿童鼻咽部无效腔的比例是成人的2～3倍，新生儿可高达3ml/kg，6岁左右才接近成人水平（0.8ml/kg）。因此，儿童年龄越小，高流量对 PaO_2 和 $PaCO_2$ 影响就越大。

（六）特殊情况

某些先天性心脏病患者，如大型室间隔缺损的患儿，呼吸窘迫时补充氧气可引起肺血管扩张，导致血液转向肺循环而非体循环。高肺血流量与全身血流量比率可导致严重的代谢性酸中毒，甚至死亡。

二、儿童常用给氧方式及特点

不同疾病氧疗方式的选择与患儿的临床状态、对氧体积分数的需求及对吸氧装置的耐受性等有关。

（一）儿童常规氧疗

儿童常见的给氧方式及部分常用给氧方式的特点及注意事项见表 28-1。

表 28-1 儿童常见的给氧方式及部分常用给氧方式的特点及注意事项

氧疗方式	氧流量	氧浓度	特点	注意事项
低流量鼻导管吸氧	1 ~ 4L/min	25% ~ 40%	适用于轻度缺氧患者、使用方便	氧浓度受呼吸频率、潮气量及经口呼吸的程度影响，对于新生儿和婴儿流量低于 2L/min（避免无意中施用呼吸道正压）
高流量经鼻导管吸氧	根据年龄和体重调节	可设置氧浓度	通过特殊装置输送高流量的加温湿化氧气，适用于呼吸窘迫综合征早产儿、毛细支气管炎婴儿及低氧性呼吸衰竭的儿童等	可设置氧浓度，输送给患者精确氧浓度的气体
简单面罩	5 ~ 10L/min	35% ~ 50%	适用于需要中等浓度氧气维持氧饱和度的患者	氧浓度受面罩的贴合度和呼吸频率影响；昏迷及呕吐患者慎用此法
文丘里面罩	2 ~ 12L/min		比简单面罩更好地控制氧浓度	可控制氧浓度，不使用湿化瓶
部分再呼吸面罩	10 ~ 12L/min	50% ~ 60%	有储氧功能，为有自主呼吸的患儿提供中等浓度氧气	注意调整氧流量以避免储气囊塌陷
非再呼吸面罩	10 ~ 15L/min	65% ~ 95%	在非插管及机械通气条件下提供最高浓度氧	面罩贴合度好的可提供高浓度氧；储气囊必须保持充满状态，确保单向活瓣工作正常；不使用湿化瓶
头罩	6 ~ 8L/min	40% ~ 70%	适用于 < 1 岁面罩吸氧依从性较差的年幼儿及需要较高浓度吸氧的自主呼吸良好的患儿	出气孔不能堵住，以免头罩内 CO_2 积聚；环境温度较高时会导致患者出汗及不适；氧流量 ≥ 10 ~ 15L/min 时，氧浓度可达 80% ~ 90%
氧帐	10 ~ 20L/min	25% ~ 50%	适用于氧浓度需求 < 30% 的患儿	限制家人和临床工作人员接触儿童；如有雾气可影响观察

氧疗方式	氧流量	氧浓度	特点	注意事项
自充气式球囊	10L/min	95%～100%	提供高浓度氧气进行加压给氧	用于辅助通气，不用于常压吸氧；接储气囊可提供高浓度氧
气流充气式球囊	10L/min	100%	提供高浓度氧气和辅助通气	氧流量和出口控制阀的流量必须监测和调整；需要培训后有经验的医护人员使用

（二）儿童高压氧治疗

根据 2018 版《医用高压氧舱安全管理与应用规范》，高压氧治疗的儿科适应证包括缺氧性脑损害、病毒性脑炎、脑膜炎、精神发育迟滞和孤独症等。早产和（或）低体重的新生儿为高压氧治疗的禁忌证，新生儿支气管肺发育不良为高压氧治疗的相对禁忌证，需高压氧科医师与相关专科医师共同评估与处理后方可进舱治疗。

对婴幼儿，该规范建议选择低压力高压氧治疗方案，推荐压力 0.15～0.20MPa，稳压时间 20～40 分钟，总疗程根据病情需要确定。详见表 28-2。

表 28-2　不同年龄婴幼儿高压氧治疗方案

年龄	加压时间（min）	舱压（MPa）表压（MPa）	稳压时间（min）	减压时间（min）
新生儿（1～30 天）	10～15	0.15（0.05）	20～30	10～15
婴儿（1～12 个月）	15	0.16～0.18（0.06～0.08）	30	15
幼儿（1～3 岁）	20	0.18～0.20（0.08～0.1）	40	30

三、部分疾病儿童氧疗相关指南

为了规范不同疾病中儿童氧疗的运用，国内和国际分别出台了儿童重症肺炎、毛细支气管炎、支气管哮喘急性发作和家庭氧疗指南，指导儿童氧疗科学开展。

（一）重症肺炎

《儿童社区获得性肺炎管理指南（2013 修订）（上）》中指出，患儿出现烦躁不安提示很可能缺氧，而缺氧者可无青紫，因此需要监测 SpO_2，必要时需做血气分析检查。指南中建议吸氧指征包括海平面、呼吸空气条件下 $SpO_2 \leqslant 92\%$，$PaO_2 \leqslant 60mmHg$。

（二）毛细支气管炎

关于毛细支气管炎的吸氧指征，目前各国相继出台的相关指南或共识意见有所不同。我国《毛细支气管炎诊断、治疗与预防专家共识（2014 年版）》建议对疾病早期（最初 72

小时内）或有重症毛细支气管炎危险因素的患儿进行血氧饱和度监测。在海平面、吸空气条件下，睡眠 SpO_2 低于 88%，或清醒时 SpO_2 持续低于 90%，建议给予吸氧。

2014 年美国儿科学会（AAP）制定的儿童毛细支气管炎管理指南指出对于既往健康的患儿，SpO_2 持续低于 90% 时，要给予足够的氧使 SpO_2 升至 90% 或以上；当 SpO_2 达到或高于 90%、饮食良好、呼吸困难轻微时，则可以停止给氧，且患儿临床状况改善后，没有必要继续常规持续性监测 SpO_2。

（三）支气管哮喘急性发作

《儿童支气管哮喘诊断与防治指南（2016 年版）》中指出对于儿童哮喘急性发作有低氧血症患者，建议采用鼻导管或面罩吸氧，以维持 SpO_2 在 > 94%。

（四）家庭氧疗

2019 年美国胸科协会儿童家庭氧疗指南中总结了儿童家庭氧疗的相关建议，详见表 28-3。

表 28-3　儿童家庭氧疗的相关建议

疾病	指征	推荐强度	证据质量
囊性纤维化	严重慢性低氧血症（< 90%）	强	非常低
	轻度慢性低氧血症（90%～93%），劳力时呼吸困难	条件允许时推荐	非常低
支气管肺发育不良	慢性低氧血症（≤ 93%）	强	非常低
睡眠呼吸障碍	严重的夜间低氧血症（< 90%）且无法耐受气道正压通气或等待手术治疗时	条件允许时推荐	非常低
镰状细胞贫血	严重慢性低氧血症（< 90%）	条件允许时推荐	非常低
间质性肺疾病	严重慢性低氧血症（< 90%）	强	非常低
	轻度慢性低氧血症（90%～93%），劳力时伴有呼吸困难或饱和度降低	条件允许时推荐	非常低
无先天性心脏病的肺动脉高压	慢性低氧血症（≤ 93%）	强	非常低
肺动脉高压合并先天性心脏病	建议不要使用，除非咨询有先天性心脏病儿童肺动脉高压治疗经验的儿科肺科医生或心脏病专家	强	非常低

指南还指出应提供适合儿童年龄的设备和用品，以确保为儿童安全提供氧气。浓缩器和氧气罐可用于儿童家庭氧疗，建议为婴幼儿提供 0.1～1L/min 的氧气；脉冲供氧系统不应用于婴儿或幼儿；当流量高于 1L/min 时需要加湿。还应考虑设备的便携性及与婴儿车和（或）轮椅的适配性，以及基于患者体型的临床上合适的氧气输送接口（如鼻插管、氧气面罩）。

家用脉搏血氧仪和儿科患者专用传感器可用于长期监测家庭氧疗。

总之，氧疗是儿科临床实践中一项重要的干预措施。在做出氧疗决策前应密切结合患儿病情特点和实验室资料进行分析，然后根据基础疾病选择吸氧方式、浓度和时间，注意氧疗的并发症及注意事项；同时积极处理原发疾病，着力推进儿科临床氧疗的规范化，提高疗效，避免氧疗的不良反应。

第二节　老年人氧疗

目前，世界包括我国都正在"变老"，人口老龄化将是我国未来发展中的重要基本国情。我国第七次全国普查数据显示，我国 60 岁及以上的人口有 2.6 亿（18.7%），比 2010 年第六次人口普查上升了 5.4 个百分点；而 65 岁及以上人口 1.9 亿（13.5%），比 2010 年上升了 4.6 个百分点。与此同时，我国约 1.9 亿老年人患有慢性病，失能、半失能老年人超过 4000 万人，老年人"长寿不健康"的问题凸显。因此，老年疾病的防治研究及老年人的健康保健越来越受到社会关注，也越来越重要，促进健康老龄化刻不容缓。

一、疾病治疗与氧疗

临床观察表明，由于组织器官生理功能衰退，老年人患病后的缺氧症状较为常见，尤其是呼吸、心脑血管系统的患者。而且老年人常常是多个器官患病并呈进行性发展，严重影响了老年患者的生活能力及生活质量。合理的氧疗可以有效改善患者的神经精神症状和心肺功能等，从而提高老年患者的生活质量，提高生存率。

（一）慢性阻塞性肺疾病和肺源性心脏病

随着肺功能的恶化和疾病的进展，肺泡缺氧和随后的低氧血症的风险增加。越来越多的证据表明，低氧血症不仅仅是疾病晚期的标志，更确切地说，组织缺氧在许多 COPD 特征性的适应不良和肺外合并症中起着关键作用。20 世纪 80 年代初研究者基本确定氧疗可延长某些 COPD 人群的生存时间。长期氧疗已被证明可以改善肺血流动力学、减少红细胞增多、改善神经认知功能、提高运动耐受性、减少恶化的频率并提高某些严重缺氧性呼吸衰竭患者的生存率。

（二）睡眠呼吸暂停

据统计，在 65 岁以上的人群中，15%～20% 的人患有阻塞性睡眠呼吸暂停（OSA）。简荣汉等发现鼻导管吸氧即能明显改善患者的缺氧程度，但同时还指出患者的氧减饱和度指数（每小时氧饱和度下降≥4% 的次数）变化不大，说明普通鼻导管不能从根本上纠正产生低氧的气道阻塞。

持续气道正压通气（CPAP）可以治疗 OSA 患者的睡眠相关症状（尤其是白天嗜睡）和生活质量，而且对患者的代谢、心血管和神经认知后果也有显著影响。

OSA 和 COPD 共存被称为"重叠综合征"，事实上这种情况值得高度关注，因为它与更大的心血管风险和合并症负担有关。对于这类老年患者，夜间经鼻高流量氧疗可显著减少阻塞事件并改善氧合且通常具有更好的耐受性。

（三）老年性肺气肿

机能衰退造成呼吸系统退行性病变是老年性肺气肿的主要发病机制之一。针对肺功能障碍患者呼吸肌群进行强化训练可明显提高患者呼吸系统功能。但老年性肺气肿患者因其身体功能（尤其是肺功能）较差，往往难以承受呼吸训练负荷，导致康复疗效不理想。而吸氧联合呼吸功能训练有助于促进老年性肺气肿患者肺功能改善，提高治疗效果。通过鼻导管低流量吸氧（吸氧流量为 1 ～ 2L ／ min，氧浓度为 30% ～ 35%，每次呼吸功能训练前、后各进行 1 小时左右氧疗）每日累积时间约 6 小时，持续 6 ～ 8 周可明显改善肺功能指标。

（四）其他心脏疾病

刘春萍等对冠心病、高血压、扩张型心肌病等导致的慢性充血性心力衰竭老年患者进行研究，发现与间断低流量吸氧相比（30 分 / 次，2 次 / 日），夜间持续低流量鼻导管吸氧（1 ～ 2L/min，10 ～ 14 小时 / 天）4 周后患者心率降低更为显著，发绀、气短等临床症状改善也更加明显。

老年先天性心脏病患者症状不具典型性，误诊率和漏诊率高，且多数患者已出现心脏结构和功能变化，肺动脉高压、心律失常等并发症发生率高。魏永霞等研究发现老年先天性心脏病合并重度肺动脉高压患者经呼吸功能训练和高压氧联合治疗后，血气指标、体肺血流动力学指标及超声心动图指标均明显改善。

（五）阿尔茨海默病

据统计，在 > 60 岁的老年人群中，阿尔茨海默病（Alzheimer disease，AD）的患病率为 3.0% ～ 4.0%。越来越多的证据表明，脑灌注不足和缺氧会导致 β- 淀粉样蛋白生成和积累。故改善缺氧状态、干预缺氧相关的病理过程，有利于防止前期 AD 和 AD 的发生发展。Shapira 等研究发现高压氧治疗增加大脑供氧量对 AD 的复杂病理学具有多方面（包括血管功能障碍、斑块负荷等）的神经保护作用，高压氧引起的血管变化还增加脑灌注、减少脑缺氧并且改善认知功能。郭云红等报道夜间低流量鼻导管吸氧联合多奈哌齐治疗能够改善 AD 患者的抑郁和焦虑症状，从而提高患者生活质量。

（六）围术期

老年患者由于心肺功能储备差等原因，对手术及麻醉的耐受性降低，低氧血症发生率更高。老年人是除新生儿之外，麻醉相关病死率最高的人群。两项关于老年患者行内镜逆行胰胆管造影术的研究发现使用不同方案的预吸氧均可降低麻醉中低氧血症的发生率。延长腹部手术后氧供时间能明显降低老年患者阻塞性通气障碍及肺部感染的发生率。HFNC在改善老年患者术后动脉血氧分压和氧合指数及降低全身麻醉拔管后缺氧发生率等方面较常规鼻导管吸氧更有优势。而在拔管后再插管高风险老年患者中应用 HFNC 尚有争议。在改善老年患者术后认知功能方面，高压氧预处理和术后应用均已有报道。

二、高压氧与抗衰老

衰老的特点是生理能力逐渐丧失，生理老化导致整个身体组织处于慢性缺氧状态。衰老不仅严重影响生活质量，还是很多年龄相关疾病的主要危险因素。一直以来，人类都在不断探索各种方法，试图通过减缓自然衰老过程和预防与年龄相关的疾病来维持老年健康。

2020 年 Hachmo 等发表的一项在健康老龄化人群中进行的临床试验表明：高压氧治疗可以通过端粒缩短和衰老细胞积累实现在细胞水平上逆转衰老。这项研究引起了社会各界人士对高压氧的抗衰老作用的广泛关注。

已被证实的高压氧促进健康抗衰老的生物学机制可归纳为五类。①通过增加 HIF1α 和一系列血管生成标志物的表达来增强血管生成；②通过调节中性粒细胞、淋巴细胞、星形胶质细胞和小胶质细胞等广泛炎症细胞类型的数量和活性来减轻炎症；③通过调节自由基和清除剂之间的平衡来增强抗氧化防御，该过程与线粒体功能的调节密切相关；④干扰细胞衰老的有害影响，表现为细胞周期重新进入和衰老标志物如 p16/p21/p53、衰老相关 β 半乳糖苷酶 S（A-β-gal）、脂褐质和衰老相关分泌表型（SASP）的表达减弱，还在抑制端粒缩短方面发挥作用；⑤通过刺激干细胞动员来增加循环干细胞的数量，并通过促进增殖和分化来改变干细胞特性。

在临床前和临床研究中，高压氧治疗在改善认知、抑制皮肤固有老化和光老化、改善葡萄糖代谢（增加棕色脂肪组织的产热和体积、促进骨骼肌的氧化能力）、防止骨骼和肌肉损失、增强心肌和肺功能方面显示出巨大的潜力。

总之，高压氧在衰老和与年龄相关的疾病中具有巨大的临床应用潜力，仍有待探索。

三、老年人氧疗的依从性

很多老年人都存在吸氧依从性差的问题。患者对氧疗的浓度、时间、方法了解不足，是氧疗依从性差的主要原因。舒适度的改变也是一个重要原因。因此，除需针对老年人的特点反复多次、多渠道地进行健康教育和心理护理外，还需要减轻氧疗所致的不适感。具体措施包括对吸氧引起鼻腔干燥者，可于鼻腔内涂红霉素眼膏 1 ～ 2 次 / 天；对感觉氧气有异味者，可告知患者异味可能来自吸氧管，氧气本身是无味、不含任何杂质的。对此类患者，初次吸氧时可先放氧 1 ～ 2 分钟，再行氧疗，使患者有安全感；对氧疗影响活动者，应帮助患者合理安排睡眠和作息时间，保障其活动空间和时间。

第三节　孕产妇氧疗

一、孕妇缺氧的危害

胎儿的动脉血氧分压低于成人。一般情况下，母体动脉血氧分压为 100 ～ 110mmHg，而足月新生儿脐静脉血氧分压约为 28mmHg。虽然新生儿脐静脉血氧分压水平较低，但新生儿并不缺氧。胎儿血红蛋白结构（由 2 个 α 亚基和 2 个 γ 亚基组成）与成人血红蛋白（由 2 个 α 亚基和 2 个 β 亚基组成）不同，更容易与氧结合。即使在母体中度缺氧的情况下，这种解离曲线的差异也有助于胎儿血红蛋白的饱和。

妊娠期间的病理生理性缺氧对胎儿发育可塑性具有深远的不利影响，包括孕妇贫血、营养不良，患有先兆子痫、胎盘功能不全、心肺肾疾病或血红蛋白病等，以及从事剧烈运动或工作、吸烟和接触一氧化碳环境污染等。临床和动物研究均表明，慢性缺氧会减弱妊娠诱导的子宫胎盘血流适应，增加先兆子痫和胎儿宫内生长受限的发生率。

二、氧疗对正常胎儿的影响

孕妇吸入适当浓度、适当流量的氧气，可以提高其血氧分压水平。Polvi 等发现吸入50% 氧气可使产妇动脉血氧分压超过 200mmHg，吸入 100% 氧气仅需 5 分钟即可使产妇动脉血氧分压超过 300mmHg。而当超过 150mmHg 时，血红蛋白已饱和。动物实验表明，母体吸入 100% 氧气 5 分钟，绒毛间隙氧分压可较基线增加 41%。绒毛间隙氧分压的提高有利于胎儿血红蛋白携带氧，从而提高胎儿血氧含量。由于胎儿血红蛋白对氧的结合力明显强于母体，在正常状态下，同等幅度的血氧分压增加，母体血氧饱和度仍可保持稳定，而胎儿血氧饱和度则有更为显著的提高。

You 等应用血氧水平依赖性 MRI 来评估短期母体高氧对胎盘和胎儿脑血氧合的影响。他们发现母体高氧 6 分钟（孕妇通过非重复呼吸面罩以 15L/min 吸入 100% 氧气）可增加健康胎儿的胎盘氧合。而健康胎儿的脑血氧在母体氧合状态下保持恒定，即使在胎盘氧合增加的情况下，胎儿脑氧合的变化也可以忽略不计。

张再青等发现吸氧对正常胎儿的心脏功能无明显影响，正常妊娠晚期孕妇吸氧有利于调节脐动脉血流速度和外周血管的阻力且调节方式为双向性，但机制有待于进一步研究。而 Hahn 等则认为妊娠晚期孕妇经面罩吸入纯氧 10 分钟可显著提高正常胎儿的心输出量。

三、氧疗在孕产妇中的应用

氧疗可改善妊娠期和围生期胎儿和孕产妇的缺氧性疾病和心血管疾病外，在孕产妇急性一氧化碳中毒和创伤等疾病中也有运用。

（一）治疗胎儿心律失常

尽管国外学者在吸氧对胎儿心率影响的问题上存在不同意见，我国学者已经尝试通过孕妇吸氧来干预胎儿心律失常。以下两项研究均利用胎儿超声心动图来观察吸氧效果。一项应用鼻导管低流量吸氧（30 分 / 次，2 次 / 日，连续 3 日）联合能量合剂治疗，另一项则进行常压高流量氧疗（经面罩给氧，氧浓度为 85% ～ 93%，每天 15 分钟 ×2，中间间隔 5分钟，10 ～ 20 天），结果发现氧疗后胎儿心律失常明显改善、心胸面积比小于治疗前。

（二）胎儿先天性心脏病评估

国内外学者在研究胎儿先天性心脏病产前无创干预的过程中发现，孕妇吸氧可引起先天性心脏病胎儿肺血流的变化。测试胎儿肺血管对吸氧的反应性可以在产前评估先天性心脏病胎儿肺血管阻力和病变程度，指导手术干预，预测新生儿结局。已有通过超声多普勒或特殊类型的 MRI（如相位衬度 MRI）对具有肺发育不良风险（如左心发育不良、肺囊腺瘤、膈疝等）的妊娠晚期胎儿进行吸氧测试的报道。美国费城儿童医院胎儿心脏中心已将孕妇吸氧作为所有左心发育不良综合征胎儿超声心动图评估的测试内容之一。

（三）胎儿先天性心脏病的治疗

对于肺动脉狭窄的胎儿，李常清等发现孕妇在妊娠中晚期短暂吸氧可促进胎儿肺动脉狭窄远端的肺血管扩张，可能有利于肺血管的发育，减少胎儿肺动脉瓣狭窄的继发性血管病变。

对于左心发育不全胎儿，使用 60% 的氧浓度对孕妇进行 10 分钟的急氧疗对产前诊断和咨询具有重要价值。慢性母体氧疗可能是促进左心发育不全胎儿左心生长的一种非侵入性治疗替代方案，但有关该主题的证据有限且神经发育结果的安全性尚不清楚。慢性母体氧疗应在约 50% 的氧浓度下开始，每天至少 9 小时，避免过多中断导致的胎儿血流动力学反复变化。

（四）预防和纠正胎儿宫内窘迫、预防新生儿窒息

胎儿宫内窘迫是指胎儿在子宫内因缺氧和酸中毒危及其健康和生命的综合征，是产科常见的一种并发症。李金霞等探讨不同给氧方法对宫内窘迫胎鼠肾小管损伤评分的影响，发现低浓度间断给氧和低浓度脉冲给氧可以改善肾小管损伤，减轻肾组织病理形态学的改变，而持续低浓度给氧却加重其损伤；提示应采用低浓度间断给氧对宫内缺氧进行早期氧疗干预。

约 2/3 的胎儿宫内窘迫可延续至发生新生儿窒息。Willcour 等研究认为氧疗可增加孕妇氧分压和血氧饱和度，氧疗不但补充了孕妇生理性缺氧，更重要的是能预防和纠正胎儿宫内窘迫，预防新生儿窒息的发生。与该结果一致，李乃美对 90 例妊娠 38 周孕妇使用鼻导管吸氧（氧流量 1 ～ 2L/min，每次 30 分钟，1 次 / 日），新生儿窒息的发病率由 22.22% 降至 6.67%，重度窒息由 5.55% 降至 0。提示妊娠晚期主动预防性常规吸氧对预防新生儿窒息及降低围生儿死亡率有重要意义。

据报道高压氧可迅速提高人体血氧分压及血氧张力，增加组织中的氧含量，显著改善孕产妇子宫血氧供应，缓解血流迟滞，并提高胎盘氧供，改善胎盘循环，从而缓解胎儿窘迫的症状。刘苏等评价确诊胎儿窘迫的孕妇接受 2 ～ 10 次高压氧治疗（治疗压力 0.16MPa）后的胎心监护、B 超诊断和产检结果，发现孕妇血氧分压显著增加，胎儿窘迫的症状和体征好转或消除，胎心率基线在正常范围，全部新生儿均存活且未发现新生儿窒息。关于妊娠期糖尿病的研究发现高压氧（0.20MPa，治疗 10 ～ 30 次）可显著降低患者血糖水平，改善胎儿窘迫患者的胎盘循环功能，改善妊娠结局，提高新生儿健康水平。

（五）治疗孕妇一氧化碳中毒

一氧化碳中毒会增加早产率并导致畸形，即使母亲没有出现严重的临床症状，也可能导致死产。与成人相比，胎儿血红蛋白对一氧化碳有着更高的亲和力，且半排除时间更长。2017 年发表的第十届欧洲高气压医学会议共识中建议对所有一氧化碳中毒的孕妇都应进行高压氧治疗，无论其临床症状如何。Arslan 等观察到 0.24MPa 治疗压力下的高压氧治疗 120 分钟未出现对母亲和胎儿的有害影响。

（六）用于孕妇创伤

据统计，每 12 名孕妇中就有 1 人受到身体创伤的影响，而创伤对孕产妇死亡率及妊娠结局具有重大影响。妊娠期创伤患者的管理指南中建议为保证胎儿充分氧合，应给予补氧

维持母体血氧饱和度大于 95%。

（七）用于高原地区孕妇

有文献报道高原地区胎儿和新生儿发育迟缓，高原缺氧是其中的一个关键因素。已有国内研究发现氧疗能够改善高原缺氧对孕妇及胎儿的不利影响。两项研究发现从 28 周起给予氧疗（每日吸氧 1 小时，氧流量 1 ～ 2L/min），所产新生儿平均出生体重及评分明显高于非氧疗组，且孕妇并发症减少。

（八）用于临产产妇

据估计，在 2014 年约 2/3 的临产产妇因胎心描记异常接受了氧疗。尽管历史数据表明分娩时为产妇补充氧气有利于增加胎儿氧合，但最近的随机试验和 Meta 分析表明这种做法缺乏益处。2021 年发表的一项 Meta 分析纳入了 16 项随机临床试验，比较单胎、非异常妊娠分娩时产妇吸氧与室内空气的区别。结果表明，尽管脐动脉氧分压有所增加，但分娩时产妇吸氧不会导致脐动脉 pH 出现显著差异，和 1 分钟及 5 分钟 Apgar 评分之间也没有关联。需要指出的是，已发表的关于该主题的研究存在异质性，缺乏关于氧疗与新生儿后遗症之间关系的重要数据，并且基本上没有评估异常胎心率追踪的氧气使用情况，仍需深入研究。

剖宫产孕妇在快速顺序麻醉诱导期间发生低氧血症的风险很高，据统计高达 17% 的女性血氧饱和度降至 90% 以下。因此，在全身麻醉诱导期间对产妇进行围插管期供氧，对于避免低氧血症和母亲及胎儿的伤害很重要。Wong 等认为与经鼻高流量氧疗相比，经鼻低流量氧疗可能更容易与面罩预供氧结合，并且在所有手术室中都很容易获得。未来对经鼻高流量氧疗输送系统的改进，可能会改进这种适应证的实用性。

四、吸氧的安全性

总体上说，长期间断吸氧的安全性尚可。孕妇短暂高浓度吸氧引起胎儿心肺循环变化的效应短暂，且对胎儿脐血流无影响，胎儿供氧变化不影响脐动脉和静脉导管的流速波形。目前吸氧安全性的观察主要集中于几个方面。①对胎儿视网膜的影响：国内外多项研究进行了长期间断吸氧的生后随访，均未发现视网膜病变；②引起胎儿动脉导管收缩的风险；③胎盘循环血流减少的风险。

总之，氧疗在孕产妇这一群体中有着广泛应用。目前对于孕产妇的最佳吸氧时间很难确定，缺乏临床应用的循证医学证据。如何选择适宜的吸氧方案（包括氧疗的压力、浓度、频率及持续时间等），避免对孕妇的过度干预是对妊娠晚期孕妇治疗的重要课题，需要对氧疗后的短期和长期新生儿临床结局进行深入和大规模的研究。

（张　奕　匡栩源）

第二十九章 实验用氧与制氧

在医学实验和理化实验中均可能涉及氧气的使用。医学实验中氧气是细胞培养、动物存活和模型构建的重要原料。

一、动物氧舱

动物实验是现代医学研究中不可缺少的重要研究方法和手段，在超出人体生理极限的实验，需获得解剖组织的实验及有毒有害气体、试剂实验中，经常使用小型动物替代。据统计，在医学研究中约有 40% 的实验项目通过动物实验开展。动物用实验氧舱在医学研究过程中是必不可少的。国内外学者已根据实验需求研制出不同类型的实验氧舱。

（一）低氧动物实验舱

为研究慢性阻塞性肺疾病和慢性肺源性心脏病的病理机制，国内外医学专家研制了模拟高山缺氧和常压缺氧环境的实验舱和饲养舱。种银保等研制成功一种全自动常低压低氧高二氧化碳动物实验舱。检测其制备的各种动物模型相关指标，表明该舱测控准确、安全可靠、重复性好，能成功复制常低压低氧高二氧化碳环境下的肺动脉高压模型，为研究由缺氧导致的各种循环与呼吸系统疾病的生理机制提供了一种实验技术平台。

（二）低压动物实验舱

专为小型动物设计的低压舱相对较少。使用大型载人低压舱进行动物实验不仅耗费大、影响载人低压舱的正常职能任务，还存在病菌污染、消毒困难及心理抵触等问题。为解决高原医学基础研究设备不足的问题，殷东辰等研制出一种满足动物实验特点，可实现长时间无人监控条件下自动运行的小型、低成本动物低压舱。该动物舱内氧气流量通过独立于新风系统的氧气管路供给，并使用电磁阀进行控制。当舱内氧气体积分数达到设定限值后，电磁阀切断氧气供给；当舱内氧气体积分数低于限值后，电磁阀打开，供给氧气。

（三）模拟高原环境下实验动物富氧系统

为了缓解、改善鼻导管或面罩造成的不适感及对活动的限制，研究人员提出弥散富氧这一方式。富氧是否可有效改善低压低氧所引起的心肺和脑组织等的器质性损伤，亟须进行动物实验进行验证，必要条件之一即构建动物实验用富氧系统。崔锦秀等报道基于膜分离技术，直接从空气制取约 30% 浓度的富氧空气，通过调节压力比装配富氧设备，实现独立通气笼内弥散富氧环境的构建，为下一步进行弥散富氧防护机制研究提供了硬件平台支撑。

（四）高压动物实验氧舱

实验动物研究是系统、科学地研究高压氧医学的必备手段。由于涉及高压和氧，动物实验用高压氧舱需要遵守严格的安全规定。需要保证持续、规律的加压，规律有效的充氧才能安全使用。

Rech 等根据人类高压氧舱的技术规范，设计了一个既适合中型动物（犬或猪）也适合小动物（小鼠、大鼠、仓鼠、兔或猫）使用的高压氧舱。内部可容纳 2 个高 150mm、宽 280mm、长 690mm 的亚克力篮。能够承受的最大压力为 0.3MPa（相当于绝对压 3 个大气压），最大工作压力为 0.2MPa。配备安全阀和装置，触发压力为 0.22MPa。

Djasim 等报道将高压氧舱连接到实验室的中央供氧系统，由该系统提供加压纯氧，因此不再需要单独的氧气瓶。这样做的优点包括避免了在高压氧治疗过程中氧气耗尽、节省了更换氧气瓶的时间，还最大限度地减少了更换氧气瓶时操作失误的机会。该氧舱的最大工作压力为 0.5MPa，传感器能够测量氧气浓度、二氧化碳浓度、压力、温度和湿度。集成了薄膜晶体管屏幕的数据记录仪可以将数据存储在内部硬盘、小型闪存卡或外部 USB 设备上。该系统可以在手动、半自动和全自动三种不同模式下运行，可以预设 10 个程序。

何雪永基于动物高压氧实验需求使用外部增压密封保压的设计要点展开结构设计，利用气体密封技术、钣金折弯、电气监控等手段制造出了一款结构简单、使用方便、价格低廉，用于开展高压氧医疗研究的动物实验设备。该氧舱为了精准控制气体浓度和压力指数，在舱内安装了一组传感器模块，其中包括二氧化碳传感器、压力传感器、氧浓度传感器、温湿度传感器，可对相关参数进行监控以便及时控制换气。

二、体外培养与氧

体外细胞培养技术是现代生物技术研究的一项基础措施，已成为生命科学研究必不可少的一环。进行体外细胞培养过程最大的难题是体外培养环境与体内无法保持一致。而目前国内外对细胞的体外培养及各种研究通常是在 20% ～ 21% 的常氧条件下，与体内多种细胞的氧张力环境有很大差异。研究发现，人体中大部分环境下氧体积分数比常压下氧浓度低，如血氧含量多为 10% ～ 13%，脑组织氧含量为 8%，脂肪组织氧含量为 2% ～ 8%。这一差异可能影响实验结果的精确性。模拟体内低氧环境进行细胞体外培养越来越受到关注。

国内外现有文献报道的细胞缺氧模型建立方法可分物理性方法与化学性方法。物理性方法主要包括液状石蜡封闭法、缺氧密闭盒混合气体法及混合气体培养法；化学性方法（培养基中加入化学物质，造成细胞用氧障碍或使培养基内的氧气耗尽）主要包括氯化钴法、连二亚硫酸钠法和叠氮法等。2 种或 2 种以上方法联合可使细胞缺氧更为明显。物理性方法的难点在于实验条件的控制和低氧状态的平衡与维持。石蜡分子对液面的密封经常不完全，隔绝氧气的效果不佳，由于该模型失败率高、重复性差，故已不推荐使用。化学性方法的难点主要是造成低氧状态所需化学试剂的作用剂量及作用时间的选择。三气培养箱采取氮气、二氧化碳、氧气三种气体以不同比例混合供给，可以精确地调控并监测氧气浓度，稳定性强，操作简便，可重复性高，因而可提供一个可靠的低氧环境。

早期胚胎在体外培养过程中，氧浓度会影响其发育的速度和质量。余柯达等建议体外受精实验室进行早期胚胎体外培养时选用三气培养（含 5% 氧气），认为与两气培养相比，可有效减少活性氧对早期胚胎的氧化应激作用，并可提高其发育潜能。胡佳等探索制备内皮细胞低氧复氧损伤模型，发现相较于常规的采用含 1% ～ 2% 氧气的混合气制备出的低氧复氧损伤模型，采用三气培养箱（含 5% 氧气的混合气）更能模拟在体的慢复流损伤。

李荣荣等研制了一套体外细胞培养低氧控制装置。该装置由计算机控制的硬件和软件组成，硬件包括氧气控制与检测系统、氮气管路、细胞培养和抗干扰优化装置，软件是基于 C 语言的系统开发套件。当控氧仪经氧气传感器读取的氧气浓度值大于设定值时，氮气管路开放，氮气进入培养箱；当达到设定值时，氮气管路关闭，氮气不能通入，如此不断循环往复，从而使氧气浓度达到某一水平并维持稳定。

各种在培养细胞过程中严格控制氧气浓度的微流控装置已经广泛研究。微流控为研究细胞微环境中氧气浓度对细胞生物学行为的影响提供了优秀平台。微流控平台除可以用来控制微环境中的氧气浓度，还可用于以不同的方法测量氧气浓度对生物材料的效果。这些方法包括将生物样品暴露在不同的稳定氧气浓度微环境中，或者氧气浓度不同的离散区域及氧气浓度梯度的微环境中。微尺度控制氧气浓度的微流控系统已经应用于解决各种生理相关的问题，用于检验细胞在不同的氧气微环境和氧气浓度严格控制的微环境中的生理行为，并且它们已被应用到特定疾病的研究，包括癌症、脑卒中和镰状细胞病。微流控平台氧气控制方法包括依赖于液体或气体扩散的装置、利用芯片上或芯片外的混合器、利用细胞氧气摄取来消耗氧气、依靠通道中的化学反应在装置中产生氧气梯度，以及直接在芯片上产生氧气的电解反应。

三、实验室制氧

实验室制氧主要有三种方法：加热氯酸钾（用二氧化锰作催化剂）、加热高锰酸钾和分解过氧化氢（H_2O_2）。

（一）氯酸钾二氧化锰

以氯酸钾（$KClO_3$）为原材料，辅以催化剂二氧化锰（MnO_2）共同加热制取氧气（O_2），是实验室制氧的经典方法之一。该方法出氧迅速、得氧量大、演示性强同时内含"催化作用"概念。该法自发现之始，便被众多化学家所关注，并为许多教科书收录为经典案例，真正在"实验室"里获得演示与应用。李志良追溯出氯酸钾二氧化锰实验室制氧法的发现与确立迄今已有近 200 年的历史，是由杜布莱纳在 1832 年首先发现的。

（二）高锰酸钾制氧

高锰酸钾受热分解生成锰酸钾、二氧化锰和氧气，收集气体的方法分为排水法和向上排空气法。使用排水法时，需待气泡均匀连续冒出时再收集（刚开始排出的是试管中的空气，此时收集气体不纯）。使用向上排空气法时，需注意导管伸到集气瓶底部，以便把空气排尽。

（三）分解 H_2O_2

常温下使用 H_2O_2 催化分解是实验室制取氧气的一种方法。实验室使用与推行这一方法制取氧气有下列突出优点：反应不必加热；制氧速度范围大，便于使用；原料价廉、易采购，经济成本低；能改进实验效果；对实验室和仪器不会造成污染；操作简便，适用的反应装置多。虽然 H_2O_2 只有一半的氧转化为 O_2，但生成物 H_2O 与催化剂很容易分离，所以催化剂还可再回收利用。与另外两种方法比较（$KClO_3$ 分解的生成物 KCl 与催化剂 MnO_2 焦结在一起难以简单分离；$KMnO_4$ 中只有少量的氧转化为 O_2，生成的 K_2MnO_4 与 MnO_2 也难以简单分离），仅 H_2O_2 分解制氧过程是环境友好的，符合可持续发展思想。由此可见，从多方面比较，分解 H_2O_2 比其他两种方法更适用于实验室制氧。

（张　奕　李　萍）

第三十章　混合氧治疗

氧疗按气体成分和浓度不同,可分为氢氧吸入治疗、一氧化氮吸入治疗和混合氧治疗等。

一、混合氧及混合氧治疗

混合氧是指氧气中混入不同体积分数二氧化碳的医用混合气体。混合氧中二氧化碳体积分数限制在 2% ~ 10%。混合气中二氧化碳体积分数 5%、氧气体积分数 95% 特称为卡波金(carbogen),又称碳合氧。

吸入混合氧以达到治疗疾病目的的氧疗称为混合氧治疗。常压下吸入混合氧称为常压混合氧治疗,氧舱内高气压环境下吸入混合氧称为高压混合氧治疗。常压混合氧治疗气体通常是卡波金,高压混合氧治疗气体中二氧化碳体积分数限制 2% ~ 3%。混合氧对多种缺血缺氧性疾病有效,常用于治疗心脑血管、眼科、耳科等方面疾病,有时作为肿瘤放疗的增敏剂。

二、混合氧治疗发展概况

1980 年,东部战区总医院(原南京军区南京总医院)张绪中首先通过动物实验研究发现,混合氧提升实验兔动脉血氧分压值的速度更快。1983 年,张绪中等报道高压混合氧治疗脑血栓形成及其后遗症 65 例。1982 ~ 1993 年,东部战区总医院开展混合氧治疗达 8 万人次,项目成果获得了 1993 年军队科技进步三等奖。

1994 年,陆顺昌等研制电控气动流量 O_2–CO_2 混合气自动配气装置成功,该装置提升了医院自行配制混合氧的自动化程度和二氧化碳体积分数的控制精度,方便了混合氧治疗的临床应用。1994 年韩仲岩等在《实用脑血管病学》一书中提出了常压混合氧治疗脑梗死的方案。

2014 年,张志广等报道了高压混合氧在急性视神经炎临床治疗中的效果,提出高压混合氧治疗可促进视力恢复,值得临床推广应用。

1991 年,Kejllen 等的研究表明,常压吸卡波金可快速提高肿瘤组织内氧分压,增加乏氧细胞的辐射敏感性,提高放疗疗效。

三、混合氧治疗原理

混合氧对疾病主要治疗原理如下。

（一）CO_2 的作用

混合氧中 CO_2 对机体的影响取决于分压值大小和作用时间的长短。生理状态下，CO_2 是机体呼吸和血管运动中枢的生理兴奋剂，发挥增强肺通气、氧气运输和调整血液分布的作用。

（二）高浓度氧的作用

混合氧中氧的体积分数通常不低于 95%，高浓度氧可提高血氧分压，增加氧有效弥散距离，提高组织中的氧分压、氧含量和氧储备量。

（三）对氧解离曲线的影响

对于严重缺氧患者，其血氧分压和血氧饱和度处于氧解离曲线的陡直部分，吸混合氧可提高血二氧化碳分压及导致短暂高碳酸血症，使氧解离曲线右移，促进结合氧释放，从而改善组织供氧状况。

（四）对微循环的作用

血液中 PaO_2、$PaCO_2$ 值变化，可直接影响甲皱毛细血管袢的紧张性，引起血管口径和血液流变学改变。已有的研究证实纯氧或高浓度混合氧能使无平滑肌的甲皱毛细血管收缩。有多位学者报道了在 0.2MPa（表压）吸混合氧对球结膜微循环的影响，可观察到吸入混合氧后细动脉和静脉管径扩张、血流加快等微循环改善现象。

四、混合氧制备

治疗用混合氧中二氧化碳的体积分数取决于混合氧的使用环境。常压混合氧治疗通常使用卡波金（$5\%CO_2$–$95\%O_2$），高压混合氧治疗的二氧化碳体积分数须控制在 2% ～ 3%。常压混合氧和高压混合氧的气源通常采用以下途径获得。

（一）特种气体企业市售混合氧

特种气体企业可根据医院提出的混合氧中二氧化碳体积分数要求生产混合氧气体。通常用 40L 钢制气瓶装填混合氧，气瓶满装压力为 12MPa，钢瓶表面按要求涂抹特定油漆颜色并进行商品标识。特种气体企业采取容积配气法配制混合氧，二氧化碳体积分数控制精确，但价格较为高昂，临床应用成本较高。除实验研究外，常规不选用该途径。

（二）流量配气法装置配制混合氧

东部战区总医院张绪中团队 20 世纪 80 年代研制了流量法混合氧配制装置（图 30–1）。该装置通过减压器、不锈钢针芯阀将压力不同的氧气钢瓶组和二氧化碳钢瓶的气源输出压力调节成大致相等，分别输送至具有流量比调节作用的"限流阀"（氧气管路"限流阀"孔径大、二氧化碳管路"限流阀"孔径小，二者有比例关系），"限流阀"输出的氧气、二氧化碳的流量比为 97 ∶ 3，输入混合器中形成 2% < CO_2 < 3% 的混合氧气体，混合氧即时输送舱内呼吸装具供高压混合氧治疗患者使用。关闭该装置的二氧化碳气源截止阀，该装置供给纯氧，实现由高压混合氧治疗向高压氧治疗的切换。混合器二氧化碳测定仪实时显示二氧化碳浓度。

该装置是一种机械恒流量配气装置，不能自动适应患者脉动式吸气流量变化，混合氧中二氧化碳体积分数误差较大，误差超过允许上限时，患者可能出现心慌、胸闷等二氧化碳中毒表现。停止混合氧治疗需特别注意关闭气源阀的先后次序：必须先关闭二氧化碳气源阀，后关闭氧气源阀。否则会造成多余二氧化碳气体在管路中储留，导致后次配制的混合氧中二氧化碳体积分数超标。

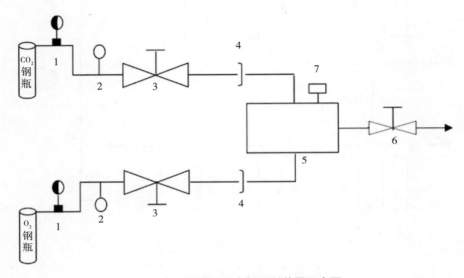

图 30-1　流量法混合氧配制装置示意图

1.减压装置；2.压力表；3.不锈钢针芯阀；4.限流孔（阀）；5.混合器；6.截止阀；7.二氧化碳测定仪

为克服机械恒流量配气装置的不足，海军军医大学海军医学特色中心（原海军医学研究所）陆顺昌于 20 世纪 90 年代研制出了电控气动流量 O_2-CO_2 混合气自动配气装置。该装置由气动控制、电子控制和二氧化碳浓度监测三部分组成，可满足不同工况条件下混合氧治疗需要，制备的混合氧二氧化碳气体分数误差小，二氧化碳浓度超标时发出蜂鸣报警。

（三）分压配气法配制混合氧

分压配气法是根据道尔顿气体分压定律，把混合氧中氧气、二氧化碳的体积分数换算成具体的二氧化碳分压值和氧分压值，根据精密压力表显示数值，向混合氧气瓶组中如数充入相应二氧化碳分压值和氧气分压值气体的方法。分压配气法和流量配气法比较，主要优势是二氧化碳体积分数误差小。不足之处是操作工作量大、技术要求高、效率低，混合氧治疗人次较多时，难以满足治疗需要（图 30-2）。

五、混合氧治疗方案

（一）高压混合氧治疗方案

张绪中团队推荐的高压混合氧治疗方案：0.2MPa 吸混合氧 15 分钟，1 次 / 日，10 ～ 12 次为 1 个疗程，每个疗程结束后评估疗效。操作规程：按常规多人空气加压氧舱做好开舱前准备，备好混合氧气源；15 分钟加压过程达 0.1MPa（表压）后稳压；15 分钟稳压期间吸混合氧；15 分钟匀速减压出舱，整个治疗过程合计 45 分钟。

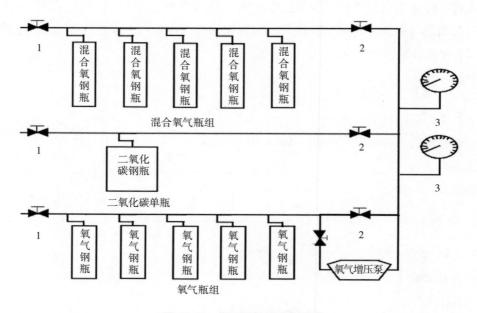

图 30-2　分压配气法配气装置
1. 放气阀；2. 组控阀；3. 25MPa 精密压力表

（二）常压混合氧治疗方案

常压混合氧治疗通常吸卡波金（5%CO_2-95%O_2）治疗气体，又称卡波金治疗。1980 年美国学者 Witter 等报道卡波金治疗噪声性耳聋的方案：卡波金 30 分钟，1 次 / 日；1994 年韩仲岩等主编的《实用脑血管病学》书中介绍常压混合氧治疗方案：常压吸卡波金 15 分钟，1 次 / 日，一个疗程 7 ～ 10 次。2004 年倪玉苏报道卡波金辅助治疗突发性耳聋治疗方案：常压吸卡波金 30 分钟、间歇 30 分钟（休息）、吸入卡波金 30 分钟，2 次 / 日。

东部战区总医院高压氧科常压混合氧治疗方案：卡波金 15 分钟、纯氧 35 分钟，总治疗时间 50 分钟；卡波金耐受性好的患者可调整：卡波金 15 分钟、纯氧 20 分钟、卡波金 15 分钟，总治疗时间 50 分钟，患者耐受性良好。

六、混合氧主要适应证

（一）心脑血管疾病

混合氧中高分压氧提高了血氧分压，增加了氧有效弥散距离，提高了组织氧分压、氧含量和氧储备量；混合氧治疗短暂、可控的高碳酸血症，导致脑血管、冠状血管等重要脏器的血管扩张，血液重新分配，组织氧供增加。

（二）脑外伤

混合氧能够通过增加进入缺血区的侧支血管、减少缺血区面积、增加正常区和缺血区脑组织的血供，对脑外伤术后患者发挥治疗作用。

（三）耳鼻咽喉疾病

卡波金临床应用最多的疾病为突发性耳聋，多项基础研究结果提示混合氧通过增加氧弥散能力，改善内耳微循环和增加内耳氧供。

（四）混合氧在眼科中的应用

缺血缺氧性眼底病患者应用高压混合氧较常规高压氧获益更大。高压氧治疗可使眼底血管发生不同程度的收缩，导致视野缩小、视力下降等副作用。因此，眼底缺血性疾病患者进舱前，常规预防性给予扩张血管药物。混合氧中二氧化碳具有强烈的扩张眼底血管的作用，可对抗高压氧收缩眼底血管的副作用，增加血流量和增大血氧有效弥散距离，因而能改善视网膜及视神经的供血状况，有利于视神经炎症、水肿消退，使视神经功能得以改善，发挥促进视力恢复的作用。

七、注意事项

医护人员应在混合氧治疗前进行患者病情评估、适应证选择、混合氧治疗健康宣教，治疗期间注意治疗反应观察、询问，确保治疗安全顺利实施。高压混合氧治疗和常压混合氧治疗均应注意以下事项。①混合氧治疗实施前须完成专项健康宣教，明确告知患者个体耐受性差异、二氧化碳中毒临床表现、混合氧不能耐受时的处理方法等信息；混合氧治疗知情同意书签字；安排患者短时间卡波金体验（体验者有轻度吸气不够用的感觉）。②实施 0.2MPa 高压混合氧治疗，混合氧中二氧化碳气体分数≤ 3%（最好在 2.5% 左右）；实施 0.25MPa 高压混合氧治疗，混合氧中二氧化碳气体分数≤ 2%。③常压混合氧治疗使用卡波金（95%O_2-5%CO_2）。④分压配气法配制混合氧，气瓶须平放静置 24 后使用，使用前复测二氧化碳体积分数，确保数值在允许误差范围内。⑤严格遵守高压混合氧治疗操舱规程，保持氧舱压力稳定，避免舱压波动过大。定期询问和通过观察窗直视观察患者情况。高清探头视频监控不能完成替代观察窗直视观察。⑥高压混合氧治疗，单次吸入混合氧时间不需超过 20 分钟为宜；常压混合氧治疗，单次吸入混合氧治疗时间不超过 30 分钟为宜。⑦吸入混合氧患者若出现呼吸加深加快、急促、呼吸困难、头晕、头痛、出汗、唾液增多及颜面潮红、肢体震颤，甚至表情淡漠、肌无力、运动不协调等表现应中止混合氧治疗，酌情安排休息或改用纯氧治疗。

总之，混合氧治疗既能发挥纯氧的氧疗作用，又能抵消纯氧引起的血管收缩、血供下降的副作用，还有缩短氧疗（稳压混合氧）时间的优势。卡波金可用于治疗多种缺血缺氧性疾病，已被较多的基础研究和多学科临床应用所证实，40 余年的临床实践也证明了其疗效和安全性，应当重新认识其临床治疗价值。

（管亚东　王素娥）

参考文献

步宏，李一雷,2018.病理学.第9版.北京：人民卫生出版社.

陈嘉，杨敏,2019.常用临床护理操作技术程序.长沙：湖南科学技术出版社.

陈新华，刘峰，崔玉芬，等,2017.局部氧气疗法在慢性伤口治疗中的应用研究进展.解放军护理杂志，
    34(15): 27-29.

费妮娜，李晨晨，孙莉，等,2021.高校实验室气体安全管理机制探索与实践.实验室研究与探索，40(11):
    301-304.

高压氧在脑复苏中的应用专家共识组,2019.高压氧在脑复苏中的应用专家共识.中华急诊医学杂志，28(6):
    682-690.

格日力,2020.高原医学.第2版.北京：北京大学医学出版社.

葛均波，徐永键，王辰,2018.内科学.第9版.北京：人民卫生出版社.

郭勇，崔森,2023.红细胞凋亡在高原红细胞增多症中的作用研究进展.陕西医学杂志，52(4): 492-494.

洪亚荣，贾利平，符琴，等,2021.常压高浓度氧综合治疗重度子痫前期合并慢性胎儿窘迫的效果评价.中外
    医学研究，19(6): 143-145.

胡慧军，范丹峰,2020.2018年版高压氧治疗适应证与禁忌证解读.中华航海医学与高气压医学杂志，27(1):
    127-128.

急诊氧气治疗专家共识组,2018.急诊氧气治疗专家共识.中华急诊医学杂志，27(4): 355-360.

靳绯，吴海兰，齐宇洁,2019.新生儿安全用氧策略——如何把握双刃剑.临床内科杂志，36(1): 10-12.

李庆云，李红鹏,2021.阻塞性睡眠呼吸暂停发病机制的探究和认识.中华结核和呼吸杂志，44(10): 864-
    866.

李小寒，尚少梅,2022.基础护理学.第7版.北京：人民卫生出版社.

刘荣慧,2017.高压氧联合胰岛素对妊娠期糖尿病母婴结局的影响.中华航海医学与高气压医学杂志，24(6):
    500-502.

鲁琰，马戎，王艺璇，等,2020.高压氧辅助治疗胎儿生长受限55例疗效观察.中华航海医学与高气压医学
    杂志，27(3): 327-330.

罗正学，余志斌,2018.航空航天医学基础.西安：第四军医大学出版社.

马志强，沈开金，韩小博，等,2019.高压氧治疗预防急性高原反应临床疗效研究.中国急救复苏与灾害医学
    杂志，14(2): 137-139.

闵苏，敖虎山,2020.不同情况下成人体外膜肺氧合临床应用专家共识 (2020版).中国循环杂志，35(11):
    1052-1063.

彭争荣,2022.高压氧医学.北京：人民卫生出版社.

漆毅，姚檬娜，周畅,2017.无创呼吸机间歇正压呼吸疗法治疗老年慢阻肺并发急性呼吸衰竭的疗效观察.
    中国医学装备，14(7): 110-114.

射血分数保留的心力衰竭诊断与治疗中国专家共识制定工作组,2023.射血分数保留的心力衰竭诊断与治疗
    中国专家共识2023.中国循环杂志，38(4): 375-393.

施姝澎, 李永洁, 叶素萍, 等, 2023.《2023 年国际糖尿病足工作组 : 促进糖尿病相关足溃疡愈合》指南解读 . 中华糖尿病杂志, 15(11): 1061–1067.

苏紫英, 毛文成, 王建红, 2019. 常压高浓度氧疗综合治疗胎膜早破致胎儿窘迫的应用 . 基层医学论坛, 23(18): 2517–2519.

滕玉翠, 高晓妮, 徐静, 2023. 高压氧联合阿司匹林治疗胎儿生长受限孕妇对胎儿血流参数及母婴结局的影响 . 中华航海医学与高气压医学杂志, 30(2): 181–185.

田亮, 2019. 持续正压呼吸治疗仪在阻塞性睡眠呼吸暂停综合征的使用分析 . 中国医疗器械信息, 25(7): 92–93.

王建枝, 钱睿哲, 2018. 病理生理学 . 第 9 版 . 北京 : 人民卫生出版社 .

王晓岑, 包晨, 杨冬, 2018. 长期氧疗临床应用的研究进展 . 复旦学报 (医学版), 45(4): 545–548.

王永, 钱晓焱, 2018. 三氧自体血疗法专家共识 . 转化医学杂志, 7(6): 326–328, 345.

颜培实, 李如治, 2021. 妇产科学 . 第 9 版 . 北京 : 高等教育出版社 .

杨贤贤, 刘桐桐, 2023. 氧疗设备相关压力性损伤预防的最佳证据总结 . 循证护理, 9(5): 787–793.

余志斌, 马进, 2018. 航空航天生理学 . 第 2 版 . 西安 : 第四军医大学出版社 .

张静, 陈宝元, 2017. 临床氧疗相关指南简介及解读 . 中华医学杂志, 97(20): 1540–1544.

张阳, 邹丽, 2019. 胎儿窘迫诊断相关问题 . 中国实用妇科与产科杂志, 35(9): 1058–1062.

中华护理学会内科专业委员会, 2020. 成人氧气吸入疗法护理标准 . 中华护理杂志, 55(supplement): 5–9.

中国康复医学会高压氧康复专业委员会, 解放军总医院第六医学中心, 2021. 颅脑创伤高压氧治疗的专家共识 . 中华航海医学与高气压医学杂志, 28(3): 271–275.

中国老年医学学会睡眠医学分会, 2022. 老年睡眠呼吸暂停综合征诊断评估专家共识 . 中国全科医学, 25(11): 1283–1293.

中国人民解放军总医院第六医学中心, 2019. 中华医学会高压氧分会关于 "高压氧治疗适应证与禁忌证" 的共识 (2018 版). 中华航海医学与高气压医学杂志, 26(1): 1–5.

中国研究型医院学会危重医学专委会, 宁波诺丁汉大学 GRADE 中心, 2023. 中国成人急性呼吸窘迫综合征 (ARDS) 诊断与非机械通气治疗指南 (2023). 中华急诊医学杂志, 32(10): 1304–1318.

中国医师协会急诊医师分会, 国家卫健委能力建设与继续教育中心急诊学专家委员会, 中国医疗保健国际交流促进会急诊急救分会, 2019. 急性冠脉综合征急诊快速诊治指南 (2019). 中华急诊医学杂志, 28(4): 421–428.

中国医师协会睡眠医学专业委员会, 2018. 成人阻塞性睡眠呼吸暂停多学科诊疗指南 . 中华医学杂志, 98(24): 1902–1914.

中国医师协会体外生命支持专业委员会, 2018. 成人体外膜氧合循环辅助专家共识 . 中华医学杂志, 98(12): 886–894.

中华医学会, 中华医学会杂志社, 中华医学会全科医学分会, 等, 2019. 成人阻塞性睡眠呼吸暂停基层诊疗指南 (2018 年). 中华全科医师杂志, 18(1): 21–29.

中华医学会呼吸病学分会呼吸危重医学学组, 中国医师协会呼吸医师分会危重症医学工作委员会, 2019. 成人经鼻高流量湿化氧疗临床规范应用专家共识 . 中华结核和呼吸杂志, 42(2): 83–91.

中华医学会呼吸病学分会慢性阻塞性肺疾病学组, 中国医师协会呼吸医师分会慢性阻塞性肺疾病工作委员会, 2021. 慢性阻塞性肺疾病诊治指南 (2021 年修订版). 中华结核和呼吸杂志, 44(3): 170–205.

中华医学会呼吸分会睡眠呼吸障碍学组, 中国医学装备协会呼吸病学装备技术专业委员会睡眠呼吸设备学组, 2022. 成人阻塞性睡眠呼吸暂停高危人群筛查与管理专家共识 . 中华健康管理学杂志, 16(8): 520–528.

中华医学会急诊医学分会复苏学组, 中国医药教育协会急诊专业委员会, 成人心脏骤停后综合征诊断和治疗中国急诊专家共识组, 2021. 成人心脏骤停后综合征诊断和治疗中国急诊专家共识 . 中华急诊医学杂志,

30(7): 799–808.

朱大年, 王庭槐 . 2018. 生理学 . 第 9 版 . 北京 : 人民卫生出版社 .

Andrew BT, Doolette DJ, 2020.Manned validation of a US Navy Diving Manual, Revision 7, VVal-79 schedule for short bottom time, deep air decompression diving. Diving Hyperb Med, 50(1): 43-48.

Barrot L, Asfar P, Mauny F, et al, 2020. Liberal or conservative oxygen therapy for acute respiratory distress syndrome . N Engl J Med, 382(11): 999-1008.

Bergmark BA, Mathenge N, Merlini PA, et al, 2022. Acute coronary syndromes. Lancet, 399(10332): 1347-1358.

Byrne RA, Rossello X, Coughlan JJ, et al, 2023. 2023 ESC Guidelines for the management of acute coronary syndromes: developed by the task force on the management of acute coronary syndromes of the European Society of Cardiology (ESC) . Eur Heart J, 44(38): 3720-3826.

Carter MJ, Frykberg RG, Oropallo A, et al, 2023. Efficacy of topical wound oxygen therapy in healing chronic diabetic foot ulcers: systematic review and meta-analysis. Adv Wound Care (New Rochelle), 12(4):177-186.

Celli BR, Fabbri LM, Aaron SD, et al, 2021.An updated definition and severity classification of chronic obstructive pulmonary disease exacerbations: the rome proposal. Am J Respir Crit Care Med, 204(11): 1251-1258.

Chen P, Vilorio NC, Dhatariya K, et al, 2024. Guidelines on interventions to enhance healing of foot ulcers in people with diabetes (IWGDF 2023 update) . Diabetes Metab Res Rev, 40(3): e3644.

Choudhury R, 2018. Hypoxia and hyperbaric oxygen therapy: a review. Int J Gen Med, 11: 431-442.

Chu DK, Kim LH, Young PJ, et al, 2018. Mortality and morbidity in acutely Ⅲ adults treated with liberal versus conservative oxygen therapy (IOTA): a systematic review and meta-analysis. Lancet, 391(10131): 1693-1705.

Coudroy R, Frat JP, Ehrmann S, et al, 2022. High-flow nasal oxygen alone or alternating with non-invasive ventilation in critically Ⅲ immunocompromised patients with acute respiratory failure: a randomised controlled trial. Lancet Respir Med, 10(7): 641-649.

Eichhorn L, Thudium M, Jüttner B, 2018.The diagnosis and treatment of carbon monoxide poisoning. Dtsch Arztebl Int, 115(51-52): 863-870.

Ferrillo M, Giudice A, Marotta N, et al, 2022. Pain management and rehabilitation for central sensitization in temporomandibular disorders: a comprehensive review. Int J Mol Sci, 23(20): 12164.

Fu Q, Duan R, Sun Y, et al, 2022. Hyperbaric oxygen therapy for healthy aging: from mechanisms to therapeutics. Redox Biol, 53: 102352.

Godoy DA, Murillo-Cabezas F, Suarez JI, et al, 2023. "THE MANTLE" bundle for minimizing cerebral hypoxia in severe traumatic brain Injury. Crit Care, 27(1):13.

Gottlieb J, Capetian P, Hamsen U, et al, 2022. German S3 guideline: oxygen therapy in the acute care of adult patients. Respiration, 101(2): 214-252.

Hayes D Jr, Wilson KC, Krivchenia K, et al, 2019. Home oxygen therapy for children. An official American Thoracic Society clinical practice guideline. Am J Respir Crit Care Med, 199(3): e5-e23.

Hernández G, Paredes I, Moran F, et al, 2022. Effect of postextubation noninvasive ventilation with active humidification vs high-flow nasal cannula on reintubation in patients at very high risk for extubation failure: a randomized trial. Intensive Care Med, 48(12):1751-1759.

Hofmann R, Witt N, Lagerqvist B, et al, 2018. Oxygen therapy in ST-elevation myocardial infarction. Eur Heart J, 39(29): 2730-2739.

Holmberg MJ, Nicholson T, Nolan JP, et al, 2020. Oxygenation and ventilation targets after cardiac arrest: a systematic review and meta-analysis. Resuscitation, 152: 107-115.

Jacobs SS, Krishnan JA, Lederer DJ, et al, 2020. Home oxygen therapy for adults with chronic lung disease. An official American Thoracic Society clinical practice guideline. Am J Respir Crit Care Med, 202(10): e121-e141.

James SK, Erlinge D, Herlitz J, et al, 2020. Effect of oxygen therapy on cardiovascular outcomes in relation to baseline oxygen saturation. JACC Cardiovasc Interv, 13(4): 502-513.

Jernberg T, Lindahl B, Alfredsson J, et al, 2018.Long-term effects of oxygen therapy on death or hospitalization for heart failure in patients with suspected acute myocardial infarction. Circulation, 138(24): 2754-2762.

Juchniewicz H, Lubkowska A, 2020. Oxygen-ozone (O2-O3) therapy in peripheral arterial disease (PAD): a review study. Ther Clin Risk Manag, 16: 579-594.

Kjellberg A, Douglas J, Hassler A, et al, 2023. COVID-19-induced acute respiratory distress syndrome treated with hyperbaric oxygen: interim safety report from a randomized clinical trial (COVID-19-HBO) . J Clin Med, 12(14): 4850.

Krivchenia K, Hawkins SM, Iyer NP, et al, 2019 Clinical practice guideline summary for clinicians: home oxygen therapy for children. Ann Am Thorac Soc, 16(7): 781-785.

Kushmakov R, Gandhi J, Seyam O, et al, 2018.Ozone therapy for diabetic foot. Med Gas Res, 8(3): 111-115.

Liu L, Zeng L, Gao L,et al, 2023. Ozone therapy for skin diseases: cellular and molecular mechanisms. Int Wound J, 20(6): 2376-2385.

Madotto F, Rezoagli E, Pham T, et al, 2020. Hyperoxemia and excess oxygen use in early acute respiratory distress syndrome: insights from the LUNG SAFE study . Crit Care, 24(1):125.

Marklund N, Bellander BM, Godbolt AK, et al, 2019. Treatments and rehabilitation in the acute and chronic state of traumatic brain injury . J Intern Med, 285(6): 608-623.

McKinstry S, Singer J, Baarsma JP, et al, 2019. Nasal high-flow therapy compared with non-invasive ventilation in COPD patients with chronic respiratory failure: a randomized controlled cross-over trial. Respirology, 24(11): 1081-1087.

Mitchell SJ, Bennett MH, Moon RE, 2022. Decompression sickness and arterial gas embolism. N Engl J Med, 386(13):1254-1264.

Nagata K, Yokoyama T, Tsugitomi R, et al, 2024. Continuous positive airway pressure versus high-flow nasal cannula oxygen therapy for acute hypoxemic respiratory failure: A randomized Controlled trial . Respirology, 29(1): 36-45.

Navarro-Soriano C, Torres G, Barbé F, et al, 2021.The HIPARCO-2 study: long-term effect of continuous positive airway pressure on blood pressure in patients with resistant hypertension: a multicenter prospective study. J Hypertens, 39(2): 302-309.

Nemkov T, Reisz JA, Xia Y, et al, 2018.Red blood cells as an organ? How deep omics characterization of the most abundant cell in the human body highlights other systemic metabolic functions beyond oxygen transport. Expert Review of Proteomics, 15(11): 855-864.

Ng SY, Lee AYW, 2019.Traumatic brain injuries: pathophysiology and potential therapeutic targets. Front Cell Neurosci, 13: 528.

Nolan J P, Sandroni C, Böttiger BW, et al, 2021. European Resuscitation Council and European Society of Intensive Care Medicine Guidelines 2021: post-resuscitationcare. Resuscitation, 161: 220-269.

Oczkowski S, Ergan B, Bos L, et al, 2022. ERS clinical practice guidelines: high-flow nasal cannula in acute respiratory failure. Eur Respir J, 59(4): 2101574.

Odeyemi YE, Herasevich S, Gong MN, et al, 2019. Clinical strategies to prevent acute respiratory distress syndrome. Semin Respir Crit Care Med, 40(1): 129-136.

Ohshimo S, 2021.Oxygen administration for patients with ARDS. J Intensive Care, 9(1):17.

Pisani L, Astuto M, Prediletto I, et al, 2019. High flow through nasal cannula in exacerbated COPD patients: a systematic review. Pulmonology, 25(6):348-354.

Raberin A, Burtscher J, Connes P, et al, 2022. Hypoxia and hemorheological properties in older individuals. Ageing Res Rev, 79: 101650.

Ritchie AI, Wedzicha JA, 2020. Definition, causes, pathogenesis, and consequences of chronic obstructive pulmonary disease exacerbations. Clin Chest Med, 41(3):421-438.

Rodrigues RAP, Bueno AA, Casemiro FG, et al, 2019. Assumptions of good practices in home care for the elderly: a systematic review. Rev Bras Enferm, 72(suppl 2):302-310.

Rubio JA, Jiménez S, Lázaro-Martínez JL, 2020. Mortality in patients with diabetic foot ulcers: causes, risk factors, and their association with evolution and severity of ulcer. J Clin Med, 9(9): 3009.

Schulz R, Bischof F, Galetke W, et al, 2019. CPAP therapy improves erectile function in patients with severe obstructive sleep apnea. Sleep Med, 53: 189-194.

Siemieniuk RAC, Chu DK, Kim LH, et al, 2018.Oxygen therapy for acutely ill medical patients: a clinical practice guideline . BMJ, 363: k4169.

Sire A, Agostini F, Lippi L, et al, 2021. Oxygen-ozone therapy in the rehabilitation field: state of the art on mechanisms of action, safety and effectiveness in patients with musculoskeletal disorders . Biomolecules, 11(3): 356.

Thille AW, Muller G, Gacouin A, et al, 2019. Effect of postextubation high-flow nasal oxygen with noninvasive ventilation vs high-flow nasal oxygen alone on reintubation among patients at high risk of extubation failure: a randomized clinical trial. JAMA, 322(15): 1465-1475.

van der Wal LI, Grim CCA, Del Prado MR, et al, 2023. Conservative versus liberal oxygenation targets in intensive care unit patients (iconic): a randomized clinical trial. Am J Respir Crit Care Med, 208(7): 770-779.

van Netten JJ, Bus SA, Apelqvist J, et al, 2020.Definitions and criteria for diabetic foot disease. Diabetes Metab Res Rev, 36 (Suppl 1): e3268.

Walia HK, Thompson NR, PAscoe M, et al, 2019. Effect of positive airway pressure therapy on drowsy driving in a large clinic-based obstructive sleep apnea cohort. J Clin Sleep Med, 15(11): 1613-1620.

Xia J, Gu S, Lei W, et al, 2022. High-flow nasal cannula versus conventional oxygen therapy in acute COPD exacerbation with mild hypercapnia: a multicenter randomized controlled trial. Crit Care, 26(1): 109.

Xu P, Chen C, Zhang Y, et al, 2022. Erythrocyte transglutaminase-2 combats hypoxia and chronic kidney disease by promoting oxygen delivery and carnitine homeostasis. Cell Metabolism, 34(2): 299-316.e6.

Young P, Mackle D, Bellomo R, et al, 2020. Conservative oxygen therapy for mechanically ventilated adults with suspected hypoxic ischaemic encephalopathy. Intensive Care Med, 46(12): 2411-2422.

Zeng J, Lu J, 2018. Mechanisms of action involved in ozone-therapy in skin diseases . Int Immunopharmacol, 56: 235-241.

Zhao Y, Xing C, Deng Y, et al, 2023. HIF-1a signaling: essential roles in tumorigenesis and implications in targeted therapies. Genes Dis, 11(1): 234-251.

Zheng ZG, Sun WZ, Hu JY, et al, 2021. Hydrogen/oxygen therapy for the treatment of an acute exacerbation of chronic obstructive pulmonary disease: results of a multicenter, randomized, double-blind, parallel-group controlled trial. Respir Res, 22(1): 149.

Zhuang ZG, Lu LJ, Peng BG, et al, 2021. Expert Consensus of Chinese Association for the study of pain on the application of ozone therapy in pain medicine. World J Clin Cases, 9(9): 2037-2046.